# 运动损伤解剖书

Your Illustrated Guide to
Prevention, Diagnosis, and Treatment

（第 2 版）

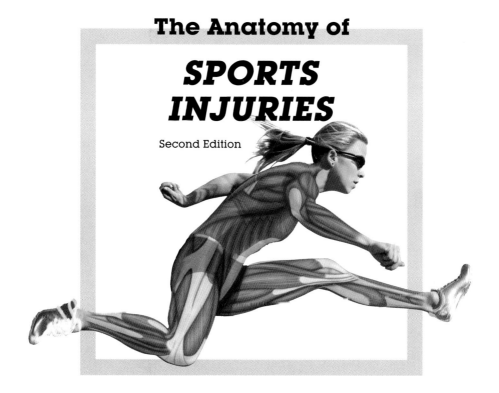

The Anatomy of

## SPORTS INJURIES

Second Edition

［澳］布拉德·沃克　著

郑澜　译　　陈东辉　审校

四川科学技术出版社

# 序　言

随着体育运动在全民中的逐渐普及，运动相关损伤的发生概率也与日俱增。鉴于此，人们希望看到深入浅出、详尽地介绍如何预防、治疗及应急处理运动损伤的参考书。尽管市面上已有许多同类书籍，却鲜有以通俗易懂的方式向读者详细介绍基于人体解剖学的运动损伤知识，本书正是在这样的背景下应运而生。相信无论是周末偶尔运动的业余人士，还是职业运动员；或者是刚入行的健身教练，或者是经验丰富的资深教练；或者是刚从医学院校毕业的学生，或者是颇有成就的运动医学医师，都能从本书中获益。

本书作者布拉德·沃克将自身在现实工作中积累的实践经验与详细的理论知识相结合，以易于读者理解的方式阐述复杂的运动损伤预防、治疗及应急处理策略。书中所配的大量全彩插图有助于读者理解人体各种运动损伤的原理。本书提供的专业意见不仅可帮助读者预防运动损伤，还可教会读者在运动损伤实际发生时实施有效治疗，从而在尽可能短的时间内恢复正常活动。

本书对运动相关损伤进行了全面解读。第 1 章介绍了运动损伤的概念，以及运动损伤的不同类型与严重程度，并描述了受到影响的相关人体结构与组织。第 2 章讲解的是用于预防运动损伤的关键策略，旨在帮助读者降低运动损伤的发生概率。第 3 章讲述了运动损伤治疗与康复的完整过程，以帮助读者了解又快又好地实现运动损伤康复的方法。第 4 章到第 17 章详细介绍了 120 种运动损伤，每种运动损伤均按人体的主要部位做了分类，按不同的主题进行讲解，包括解剖学和生理学、病因、症状和体征、并发症、紧急处理方法、康复步骤，以及预后等。

任何水平的运动健身爱好者及运动医学专业人员均适宜阅读本书。除了运动损伤的知识外，书中还介绍了一些肢体力量与柔韧性的训练方法，以期辅助预防、治疗运动损伤，或加快运动损伤的康复进程。然而，本书并未穷尽列举这些训练方法。有需要的读者，请咨询医疗保健专业人士，制订个性化的训练计划。

# 目　录

# 第1章

# 运动损伤概述

众所周知，规律的系统性运动对人体益处多多：它可以改善心血管系统功能，增强肌肉力量，提升肢体柔韧性，并最终提高我们的生活质量。尽管运动的好处不胜枚举，却有一项弊端：运动损伤。

一方面我们看到运动参与率持续走高的喜人趋势，另一方面我们也注意到运动损伤的发病率与日俱增。事实上，据美国消费品安全委员会（US Consumer Product Safety Commission）估计，"1991—1998 年，由高尔夫和游泳运动导致的损伤数量上升了 110%，冰球与举重运动导致的损伤数量上升了 75%，足球、自行车、排球和橄榄球运动紧随其后，损伤数量分别上升了 55%、45%、44% 和 43%"（*Consumer Product Safety Review*, 2000）。

## 运动损伤的含义

物理性损伤通常被定义为影响人体正常功能并能激发机体启动修复机制的任何刺激。在此定义的基础上，运动损伤可被定义为运动、训练或竞技活动导致的任何损伤。

尽管运动和训练导致的任何损伤均可被统称为"运动损伤"，但该词通常用于特指那些影响肌肉骨骼系统的各类损伤。至于头、颈与脊髓等的创伤更为严重，往往需与扭伤、拉伤、骨折及挫伤等常见运动损伤区别对待，另做讨论。

## 运动损伤的影响对象

运动损伤最常见于肌肉骨骼系统，该系统由肌肉、骨骼、关节，以及韧带、肌腱等相关组织构成。以下是关于肌肉骨骼系统各项组成部分的简要介绍。

## 肌　肉

肌肉主要由 75% 的水分和 20% 的蛋白质组成，剩下的 5% 为矿物质、糖原及脂肪。人体内共有三种肌肉：骨骼肌、心肌和平滑肌。参与运动的肌肉为骨骼肌，又称随意肌，约占人体总重量的 40%。骨骼肌受意识支配，附着并覆盖在骨架之上。这类肌肉既可发生强有力的快速收缩，也可做时间较长的持续收缩。骨骼肌使我们在有力量完成动作之余，亦不失动作的精巧性。骨骼肌直接或通过肌腱附着于骨骼上某个相对固定的位置上，此即肌肉的起点。肌肉收缩时，产生的张力通过一个或多个关节传递至对应骨骼，由此促成动作发生。同样附着于骨骼的肌肉末端被称为肌肉的止点。

## 骨骼肌结构概述

肌纤维是骨骼肌的功能单元，本质上是一种长条状、圆柱形多核细胞，宽 10～100 微米，长度从几毫米至 30 多厘米不等。肌纤维的细胞质被称为肌质，细胞膜被称为肌膜。每条肌纤维均被一层薄膜包覆，称肌内膜（图 1.1）。

肌束膜将若干条肌纤维捆束在一起。若干肌束又被进一步捆束起来，最终形成一整块肌肉，其外层包裹着一层结缔组织鞘，称为肌外膜。这些膜贯穿肌肉全长，从起点肌腱处一直到止点肌腱处。整个结构有时又被称为一个肌肉肌腱单元。

> 注：任何类型的肌肉收缩时都会产生热量，而这种热量对于维持正常体温至关重要。据估算，人体热量的 85% 由肌肉收缩产生。

人体的大肌肉群有大腿的股四头肌、上臂的肱二头肌等。

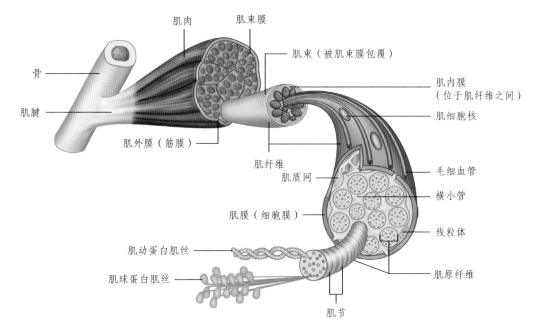

**图 1.1 宏观及微观解剖学视角下的肌肉组织结构**

## 骨 骼

人刚出生时约有 350 块骨。随着人体生长发育，一些骨彼此融合，至青春期时，人体仅剩下 206 块骨。完全发育的骨骼由 20% 的水、30%～40% 的有机物及 40%～50% 的无机物构成。

### 骨骼发育和生长

绝大多数骨骼由软骨发展而成，后者经过钙化，然后骨化形成硬骨。该过程具体包括以下四个阶段：

· 胚胎形成后的两三个月内，合成骨骼的成骨细胞变得活跃。

· 成骨细胞首先合成富含胶原蛋白的细胞外基质。胶原蛋白使骨组织变得强韧。接下来，在一些酶的作用下，钙化合物得以在基质中沉积下来。

· 这种细胞外基质在成骨细胞周围硬化，后者分化成骨细胞——使骨基质

3

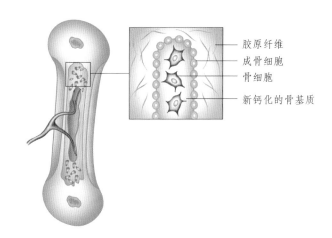

图 1.2　骨骼的发育和生长

得以维系，却不再生成新骨的活细胞。

· 骨组织分解、重构及修复的过程伴随人的一生，循环往复，但会随着人年纪的增长而放缓速度。正因如此，老年人的骨骼相对更加脆弱。

总之，成骨细胞和破骨细胞分别负责合成与分解骨组织，从而使骨骼得以非常缓慢地按需发展出相应的形态和强度。

骨细胞位于骨陷窝内，起源于成骨细胞（图 1.2）其表面覆盖着若干层含有钙盐和大量胶原纤维的极硬基质。骨骼可保护内脏、辅助运动，并共同形成一个坚硬的结构——骨架。人体中的大骨骼有大腿的股骨、上臂的肱骨等。

## 按密度分类的骨组织

### 骨密质

骨密质结构致密，裸眼看上去表面光滑。显微镜下的骨密质是骨单位（又称哈弗斯系统）的集合体。每个哈弗斯系统都是一个沿骨长轴方向分布的圆柱形结构，最中心的是哈弗斯管。哈弗斯管内含血管、组织液及神经，外周是呈同心圆排列的骨基质，即骨板。换言之，每个哈弗斯系统都是一组骨基质中空管，一层骨板套一层骨板。骨陷窝通过发丝状的管道（骨小管）与哈弗斯管中的淋巴管相连，从而使骨细胞得以从淋巴中汲取营养。管状排列的骨板结构使骨骼具有很高的强度。

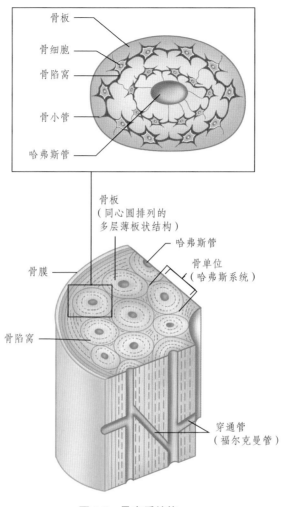

图 1.3　骨密质结构

骨密质中还有一些管道，称为穿通管或福尔克曼管。这类管道将骨内的血管及神经与最外层的骨膜连接起来（图 1.3）。

### 骨松质

骨松质由针状的骨小梁构成，骨小梁又由不规则排列的骨板和骨细胞组成，骨板和骨细胞通过骨小管相连。骨松质中没有哈弗斯系统，但是存在着大量的开放空间，这些空间可被看作是大型的哈弗斯管，外观呈蜂窝状，内部充斥着血管与红骨髓或黄骨髓（图 1.4）。

　　骨松质的网格结构十分灵活，可对负重、姿势及肌张力的变化做出反应，通过重新排列逐渐改变结构，来适应当前环境及运动的需求。骨松质分布于长骨骺、椎骨及其他无空腔骨。

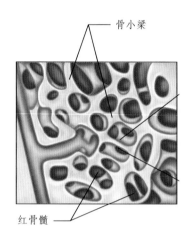

骨小梁

红骨髓

**图 1.4　骨松质结构**

## 按形态分类的骨骼

### 不规则骨

　　不规则骨形态复杂，主要由骨松质构成，外周覆有一层薄的骨密质。部分颅骨、椎骨及髋骨均属于不规则骨。

### 扁　骨

　　扁骨外观呈薄板状，但通常具有一定曲度。扁骨有着"三明治"似的结构，上下两面是薄的骨密质层，中间夹着一层骨松质。代表性的扁骨有大多数颅骨、肋骨及胸骨。

### 短　骨

　　短骨一般呈立方体状，主要由骨松质构成，典型代表如腕部的腕骨和脚踝的跗骨等。

### 籽 骨

顾名思义，籽骨即"像芝麻籽那么小的骨骼"。这是一类特殊的短骨，形成并嵌于肌腱内，例如髌骨（膝盖骨）及腕部的豌豆骨等。

### 长 骨

这类骨的长度大于宽度，有一个长的骨干，骨干两端为头状。长骨干主要由骨密质构成。除腕、手、足的骨骼外，人体四肢的骨骼都是长骨（不过，手指和脚趾的骨骼实质上是缩小版的长骨）。

## 长骨的构成

长骨（图 1.5）内的软骨骨化开始于骨干的中心。之后，次级骨化中心发育，位于骨两端。这些骨化中心的持续发育贯穿整个儿童期及青春期，最终在 20 岁出头时停止生长，生长区硬化。

### 骨 干

骨干（diaphysis）源自希腊语，本意为"分离"。骨干是长骨的中央部分，内部为空腔，称为髓腔，内含骨髓，表面为骨密质。骨干由一个或多个主要的骨化中心发育而成，有一条或多条滋养动脉供给营养。

### 骨 骺

骨骺（epiphysis）源自希腊语，本意为"赘生物"，位于长骨两端或任何被软骨与未成熟骨体隔开的部分骨体。骨骺由次级骨化中心发育而成，主要由骨松质构成。

### 骺 线

骺线是骺板（一块盘状透明软骨）生长发育后的残余物。骺板常见于尚在发育过程中的长骨，是长骨的骨化中心。青春期结束后，长骨停止生长，骺板也随之完全被硬骨替代，仅留下一条线，显示其原先所在的位置。

### 关节软骨

关节软骨位于两骨相接处形成的滑膜关节内，表面光滑、多孔，具有变形能力，无血液供应，对刺激不敏感。运动能加快滑膜关节内滑液、氧和营养物的循环，由此起到按摩关节软骨的作用。

注：骨关节炎（及某些晚期类风湿关节炎）患者关节的退行性病变，与关节软骨的受损和退化有关。

### 骨 膜

骨膜包裹于骨的外表面，实质为一种纤维样结缔组织膜。骨膜富含血管，其高度敏感的双层结构能够为骨组织供给营养。骨膜外层由致密的不规则结缔组织构成，内层直接贴于骨表面，多由成骨细胞和破骨细胞构成。

神经纤维、淋巴管、血管与骨膜相连，通过骨膜向骨组织输送营养物质。骨膜与骨组织之间靠被称为穿通纤维的胶原纤维相连。此外，骨膜还为肌腱和韧带提供附着点。

### 髓 腔

髓腔是骨干（长骨中央部分）内的空腔，含有骨髓。其中，红骨髓见于未成年人的骨骼，随着骨骼的发育成熟，大部分红骨髓转化为黄骨髓。

### 红骨髓

这类骨髓外观是呈红色的胶状物质，由处于各分化阶段的红细胞与白细胞构成。红骨髓常见于长骨和扁骨的骨松质内，可生成新的红细胞。成人体内的红骨髓仅分布于

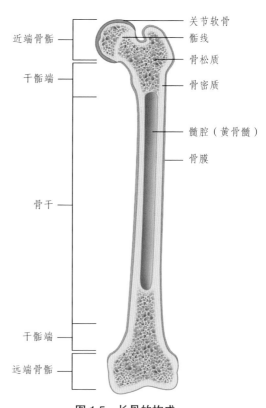

近端骨骺 — 
关节软骨
骺线
骨松质
骨密质

干骺端 — 

髓腔（黄骨髓）
骨膜

骨干 — 

干骺端 — 

远端骨骺 — 

图 1.5　长骨的构成

股骨头、肱骨头，胸骨等扁骨，以及髋骨等不规则骨，并以扁骨和不规则骨内的最为重要。对于被怀疑造血功能异常的患者，医生通常在这些部位采集红骨髓样本。

### 黄骨髓

这类骨髓属于富含脂肪的结缔组织，不再生成血细胞。

## 软　骨

软骨是一种特殊的纤维样结缔组织，主要功能是为关节运动提供光滑表面，吸收运动过程中骨与骨之间产生的冲击力和摩擦力。软骨既可以仅存续一段时间，并在后期完全骨化，也可以作为骨的附属部件永久存在。软骨质地不如骨坚硬，其强度主要来源于所含的胶原蛋白。软骨内的血管相对较少，因此主要靠周围的组织液获得营养。软骨分为透明软骨、白纤维软骨与黄弹性软骨三类（图1.6）。

透明软骨是其中最重要的一类。它由胶原纤维和水分构成，为许多骨的生长发育提供暂时性的基底。透明软骨与骨的关系可有以下几种：

· 充当滑膜关节内的关节软骨。
· 在骨生长过程中形成分隔不同骨化区的软骨板（骺板）。
· 胸骨最下方的剑突（成年后骨化或不骨化）及肋软骨。

透明软骨还存在于鼻中隔及喉部的大多数软骨内。此外，透明软骨形成的呼吸道软骨起着支撑气管及支气管的作用。

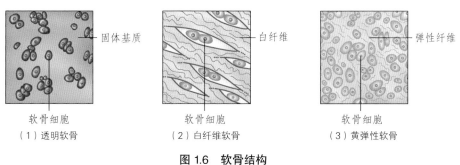

| | | |
|---|---|---|
| 固体基质 | 白纤维 | 弹性纤维 |
| 软骨细胞 | 软骨细胞 | 软骨细胞 |
| （1）透明软骨 | （2）白纤维软骨 | （3）黄弹性软骨 |

**图1.6　软骨结构**

## 韧　带

韧带是将骨与骨连接起来的纤维样结缔组织，排列致密且规则。由于含有更多弹性蛋白，韧带比肌腱的弹性更好。韧带使关节保持稳定，并和骨一起促成或限制肢体运动。

## 肌　腱

肌腱是将肌肉与骨连接起来的纤维样结缔组织（图 1.7），其胶原纤维平行排列，从而使相应肌肉收缩时得以承受高强度的单向张力负荷。肌腱和肌肉一起向骨骼施力，使骨骼产生运动。

## 关　节

关节使肢体得以运动，并使坚硬的骨骼有了活动能力。关节还能吸收、传导力，并为骨的生长提供场所。人体内共有三种关节，包括纤维关节（几乎不参与运动）、软骨关节（无法运动或仅可做轻微运动）及滑膜关节（可自由运动）。

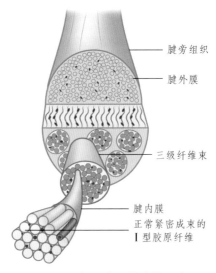

腱旁组织

腱外膜

三级纤维束

腱内膜

正常紧密成束的 I 型胶原纤维

**图 1.7　连接肌肉和骨骼的肌腱**

由于滑膜关节可自由运动，因此也是最常发生运动损伤的关节类型。主要的滑膜关节包括膝关节（图1.8）、髋关节、肩关节和肘关节。滑膜关节均可能遭受运动损伤。

### 关节囊

关节囊包裹着整个滑膜关节，由外层的纤维组织和内层的滑膜构成。其中滑膜分泌滑液，以润滑、滋养关节。在强健韧带的支持下，关节囊变得稳定。

### 关节腔

在三种关节中，仅滑膜关节有关节腔，腔内有滑液。

### 透明软骨

透明软骨覆盖于骨两端，由此形成的平滑表面使关节得以自由运动。这类软骨的主要功能是减少运动过程中的摩擦并吸收冲击力。

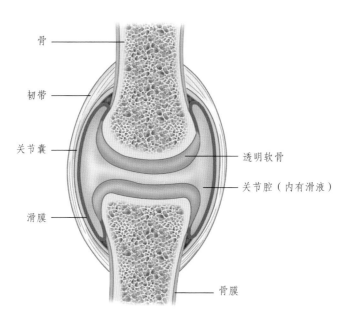

图1.8　典型的滑膜关节——膝关节

### 滑膜囊

滑膜囊是一个内有黏性液体的小囊，最常见于关节中肌肉、肌腱与骨的结合处。其主要功能是减少摩擦，使关节运动顺畅。

### 滑膜关节的类型

有六类滑膜关节（图1.9）：平面关节（滑动关节）、滑车关节、椭圆关节、鞍状关节、车轴关节，以及杵臼关节（球窝关节）。

**平面关节**的运动方式是两个较平或略有曲度的关节表面彼此滑动。平面关节有肩锁关节、腕骨间关节、脊柱小关节、骶髂关节等。

**滑车关节**的运动方式是绕横轴转动，就像盒盖上安装的铰链一样。在这类关节中，骨一端的凸起镶嵌在另一个凹陷或圆柱形的关节面中，从而使关节得以做屈曲和伸展运动。滑车关节有指间关节和肘关节等。膝关节是一种滑车关节的变体，可以做屈曲、伸展运动，还可以在屈曲时旋转。

**椭圆关节**与杵臼关节一样有一个椭圆形的关节头，嵌在一个椭圆形关节窝中，可以做屈曲、伸展运动，以及一定程度的外展、内收和环状运动。典型的椭圆关节有桡腕关节和除拇指以外的掌指关节。

**鞍状关节**与椭圆关节类似，两块骨的关节面各有凸面和凹面，彼此像马鞍置于马背上一样结合。鞍状关节能做屈曲、伸展、外展、内收和环状运动，以及"有控制地"旋转运动——拇指的"对掌运动"。腕掌关节是典型的鞍状关节。

**车轴关节**的运动方式是围绕垂直轴旋转，如同一扇门的开合方式。近乎呈圆柱形的关节头伸进由骨或韧带形成的环形关节窝内，可以转动。车轴关节有寰枢关节和桡尺近侧关节等。

**杵臼关节**有一个球形或半球形的关节头在另一个臼状的关节窝内转动，可以做屈曲、伸展、内收、外展、环转及旋转运动。因此，它们是多轴关节，有最大的活动范围。典型的杵臼关节有肩关节、髋关节等。

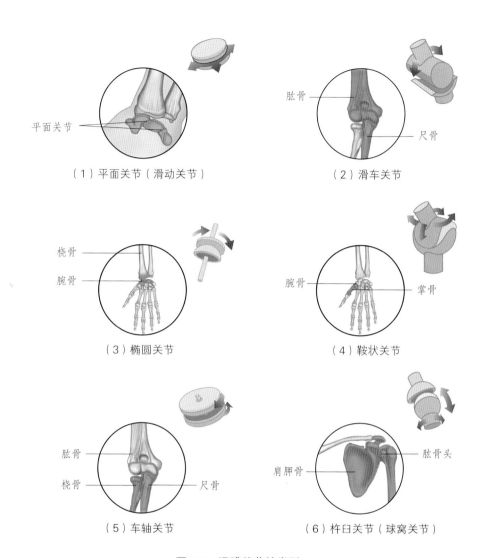

（1）平面关节（滑动关节）

平面关节

（2）滑车关节

肱骨

尺骨

（3）椭圆关节

桡骨

腕骨

（4）鞍状关节

腕骨

掌骨

（5）车轴关节

肱骨

桡骨

尺骨

（6）杵臼关节（球窝关节）

肩胛骨

肱骨头

图 1.9 滑膜关节的类型

## 区分急、慢性运动损伤

无论损伤发生于身体哪个部位，也无论损伤的严重程度如何，运动损伤通常可分为两大类：急性运动损伤和慢性运动损伤。

### 急性运动损伤

急性运动损伤指的是突然发生的运动损伤。常见急性运动损伤有骨折、肌肉或肌腱拉伤、韧带扭伤，以及挫伤。急性运动损伤常导致疼痛、肿胀、压痛、力量减弱、丧失活动能力和不能承重。

### 慢性运动损伤

慢性运动损伤指的是积累一段时间后形成的运动损伤，有时被称为过劳损伤。常见的慢性运动损伤有肌腱炎、滑囊炎和应力性骨折等。同急性运动损伤一样，慢性运动损伤也会导致疼痛、肿胀、压痛、力量减弱、丧失活动能力和不能承重。

## 不同严重程度的运动损伤

运动损伤既可按病程急缓来区分，也可按严重程度分为轻度、中度和重度运动损伤。

### 轻度运动损伤

轻度运动损伤发生时，受伤部位出现轻微疼痛与肿胀，但不至于影响运动表现。受伤部位无触痛，且不存在任何形式的变形。

### 中度运动损伤

中度运动损伤发生时，受伤部位出现一些疼痛与肿胀，并在一定程度上影响运动表现。受伤部位有轻度触痛，并时常伴有瘀斑等体征。

重度运动损伤

重度运动损伤发生时，受伤部位会有剧烈疼痛和严重肿胀，不仅影响运动表现，也会影响日常活动。受伤部位通常非常脆弱，一触就痛，并时常伴有瘀斑、变形等体征。

## 扭伤与拉伤的分类方法

扭伤一般是韧带损伤，拉伤则一般是肌肉或肌腱损伤。韧带将骨与骨连接起来，而肌腱将肌肉与骨连接起来。

韧带、肌肉与肌腱扭伤或拉伤通常可分为三类：一度、二度和三度扭伤或拉伤。

### 一 度

一度扭伤或拉伤的严重程度最低，常伴随轻度疼痛及一定程度的局部肿胀和关节僵硬。造成这类损伤的原因一般是韧带、肌肉或肌腱的轻微过度伸展。一度扭伤或拉伤对关节稳定性基本没有影响。

### 二 度

二度扭伤或拉伤的原因一般是韧带、肌肉或肌腱的过度伸展和撕裂。这类损伤会造成更严重的局部肿胀和更剧烈的疼痛，且关节稳定性受到中等程度的削弱。

### 三 度

三度扭伤或拉伤的严重程度最高，表现为一个或多个韧带、肌肉或肌腱的完全撕裂或断裂，并将导致肢体大面积肿胀、剧痛及全身稳定性的降低。

需要注意一个独特的现象，三度扭伤或拉伤后，大多数局部疼痛可能会很快消失，这是因为神经末梢的传导功能被阻断，导致受伤部位丧失感觉。

第2章

# 运动损伤预防

## 运动损伤预防简介

近期，一篇名为《管理运动损伤》（*Managing Sports Injuries*）的文章显示，每天有超过 2.7 万名美国人扭伤脚踝。此外，据澳大利亚运动医学会（Sports Medicine Australia）估算，每 17 个参与运动和训练的人中，就有 1 人在进行自己最爱的运动时受伤。对于橄榄球这种接触性运动而言，运动损伤的发生概率甚至更高。这表明运动防护亟待加强，但真正让人感到惊讶且焦虑的是，所有已发生的运动损伤中高达一半是可预防的。

如果想提高运动表现，那么保持不受伤是最好的方法。本章接下来的内容将介绍许多帮助预防运动损伤的策略和小窍门。只要在运动中常规加以实践，这些方法可将运动损伤的发生概率降低 50%。

在正式开始本章内容前，请各位读者注意，本章探讨的任何一项运动损伤的预防方法仅可在一定程度上降低运动损伤发生的整体风险。只有当所有方法结合使用时，方可取得最佳的运动损伤预防效果。就运动损伤而言，预防胜于治疗。

## 热身活动

热身活动是任何运动或训练开始前的重要环节。结构化的固定热身活动对于预防运动损伤的重要作用绝对不可小视。

有效的热身活动必须具备诸多关键要素。这些要素全部协同作用，才能将运动损伤的发生概率降至最低。

运动前热身的好处不胜枚举，其主要作用是使身心为更高强度的运动做好准备。热身实现这种作用的机制之一是使肌肉温度与核心体温同时升高，肌肉温度的升高有助于使肌肉变得放松、柔韧。

有效的热身还可同时提高心率和呼吸频率，进而加快血液循环，由此帮助血液向工作肌输送更多的氧和营养物质。所有这些都将使肌肉、肌腱与关节为更高强度的运动做好准备。

## 热身活动的结构化安排

固定的热身活动应从最简单、最轻柔的活动开始，在此基础之上逐渐增加强度，直到身体的生理和心理状态均达到顶峰。此时，身体才算是为即将到来的运动做好最充分的准备，运动损伤的发生概率也相应降至最小。为此，热身活动应当按以下方式进行结构化安排。

结构化的热身活动包括四个阶段，以共同确保热身的有效性和完整性。这四个阶段包括：

· 全身性热身。
· 静态拉伸。
· 特定运动的针对性热身。
· 动态拉伸。

上述四个阶段同等重要，缺一不可。它们共同使身心最大限度地做好准备，以便运动员投入即将进行的运动中，并尽可能避免运动损伤的发生。

### 全身性热身

全身性热身应当是一些轻度体力活动。根据运动员的体能水平，全身性热身的运动强度（动作时用力的大小和身体的紧张程度）和时长（运动持续多久）也有所不同。一般来说，普通人的全身性热身控制在5～10分钟即可，强度以微微出汗为宜。

全身性热身的目的是提高心率和呼吸频率，由此加快血液循环，帮助血液向工作肌输送更多的氧和营养物质。此外，全身性热身还能提升肌肉温度，为接下来的静态拉伸打下基础。

**静态拉伸**

静态拉伸是一种非常安全高效的拉伸方式（图 2.1）。正确操作下，静态拉伸造成运动损伤的风险很小，并十分有益于提高身体整体的柔韧性。在该热身环节中，静态拉伸的对象应包括所有主要肌群，时长以 5～10 分钟为宜。

静态拉伸是让身体处于局部肌肉或肌群被拉伸或受力的状态。在此过程中，不仅被拉伸的肌肉或肌群可得到放松，就连拮抗肌群（通常位于被拉伸肌群的背面或前面）也可得到放松。开始时，身体循序渐进地移动，肌肉或肌群承受的张力逐步加大；然后保持姿势，使肌肉和肌腱一起被拉伸。

静态拉伸非常重要的另一个原因在于，它能同时帮助拉长肌肉和肌腱，从而使关节有更大的活动范围，这对预防肌肉与肌腱损伤而言至关重要。

全身性热身与静态拉伸共同构成了完整、有效热身的基础。需要重点注意的是，必须正确完成这两部分，才能进入接下来的热身。它们使运动员对后续的针对性热身、动态拉伸和更高强度的活动做好充分准备。

近期研究表明，静态拉伸可能对肌肉收缩速度造成负面影响，并因此降低运动表现，尤其是需要力量与速度的运动。鉴于此，静态拉伸宜在热身阶段早期完成，并在其后安排特定运动的针对性热身和动态拉伸。

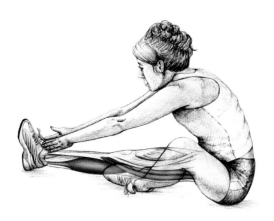

**图 2.1　静态拉伸动作示例**

**特定运动的针对性热身**

前两阶段热身正确地完成后，现在身体已经可以安全地进入有效热身的第三阶段。在这一阶段，运动员的身体要有针对性地为即将开展的运动做好准备，相应的热身活动的强度增大。热身活动的具体内容及方式应视将要开展的运动项目而定。

### 动态拉伸

最后，正确的热身还应以一系列动态拉伸结束（图2.2）。需要注意的是，如果操作不当，这类拉伸本身即伴随较高的运动损伤风险。动态拉伸既可激活肌肉控制能力，又可增强身体柔韧性，但仅适合受过良好训练、身体素质优秀的专业运动员使用。运动员只有在已具备较高的整体柔韧性后，方可运用动态拉伸。

进行动态拉伸时，运动员的肢体做出受控的、轻柔的弹跳或摆动动作，使某个身体部位达到运动范围的最大限度。弹跳或摆动的力度逐渐增加，但绝对不可过于激烈或失去控制。

在此阶段，为实现有效热身，运动员还应注意确保动态拉伸与接下来要开展的运动有关。完成动态拉伸后，运动员的身心应达到最佳状态。此时，运动员对即将参与的体育活动做好了最充分的准备。

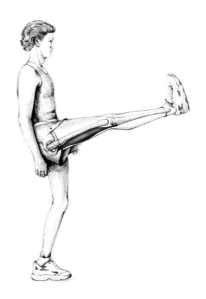

**图2.2　动态拉伸动作示例**

以上就是一次完整有效热身的基本内容。不过，上述过程只是一种理想化的热身，在现实中并不总是可行或方便完成。实际操作中，每位运动员必须主动评估自己的运动目标，并据此调整具体的热身活动。

例如，热身时间应当与运动员的身体参与程度相符。对于仅仅为了强身健体的人而言，5～10分钟的热身时间已经足够。但对于即将参与高水平竞技运动的职业运动员而言，就需要足够的时长进行足够强度更多样和更充分的热身活动。

## 整理活动

许多人误以为运动后的整理活动纯属浪费时间。但事实上，整理活动的重要性不亚于热身活动，对于运动损伤的预防也十分重要。

尽管整理活动与热身活动同等重要，两者重要的原因却并不相同。

### 运动后需要做整理活动的原因

整理活动主要是为了促进身体功能恢复，尽快回到运动前的状态。经过一场高强度运动，我们的身体也随之承受了一系列压力：肌纤维、肌腱和韧带受到不同程度的损伤；同时代谢废物在体内堆积。进行正确的整理活动将有效帮助身体进行修复，尤其针对局部的放松运动还将特别有助于消除该部位的肌肉酸痛，这种运动后出现的肌肉酸痛现象的常用术语是延迟性肌肉酸痛（DOMS）。

训练者通常在高强度训练后的次日感受到这种肌肉酸痛。大多数人在中止运动一段时间后或刚开始运动时会感受到。例如，在几乎没什么准备的情况下跑完10公里或半程马拉松后，人们往往会发现自己第二天下楼梯都很困难，因为大腿的股四头肌酸痛至极。这种不适就是延迟性肌肉酸痛。

造成延迟性肌肉酸痛的原因有许多。其一，肌纤维在运动过程中会发生微小拉伤，由此导致的肿胀压迫神经末梢，并引发疼痛（图2.3）。其二，心脏在运动过程中需要泵出大量血液，将氧和营养物质输送给工作肌使用。血液到达肌肉时，氧和营养物质被肌肉消耗掉，肌肉通过收缩将含有代谢废物的血液送回心脏，作为心脏泵血功能的补充，以便血液与氧重新结合。一旦运动停止，肌肉收缩的辅助泵血功能随之消失，乳酸等代谢废物无法及时随着血液流动被

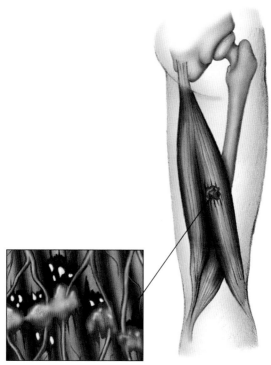

图 2.3　肌纤维微小拉伤造成延迟性肌肉酸痛

送走，只能停留在肌肉，由此导致局部肌肉肿胀、疼痛。这一过程常被称为静脉淤滞。

　　整理活动则能加速血液循环，这一方面可以防止静脉淤滞，帮助肌肉及时排除代谢废物；另一方面可以为肌肉、肌腱及韧带提供修复过程中必需的氧和营养物质。

### 有效整理活动的关键要素

　　既然运动后的整理活动如此重要，接下来让我们看看有效的整理活动应该由哪些关键要素构成。有效、完整的整理活动应包含三个关键要素：温和运动、拉伸和补充能量。

　　这三个要素同等重要，缺一不可。三者共同帮助身体在运动后进行修复和营养补充。

　　以下是两个整理活动的例子。第一个例子展示的是职业运动员典型的整理活动，第二个例子展示的是仅为强身健体和乐趣而运动的普通人所采用的典型整理活动。

## 职业运动员整理活动过程

- 以 10～15 分钟的放松运动开始。确保这种放松运动与此前完成的正式运动相对应。例如，如果正式运动包含大量跑动，那么放松运动可为简单的慢跑或步行。
- 做放松运动的同时，注意搭配深呼吸，帮助身体摄入充足的氧气。
- 接下来是 20～30 分钟的拉伸。最适合在整理活动中运用的是静态拉伸和本体促进技术（PNF）拉伸（图 2.4）。

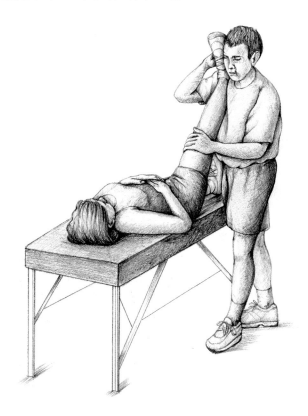

**图 2.4　本体促进技术拉伸示例**

· 摄入补充能量的液体与食物。大量饮水，并饮用优质的运动饮料。水果等易消化的食物最适合在运动完后直接摄入。

## 普通人整理活动过程

· 以 3～5 分钟的放松运动开始。确保这种放松运动与此前完成的训练相对应。例如，如果训练是游泳或骑自行车，那么整理活动可以是再轻松地游几圈，或沿着车道继续慢速骑行一段时间。
· 做放松运动的同时，注意搭配深呼吸，帮助身体摄入充足的氧气。
· 接下来是 5～10 分钟的拉伸。最适合的整理活动同样是静态拉伸和本体促进技术拉伸。
· 摄入补充能量的液体与食物。大量饮水，并饮用优质的运动饮料。水果等易消化的食物最适合在运动完后直接摄入。

# "FITT" 原则

这项原则非常有助于我们监测运动项目的进行情况。"FITT"是四个英文单词首字母的缩写，这四个单词构成有效运动项目的四大基本要素：

**F**——频率（Frequency）

**I** ——强度（Intensity）

**T**——时长（Time）

**T**——类型（Type）

## 频 率

频率指的是进行运动的频率，或运动员每周训练的次数。频率是"FITT"原则的关键要素之一，需灵活调整以反映运动员当前的体能水平，现实可行的运动时长（毕竟运动员还有自己的家庭和事业要平衡），以及运动员为自身设定的运动目标。

## 强　度

强度指的是运动的强度或运动员训练的强度。它不仅是"FITT"原则中极为重要的一项要素，也是其中较难监测的要素。对任何一种运动形式而言，衡量运动强度的最佳方法都是监测心率。

监测心率的方法众多，但最好的莫过于使用运动心率监测器。运动心率监测器在大多数运动用品店均有销售，由一根缠绕于胸的弹力带和一块腕表构成，腕表可显示每分钟的运动心率。

## 时　长

时长指的是投入运动的时间，通常取决于运动项目的具体类型。

例如，为改善心血管系统健康，建议进行20～30分钟的无间歇运动。如果是为了减重，就需要延长运动时间——至少40分钟的中等强度重量训练。但对于肌肉力量训练而言，通常需要以组数与重复次数为衡量标准，如一个动作做3组，每组重复8次。

## 类　型

类型指的是运动的具体内容。同运动时长相似，运动类型也会对运动结果产生较大影响。

例如，为了改善心血管系统健康，可采用步行、慢跑、游泳、骑自行车、爬楼梯、有氧操及划船等类型的运动。减重则适合采用任何动用大肌肉群的运动。增强肌肉力量的最佳运动类型包括自由重量训练、器械训练，以及自重训练，如俯卧撑、引体向上及双杠臂屈伸等。

## 上述内容与运动损伤预防的关系

人们安排训练时常犯两大错误，一是过度训练，二是训练项目单一。

最常见的错误是人们倾向于只做一项自己喜欢的运动，但除此之外便几乎不尝试其他运动。这会导致长期、反复过度使用某些肌肉群，又忽略甚至削弱对其他肌肉群的锻炼，由此造成肌肉系统不平衡，很容易发生运动损伤。

使用"FITT"原则制订训练计划时，需注意以下几个方面。

### 频　率

运动完后，身体会经历一系列修复和再生。运动的好处正是在此过程中显现出来。

但是，如果一个人每周进行大量高强度训练（如每周五六次），将使身体无暇修复、再生，因而也难以从运动中受益。在这种高频率、高强度训练下，运动员常常越来越疲倦，最后可能受伤，甚至有可能因此彻底放弃训练。

为避免上述局面发生，请在自己的训练计划中安排更多休息和放松时间，并将高强度训练频率降至每周三四次。

这项建议听起来或许有些奇怪，甚至可能刚开始执行起来有点难，毕竟大多数人习惯于认为训练必须每天坚持。但是，只要执行上述建议一段时间，你会发现运动成了一件让人享受并期待的事。

由于身体有了更多时间修复、愈合，以合理的频率安排训练还将大幅降低运动损伤发生的概率。许多顶尖的职业运动员被强制休假一段时间后，都出现了运动表现的显著提升。大多数人永远都不知道自己其实已经训练过度。

### 强度与时长

把握训练计划的强度与时长，关键在于保持多样性。不要只做一种运动让自己精疲力竭，试着在训练中把一些时间用于长时间、轻松的运动，如长距离步行或小重量的重复性力量训练；把其他时间用于短时间、高强度的训练，如爬楼梯或间歇性训练。

### 类　型

选择多样化的运动类型也非常重要。许多人习惯日复一日地做着一成不变的运动。为了降低运动损伤风险，你应该尝试各种各样的运动。这将使更多主要肌肉群受益，并能使运动员的能力更全面，发展更均衡。

# 过度训练

感觉"有点累"或处于体能下降周期，与真正的疲惫不堪和过度训练有着本质区别。明白如何区分上述情形，方可有效避免运动损伤。真正的过度训练是阻碍运动表现进一步提高的绊脚石。

一直保持良好的状态是实现运动或健身目标的关键。如果运动员反复生病，或疲惫不堪和过度训练，那么恐怕很难避免运动损伤。以下信息可帮助运动员保持日常训练的良好状态，避免过度训练及其导致的疾病和损伤。

同职业运动员一样，业余运动爱好者也总是遇到过度训练的问题。能够平衡好适度的训练、充足的睡眠和休息，以及正确的营养，其实并非轻而易举。毕竟，业余运动爱好者还有自己的工作、家庭与生活，要想面面俱到，确实非常困难。

## 过度训练的定义

过度训练指的是身体负荷的运动量或强度超出其所能承受的范围。当一个人不能及时从训练后发生的应激和身体创伤中恢复，就是过度训练了。

过度训练并非发生在旦夕之间，也不是一两次训练所致。事实上，规律性的训练十分有益于保持身体健康与良好体能。但运动员必须时刻记住这一点：只有休息与恢复才能让身体变得更强壮、更健康。身体得到充足的休息与恢复后，运动表现也会提高。

压力来自方方面面。的确，躯体应激外加休息不足会导致过度训练，但请别忘了，包括家庭、工作在内的其他因素也是身体的压力源，也可能会导致过度训练。注意，压力就是压力，无论是生理、心理或情绪方面的压力，都对身心健康有着负面效果。

## 过度训练的征兆

截至目前，仍然没有哪项测试可以确定一个人是否过度训练。无论是医院还是运动医学实验室，都不可能进行过度训练的检测。尽管如此，过度训练也不是完全无法察觉，仍有一些症状和体征可以被发现，以便提前预防潜在的损伤与危险。

过度训练的症状和体征其实有很多。为了方便读者辨识，本书将这些症状和体征分成生理与心理两大类。

出现其中一两项症状和体征时，并不表明一定存在过度训练。然而，若许多（如五六项）症状和体征同时出现，则是在警示运动员必须审视自己当前的运动量和强度是否合适。

### 过度训练的生理症状和体征

· 脉搏过快或心动过速。
· 频繁的轻度炎症。
· 易患普通感冒和流感。
· 容易发生轻度的运动损伤。
· 慢性肌肉酸痛或关节疼痛。
· 疲劳。
· 嗜睡。
· 体重减轻。
· 食欲不振。
· 总是感到口渴或脱水。
· 运动不耐受。
· 运动表现下降。
· 运动后恢复速度变慢。

### 过度训练的心理症状和体征

· 疲倦，无精打采。
· 注意力不集中。
· 情感淡漠，对事物缺乏兴趣。
· 易激惹。
· 焦虑。
· 抑郁。

· 头痛。

· 失眠。

· 无法放松。

· 紧张和不安。

许多过度训练的症状和体征可通过我们平常留心观察及早发现。一般来说，最常见的症状是对生活的各方面（工作、事业、健康和锻炼等）丧失兴趣，同时感到疲惫不堪。当这两项症状与上述其他两三项症状和体征同时出现，运动员就该暂时休息一段时间，以免情况持续恶化，失去控制。

## 应对过度训练的方法

试想，你感觉身心俱疲，对一切事情失去了兴趣，膝盖上的小伤长久不愈；你易怒、抑郁，外加食欲不振。这些情况表明你可能是过度训练了，那么现在要怎么办呢？

正如其他大多数疾病一样，预防胜于治疗。以下几种方法可用于预防过度训练：

· 一段时间内，不要过快提高运动强度。

· 饮食营养丰富而均衡。

· 确保充足的睡眠与休息。

· 依据环境状况灵活调整训练计划，如高温天气下选择游泳而非在操场跑步。

· 监测生活中其他来源的压力，及时疏解压力。

· 避免单一训练，尽量尝试多样化的训练项目。

· 生病期间停止运动。

· 学会变通，享受运动。

预防固然重要，但有时难免会发生过度训练，此时运动员可运用以下方法，使训练回归正轨。

首要的是休息好。尽管过度训练的程度有轻有重，3～5天的休息还是基本足够。休息期间，运动员需要把训练抛之脑后，让身体和心灵同时得到休息。

尽量获得充足的睡眠和营养。早睡，白天在条件允许的情况下小睡。多摄入富含营养的食物，并注意额外补充维生素和矿物质。

经过这3～5天的休息，运动员应当能够逐渐恢复正常的训练计划，但重新投入训练还需循序渐进。多数研究结果显示，刚恢复训练时可以采用与先前训练相同的强度与时长，只是频率降低。因此，如果运动员之前通常每周训练三四次，那么重新开始训练的一两周可以每周训练两次。之后，运动员应当能够安全地完全恢复到先前的训练计划。

无论是否感到疲劳，你有时也可选择主动休息。这种主动休息可让头脑焕然一新，让人重燃斗志，再次拥有运动的热情。休息的好处，不可低估。


## 体能和运动技能提高

一个人的体能由许多方面构成，主要包括力量、爆发力、耐力、速度、柔韧性、平衡性、协调性、灵敏性和运动技能。虽然各项运动对体能的要求侧重点不同，但我们仍有必要在安排训练计划时尽可能地覆盖体能的所有主要方面。

运动员常犯的一个错误是过分聚焦于自己从事的运动所关注的体能素质，而忽略了其他重要的体能素质。尽管在特定运动中某项体能素质比其他体能素质更加重要，但体能素质的各项构成不应被孤立看待。一旦各项体能素质失衡，就容易导致运动损伤。

例如，橄榄球对运动员的力量和爆发力要求很高，但如果球员在日常训练中不重视运动技能和柔韧性的训练，便容易在赛场上出现严重的运动损伤及不佳的运动表现。对于体操运动员而言，力量与柔韧性固然需要重点关注，但也不应忽视对爆发力、速度和耐力的训练。铁人三项运动员往往具有"全方位"的体能素质，正是因为他们从事的运动项目要求运动员具备均衡发展的各项体能素质。

同理，业余运动爱好者对体能的训练也不应偏废。有的人似乎自认为天生健壮或柔韧性好，就十分不明智地忽略了对体能其他方面的训练。

各项体能素质的平衡发展是保持健康、提升体能和不受伤的关键，这可能需要专业教练的指导。为了帮助读者更好地执行训练计划，以下介绍四类常用的训练方法，包括力量训练、循环训练、交叉训练和增强式训练。

## 力量训练

力量训练早已成为运动训练的组成部分。力量训练对运动员的速度、力量、灵敏性和肌肉量的提升作用广为人知，但它对运动损伤的预防作用常被忽视。

### 力量训练的概念

力量训练指的是在一定范围的关节运动中对抗阻力，这需要肌肉消耗能量并有力地收缩以移动骨骼。力量训练可以通过多种类型无器械或有器械的抗阻训练来进行，旨在强化肌肉、肌腱、骨骼与韧带，以及增加肌肉量。

无论一项运动是否为力量型运动，运动员都应在训练计划中安排力量训练。任何运动项目的运动员都能从力量、速度、灵敏性与肌肉耐力的提升中获益。

### 力量训练的类型

力量训练有许多形式，以下按所需阻力的类型及器械使用情况分别介绍。

#### 器械重量训练

器械重量训练是利用各类器械产生阻力来进行抗阻训练（图2.5）。相关器械包括配重片、液压器械、阻力带、弹力绳，以及拉力器等。

训练过程中，器械的阻力或重量可变，以调整训练的强度；关节活动范围和动作的位置受器械限制；阻力既可保持恒定，也可根据滑轮或液压系统的设置变化。尽管器械重量训练通常比自由重量训练更安全，却不太能锻炼到稳定肌和协同肌。

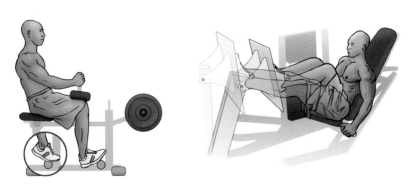

**图2.5 器械重量训练示例**

**自由重量训练**

自由重量训练使用不限制运动模式的重物作为负重，如杠铃、哑铃、壶铃、药球、脚踝配重、手腕配重，以及负重锁链等（图 2.6）。

同器械重量训练一样，自由重量训练中的负重也可改变，以调节训练的阻力大小。阻力在关节活动范围内的不同点传递给不同的肌肉，并可能在某个关节角度减小。在关节活动范围的极限，阻力完全传递给关节，肌肉仅起稳定关节的作用。

由于关节活动范围和动作轨迹没有限制，因此稳定肌必须主动发力，才能使关节在运动过程中处于正确位置。但也正是因为关节活动范围和动作轨迹不固定，错误的动作可能导致运动损伤。

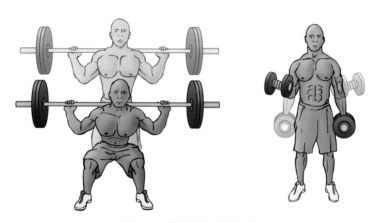

图 2.6　自由重量训练示例

**自重训练**

自重训练将运动员自身体重作为阻力（图 2.7）。同自由重量训练一样，自重训练时关节活动范围和动作轨迹并不受器械限制。增强式跳跃、俯卧撑、引体向上、腹肌训练，甚至短跑及跳绳等运动，都属于自重训练的范畴。

由于借助体重，因此自重训练中使用的重量固定，仅随运动员体重的变化而变化。运动过程中阻力的变化与自由重量训练类似。

因为关节活动范围和动作轨迹不固定，所以稳定肌必须发挥作用。与自由重量训练同理，动作正确与否十分重要。由于无法在训练中改变重量，这

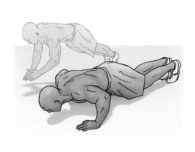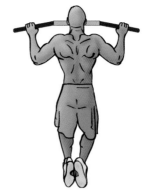

图 2.7　自重训练示例

类训练的效果对于部分运动员而言较为有限。体形较大的运动员能够做的自重训练动作及动作的次数均可能受限；体形较小的运动员所能完成的动作次数则可能很快超过力量训练理想的每组次数。

### 力量训练预防运动损伤的原理

如今，力量训练在职业运动员中相当常见。力量训练的好处显而易见，而且运动员可在赛场上直接看到成果，因此力量训练成为职业运动员在非赛季进行体能训练的理想选择。尽管如此，力量训练对运动损伤的预防作用还是时常被忽视。力量训练实际对预防运动损伤相当有效，原因如下。

力量训练能够增强肌肉、肌腱，甚至韧带与骨骼的力量。肌肉和肌腱越强健，就越能在运动或受到冲击力时保护骨骼与关节，并维持身体适当的力学对线，从而对运动损伤起到预防作用。骨骼因为力量训练中的负重而拥有更强的承重能力，韧带也在持续的动态动作中被锻炼得更有柔韧性，更能有效吸收冲击力。

某个身体部位（肌肉、肌腱、韧带、关节或骨骼）平时如果较少在运动中使用，就容易变得比其他部位更脆弱。当这个部位突然被调动起来时，就容易因为无法适应激增的压力而发生损伤。均衡的力量训练可以有效增强较弱部位的力量，使身体提前做好应对各项运动需求的准备。

肌肉力量不平衡，是职业运动员最常见的受伤原因之一。当一块肌肉或一个肌群的力量强于其拮抗肌或肌群的力量时，较弱的肌肉将更快地疲劳，并且更容易受伤。当更强壮的肌肉用最大肌力进行强力收缩时，也可对较弱的拮抗肌造成损伤。

肌肉力量不平衡还危害关节与骨骼的健康，因为异常的肌肉力量牵拉会使关节用非自然的模式运动。更强的肌肉将关节朝自身所在方向牵拉，从而导致起对抗作用的韧带被过度拉伸，而起支撑作用的韧带变得紧张。这可能引发慢性疼痛与骨骼的非自然磨损。均衡的力量训练将有效增强较弱肌肉的力量，使其与拮抗肌更平衡。

### 力量训练的注意事项

力量训练是预防运动损伤的好方法，但如果在力量训练中受伤，就显然与我们的目标背道而驰。因此，进行力量训练时需要十分重视动作的规范性，维持身体的适当力学对线会最大程度降低受伤概率。可从轻重量或小阻力开始，在增大重量或阻力前先学会正确地完成动作。需要增大重量或阻力时，应循序渐进，在动作正确的前提下，以可承受的重量重复理想的组数和次数。

良好的休息也对力量训练的安全和效果起着关键作用。需要谨记的是，肌肉是在休息过程而非训练过程中获得修复并增强力量的。在没有充分休息的情况下对同一肌肉群反复进行力量训练，将可能导致过度训练。此时，肌肉无法获得良好修复，更谈不上为接下来的训练做好准备。最终引发急性或慢性运动损伤。

## 循环训练

循环训练是许多教练和运动员在训练时的最爱。这类训练既可作为运动损伤康复的组成部分，又可作为体能训练，还具有良好的减重效果。这样看来，循环训练可谓是一个"多面手"。

循环训练由一系列限时动作组成，每个动作之间安排一定的休息时间。

例如，简单的循环训练计划可以包括俯卧撑、仰卧起坐、深蹲、引体向上和箭步蹲，并按以下顺序编排为一个循环。根据个人的不同目标调整循环的次数。

· 30 秒内做尽可能多次的俯卧撑，然后休息 30 秒。
· 30 秒内做尽可能多次的深蹲，然后休息 30 秒。

- 30 秒内做尽可能多次的仰卧起坐，然后休息 30 秒。
- 30 秒内做尽可能多次的箭步蹲，然后休息 30 秒。
- 30 秒内做尽可能多次的引体向上，然后休息 30 秒。

## 循环训练的独特优势

有别于重量训练、有氧运动等普通训练方式，循环训练具有节奏快、动作持续变化的属性，会对人体产生独特的压力。

循环训练的特点使运动员的身体得以全面、均衡发展。在预防运动损伤方面，循环训练是一种绝佳方法，也是改善身心健康的良好方式之一。

此外，循环训练还有其他诸多优势，其中，首要的优势是其本身的灵活性。换言之，循环训练可以完全随着个人的特殊需求而改变。

- 循环训练可以完全是个人化的。无论是初学者，还是顶尖运动员，都可依据自身需求制订循环训练计划，以达到最佳训练效果。
- 循环训练计划可以随运动员的个人需求定制。无论是全身训练，还是针对身体局部或专项运动某个方面的训练，均有合适的循环训练计划可供选择。
- 循环训练的侧重点可随时调整，如力量、耐力、灵敏性、速度、技能，或者其他任何一项体能素质。
- 循环训练能够高效利用时间。组间几乎不浪费时间，可在尽可能少的时间内取得最大的效果。
- 循环训练可随时随地开展。据传，英国皇家海军陆战队队员酷爱循环训练，因为他们的大部分时间都在舰艇上度过。受舰艇上的空间限制，有时循环训练是队员们唯一可行的训练方式。
- 循环训练无须昂贵的设备，甚至连健身房都不必去。无论在家，还是在公园里，制订一份循环训练计划都轻而易举。通过发挥想象，我们还能借助椅子、桌子等常见物品，甚至秋千、攀爬架等户外游乐设施进行循环训练。
- 运动员可以组队或成群进行循环训练，让训练变得更有趣。例如，一半队伍做循环训练，另一半队伍休息，并为正在训练的同伴加油鼓劲。

### 循环训练的类型

如前所述，循环训练完全可以依据个人需求定制。换句话说，编排循环训练的方法有无数种。以下介绍几种常用的循环训练类型，供读者参考。

#### 限时循环训练

这类循环训练同时限定了训练和休息的时间。例如，一个典型的限时循环训练可能由 30 秒的训练和 30 秒的休息交替进行。

#### 对抗循环训练

属于限时循环训练的变体，区别在于在限定时间内要尽可能多地重复动作，看自己最多能完成多少次（如在 30 秒内完成 12 次俯卧撑）。这种训练虽然也限时，却要求运动员在限定时间内尽可能增加完成动作的次数。

#### 重复循环训练

比较适用于组织一大群体能水平和运动能力参差不齐的人同时训练。例如，编排一系列动作，要求这群人中体能最好的人每个动作重复 20 次，体能中等水平的人每个动作重复 15 次，初学者每个动作仅重复 10 次。

#### 专项运动循环训练或跑步循环训练

这类循环训练最好在户外或宽阔的室内空间进行，训练动作与运动员具体从事的运动项目有关，或者能帮助运动员弥补其短板。运动员在前后两段高强度训练之间不会只是简单的休息，而是慢跑 200～400 米。

### 循环训练的注意事项

循环训练固然是一种十分有效的训练手段，却仍有一些重要事项要注意。循环训练中最常见的问题是人们在时限压力下容易过度兴奋，较正常运动状态用力过猛，从而导致某些肌肉和关节超负荷，容易发生损伤。以下两个注意事项，希望读者们引起重视。

### 依体能水平量力而行

如果运动员此前从未进行过任何循环训练，那么即使他们体能很好，开始时也得循序渐进。循环训练与其他任何训练的属性都有较大差异，它要求身心同时具备多种不同素质，因此运动员未必刚开始就能习惯这种训练方式。只有经过几次训练后，身体才能逐渐适应循环训练这种新的训练方式。

### 注意热身活动与整理活动

循环训练前，务必经过包括拉伸在内的完整热身过程。如前所述，循环训练有别于其他训练方式，因此身体必须在训练前做好充分准备。循环训练后要注意进行整理活动。

## 交叉训练

交叉训练这一概念虽已存在数年，但直到最近才被真正应用于训练。受天气、季节、设施、器械及自身伤病等情况限制，专业运动员经常不得不进行自身运动项目以外的训练。因此，无论是否自知，这些运动员实际上已经在做交叉训练。交叉训练的好处正越来越多地受到体育界关注，而其中一项好处就是预防运动损伤。

### 交叉训练的定义

交叉训练是利用多种不同的活动，以实现综合的体能训练目标的训练方式。它所采用的活动超出了与运动项目相关的传统练习和训练的范畴，因此运动员可以暂时停止专项运动的训练，使肌肉、肌腱、骨骼、关节及韧带获得短暂休息。交叉训练旨在用不同的角度或阻力来锻炼肌肉，从而使运动员的全身肌肉力量更加平衡。这类训练可使身体在不中断训练的同时，又从习以为常的训练活动中暂时抽离出来。

任何与运动员本身从事或习惯的运动项目无关的训练或活动，均可用作交叉训练。例如，重量训练就是一项常用的交叉训练，其他常用的交叉训练活动还包括游泳、骑自行车、跑步，甚至滑雪。此外，增强式训练也是一项越来越受欢迎的交叉训练活动。

### 交叉训练的不足

通过对肌肉进行各种角度及不同姿势的训练，交叉训练的确能够让肌肉均衡发展，但它却无法提高与运动项目相关的特定技能或体能素质。例如，一名橄榄球运动员整个夏季每天慢跑5000～8000米并练习举重，却仍然不能在赛季到来时达到橄榄球运动员应当具备的体型。换言之，日常训练中不能仅使用交叉训练这一种方式，还需搭配与运动项目相关的体能训练和技能训练。

篮球、体操、橄榄球及跑步等高冲击运动可对骨骼系统造成大量强烈的撞击。交叉训练固然能让身体从日复一日的冲击中获得些许喘息，但保持一定量的日常运动冲击有助于运动员适应其所从事的运动项目。平常只在水里跑步训练的赛跑选手，一旦突然换到硬地上训练，便可能出现胫骨内侧应力综合征及其他运动损伤。这是因为此时运动员的身体并不习惯硬地带来的冲击，无法对此做出适当反应。

没有循序渐进，而是突然开始高强度交叉训练的做法也可能带来问题。所以无论从事哪种运动，逐步缓慢增加强度、时长和频率的做法总是最安全的。

### 交叉训练的示例

交叉训练的形式有许多种。成功的交叉训练必须与原来的专项运动使用相同的供能系统，但具体活动有别于专项运动。通过以不同的方式训练同样的主要肌群，可以既保持运动员的体能，又预防过劳损伤。

- 自行车运动员可采用游泳来增强上肢力量，并维持耐力。冰雪天气情况下，因户外骑行受限，还可改为越野滑雪训练，以保持下肢力量和耐力。
- 游泳运动员可采用自由重量训练来维持和提高全身力量。还可尝试攀岩，以保持上肢力量和耐力。
- 跑步运动员可采用山地自行车训练，用有别于以往的方式训练下肢力量。还可尝试深水跑步训练，在进行体能训练的同时，减少对下肢的冲击。
- 铅球运动员可采用举重训练，以增强整体爆发力。还可借助增强式训练与短跑训练增强臀部和腿部的爆发力。

**交叉训练预防运动损伤的原理**

交叉训练能有效帮助运动员预防运动损伤。它让教练和运动员在持续艰苦训练的同时，尽量避免过度训练或过劳损伤。简单地改变训练的类型，就能有效缓解日常运动给身体造成的压力。

交叉训练使专项运动中日常使用的肌肉得以暂时休息。虽然这些肌肉仍参与运动，甚至强度很高，却因换了一种角度而免于日复一日的相同冲击，并趁机修复刚刚过去那段时间所累积的种种损伤。这种主动休息比完全停止运动的被动休息更能有效恢复身体，并使身体适应不同类型的运动刺激。

交叉训练还能改善甚至扭转人体肌肉力量不平衡的局面。例如，棒球投手的身体容易左、右不平衡，其肩部也容易因为反复投球而出现左、右肩力量不协调的问题。一个赛季下来，投手投球惯用的肌肉容易比其他部位的肌肉更强壮，而主要起支撑作用的肌肉和那些不直接参与投球动作的肌肉则容易因为缺少训练而弱化。此时若能采用交叉训练，可有效帮助平衡身体左、右侧肌肉力量，并提高稳定肌的力量。这种力量与柔韧性的平衡有助于防止力量过强的肌肉将身体拉离自然的力学对线。此外，交叉训练还可防止某块过强的肌肉因为超过拮抗肌群的力量而造成拉伤和撕裂。


**交叉训练的注意事项**

在开始任何一项新的训练前，我们都得听从正确的技术指导和安全指南。例如，对于网球运动员而言，海上皮划艇是一个非常好的交叉训练项目，可有效维持和提高运动员的上肢耐力。但若没有事先接受关于皮划艇技术的正确指导，这项运动就存在很大的安全隐患。

交叉训练使用的器械应为训练专门定制。不安全或不合适的器械可致运动损伤。

交叉训练可有效避免过劳损伤和过度训练，但不幸的是，过劳损伤和过度训练也正是交叉训练的潜在危险之一。有变化的训练内容、充分的训练间休息、正确的训练动作及循序渐进地增加训练强度，对于包括交叉训练在内的任何训练均适用。然而许多运动员只是简单地在现有训练中加入交叉训练项目，而未用交叉训练替代某些现有训练，由此易造成过度训练，反而不利于运动损伤的预防。

## 增强式训练

前述三种训练方式均非常有助于锻炼和提高运动员的能力，从而帮助预防运动损伤。本节将介绍的增强式训练是一种更为前沿的训练方式，建立于前述三种训练方式的基础之上（图 2.8）。

### 增强式训练的定义

跳跃运动是增强式训练的主要内容。侧身跳、单脚跳、深蹲跳、跳绳、推沙包、箭步蹲、卷腹抛球及击掌俯卧撑等，都属于增强式训练的范畴。

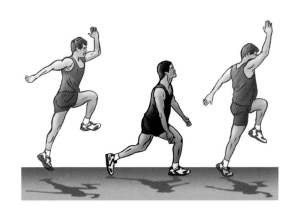

图 2.8　增强式训练示例

在详细解释增强式训练的概念前，我们有必要了解一些关于肌肉收缩的基本背景知识。肌肉收缩的方式有以下三种：

### 离心收缩

离心收缩时，肌肉同时收缩和拉长。例如，一个人将手中的物体向身体一侧放下时，上臂的肱二头肌发生离心收缩，使手臂得以放下（图 2.9）。

### 向心收缩

向心收缩时，肌肉同时收缩和缩短。例如，做引体向上时，肱二头肌做向心收缩，把身体向上拉起（图 2.10）。

### 等长收缩

等长收缩时，肌肉收缩但长度不变。例如，用手托着重物时，肘关节成 90

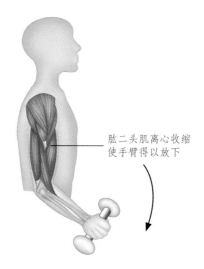

肱二头肌离心收缩
使手臂得以放下

图 2.9　离心收缩

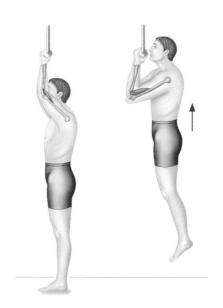

图 2.10　向心收缩

度角并保持稳定，肱二头肌做等长收缩，手臂没有上下移动（图2.11）。

言归正传，增强式训练指的是肌肉先做离心收缩再紧接着做向心收缩的运动。在这种情况下，肌肉先是快速收缩并拉长，接着继续收缩并缩短。这种收缩－拉长、收缩－缩短的交替动作通常被称为一个拉长－缩短循环。

简单地跳下一级台阶，双脚同时落地，紧接着向前跳跃，这种一气呵成的动作就是增强式训练的例子。跳下台阶、双脚落地时，腿部肌肉离心收缩使身体放慢速度。紧接着向前跳时，腿部肌肉向心收缩使身体跳离地面，这些动作构成了一次典型的增强式训练。

### 增强式训练预防运动损伤的原理

运动员通常借助增强式训练提升爆发力，也有不少文章探讨如何用增强式训练实现这一目标，但很少有人知道增强式训练有助于预防运动损伤。

从本质上说，增强式训练迫使肌肉从一个完全伸展的状态快速收缩。肌肉完全伸展时，基本上可以说是其力量最弱的时候，在肌肉力量最弱时加以锻炼，有助于运动员在实战中有效应对类似的压力。

### 增强式训练促进运动损伤康复的原理

大多数运动损伤康复训练都没有注意到一个事实：肌肉离心收缩的最大力

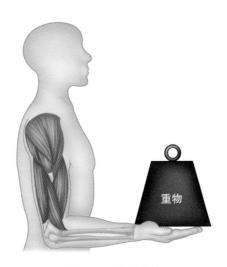

图2.11　等长收缩

量是向心收缩的 3 倍。因此，通过训练肌肉离心收缩的能力，增强式训练可在运动损伤康复的最后阶段起重要作用。而忽视运动损伤康复的最后阶段，往往容易导致再次受伤，这是因为肌肉在此阶段尚未做好应对离心收缩施加的额外张力的准备。

**特别提示**：

　　并不是每个人都适合增强式训练。这类训练是面向职业运动员的进阶训练，因而不适合业余运动爱好者及周末才偶尔运动的人采用。只有平常就训练有素的肌肉、关节与骨骼，才能承受增强式训练的高强度冲击。

增强式训练仅适用于训练有素的运动员，且最好能在专业教练的指导下进行。如要在日常训练中纳入增强式训练内容，需注意以下几方面：

- 还在长身体的儿童或青少年不宜接受高强度、重复性的增强式训练。
- 开始增强式训练前，必须确保参与者已有坚实的肌肉力量和肌肉耐力基础。根据作者的经验，深蹲重量达到 1.5 倍自重者，方可开始增强式训练，且还需要不断增强核心力量。
- 充分热身可帮助运动员为高强度的增强式训练做好准备。
- 最好在草地等柔软表面上进行增强式训练，而避免在水泥、沥青或其他硬表面上做增强式训练。
- 增强式训练重视技术，一旦运动员感到疲劳或动作变形，应立即停止。
- 不宜过度训练。增强式训练强度很高，因此应在组间进行充分的休息，且不宜连续两天让运动员进行增强式训练。

# 拉伸与柔韧性

## 拉伸预防运动损伤的原理

拉伸是一项简单有效的活动，有助于增强运动表现、降低受伤风险，并且能尽可能减轻肌肉酸痛。但拉伸究竟是如何预防运动损伤的呢？

### 增大关节活动范围

通过让身体某些部位进入特定的姿势，我们可以拉长肌肉，由此减小整体肌肉张力，增大关节活动范围。

关节活动范围增大后，我们就能在保障肌肉、肌腱安全的前提下尽可能地伸展四肢。例如，踢足球时，腿后侧的肌肉和肌腱承受巨大的张力，这里的肌肉柔韧性越高，腿向前的活动范围就越远（图2.12）。

关节活动范围扩大的好处多多，如增加动作舒适度，运动更顺畅，还可降低肌肉和肌腱拉伤的风险。

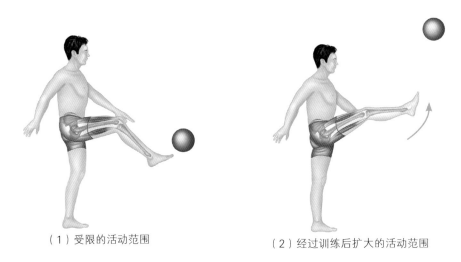

（1）受限的活动范围　　　　　（2）经过训练后扩大的活动范围

图2.12　增加踢足球时的关节活动范围

### 缓解运动后肌肉酸痛

每个人都体会过间隔几个月后第一次健完身或跑完步后的感觉：第二天，

肌肉必然感到又紧又酸又僵，就连下楼梯都很困难。这种高强度运动后出现的延迟性肌肉酸痛是肌纤维微小撕裂、静脉淤滞及乳酸等代谢废物堆积的结果。拉伸作为整理活动的组成部分，可拉长肌纤维，加快血液循环以排除代谢废物，从而达到缓解肌肉酸痛的效果。

### 减轻疲劳

疲劳是人们面临的共同问题，尤其是常进行体育运动的人群。疲劳可对人体生理和精神状态造成不良影响。通过拉伸提升身体柔韧性，可舒缓主动肌压力，有效防止疲劳感产生。人体内的每块肌肉都有与其起相反作用的肌肉（拮抗肌）。当拮抗肌柔韧性增强时，主动肌无须向拮抗肌施加额外的力。由此，主动肌的每个动作实际上都能更省力。

### 其他好处

除上述好处外，经常拉伸还有助于改善体态、提升本体感觉、改善协调性、促进血液循环、增强精力，以及有效放松和疏解压力。

## 安全拉伸原则

正如针对大多数运动都制订了规则和指南以确保安全一样，拉伸也不例外。如果方法错误，那么拉伸可能会变得十分危险、有害。拉伸时务必遵循下述原则，既是为了安全，也是为了让其潜在益处尽可能地发挥出来。

人们经常疑惑拉伸活动哪些好、哪些不好；大多数人或多或少被他人传授过应该做这种或那种拉伸，或是这样拉伸好，那样拉伸不好。但拉伸活动可以严格按照好坏区分吗？中间没有任何过渡地带吗？如果只有好的拉伸和坏的拉伸，那我们又该怎样区分好坏呢？下面就让我们一次性把上述问题解决。

### 拉伸没有好坏之分

正如运动没有好坏之分一样，拉伸也不存在好坏之分，只是拉伸是否符合个人的需求而已。因此，对于一个人而言堪称完美的拉伸，未必适用于另一个人。

就好比，肩部损伤的人不适合做俯卧撑或自由泳训练，但这并不意味着俯卧撑和自由泳是不好的运动。就拉伸而言，肩部损伤的人应该避免做肩部拉伸，但这也并不意味着肩部拉伸就是不好的。

拉伸本身无好坏之分，但拉伸方法和实施拉伸的人共同决定着拉伸究竟是安全有效，还是危险无效。武断地划分拉伸的好坏并不明智，甚至还可能很危险。为某种拉伸贴上所谓"好"的标签，反而容易使人以为自己可以在任何时候、以自认为可行的任何方法做那种拉伸，而置错误拉伸的潜在危险于不顾。

### 拉伸须符合个人的需求

谨记，拉伸没有好坏之分。但在选择具体拉伸活动时，仍需要注意许多事项，确保自己具备某种拉伸活动要求的条件。

首先，查看个人的整体状况。过去五年是否健康？是经常运动，还是习惯久坐少动？是职业运动员吗？之前是否受过严重的伤而尚在康复中？身体的任何部位是否有疼痛或肌肉、关节僵硬？

其次，查看拉伸的目标部位或肌群。这里的肌肉是否健康？关节、韧带或肌腱有伤吗？是否在近期受过伤或还在康复中？

如果目标肌群并不是100%健康，则应避免拉伸其所在部位。在做有针对性的拉伸活动之前，先得把伤养好。如果一个人身体健康且待拉伸的部位一切正常，就可按以下原则进行拉伸。

### 拉伸前做好热身

作为拉伸前的首要工作，热身却总是被忽视，由此可能导致严重的运动损伤。试图拉伸未经热身的肌肉，就好比想要拉伸老化、失去弹性的橡皮筋：一拉就断。

拉伸前的热身有许多好处，但其主要目的是让身心准备好进行更高强度的活动。热身之所以可以实现这一目的，原因之一是它能同时升高核心体温与肌肉温度。肌肉温度的升高又将使肌肉放松、有良好的柔韧性，从而让肌肉从拉伸中获得最大的效益。

正确的热身还可提高心率和呼吸频率，由此增加肌肉血液供应，从而加快氧和营养物质向工作肌的运输，最终为肌肉拉伸做好准备。

正确的热身应当由低强度的体力活动构成。热身的强度和持续时间应当根据运动员的体能水平有所变化。但对大多数人而言，正确的热身应当持续大约10分钟，身体轻微出汗即可。

### 运动前后都要拉伸

大家经常问："我到底应该在运动前还是运动后拉伸呢？"这个问题的答案其实并非二选一，而是需要两者兼顾。运动后拉伸并不能取代运动前拉伸，二者并非同一回事，它们的目的完全不同。

运动前拉伸是为了预防运动损伤。运动前，通过拉长肌肉与肌腱，可扩大关节的活动范围，从而使人体在不易受伤的前提下自如运动。

相较之下，运动后拉伸的主要目的则是帮助肌肉与肌腱恢复。运动后，通过拉长肌肉与肌腱，可放松紧绷的肌肉，缓解高强度运动带来的延迟性肌肉酸痛。

运动后拉伸应是整理活动的一部分。整理活动的具体内容取决于此前运动的强度与时长，但通常包括5～10分钟低强度体力活动和接下来5～10分钟的静态拉伸。同时包括拉伸与低强度体力活动的有效整理活动有助于加快肌肉清除代谢废物，防止静脉淤滞，增加肌肉的氧和营养物质供应，进而使身体尽快恢复到运动前的状态。

### 所有主要肌群及其拮抗肌群都要拉伸

拉伸应覆盖所有主要肌群。例如，即使某项运动以腿部肌肉为主，也并不意味着我们可以忽略对上肢肌肉的拉伸。

在任何一项运动中，人体的所有肌肉都扮演着重要角色，而绝非某些肌肉的独角戏。例如，在任何跑步运动中，上半身的肌肉均十分重要，没有它们，人体将无法在跑步时保持平衡与稳定。因此，上半身的肌肉也应保持良好的柔韧性。

人体中的每块肌肉都有拮抗肌，两者在运动时的作用方向相反。例如，大腿前侧股四头肌的拮抗肌是大腿后侧的腘绳肌。这两大肌群互相制衡，使身体正好处于平衡状态。倘若其中一方变得更强壮或柔韧性更好，便可能破坏原先的平衡，由此导致运动损伤或体态问题。

例如，腘绳肌撕裂是跑步运动员常见的运动损伤。它通常是由股四头肌太强壮，而腘绳肌力量较弱、柔韧性差造成的。这种失衡使腘绳肌承受大量压力，最终因为不堪重负而撕裂或拉伤。

### 拉伸应轻柔缓慢

轻柔缓慢的拉伸有助于放松肌肉，且拉伸过程更舒适、效果更好。急促粗暴的拉伸，反而可能使肌肉变得更加紧张，甚至因此撕裂或拉伤。

### 拉伸应以肌肉刚好紧张为限

拉伸本不是一项痛苦的活动，而应该是一个让人享受、放松，并且受益匪浅的过程。许多人认为越痛拉伸的效果越好，这是大家对拉伸最大的误解之一。下面就让我们来看看原因。

当肌肉被拉伸至产生疼痛时，我们的身体就会自动开启一种名为"牵张反射"的防御机制（图2.13）。在这种机制下，肌肉和肌腱不仅不伸展，反而发生收缩，以此保护肌肉、肌腱和关节免受严重损伤。

所以，永远都不要让拉伸变得不舒适，而应以刚好能感觉到肌肉紧张即可。这样，拉伸才能起到预防运动损伤的作用，且效益最大。

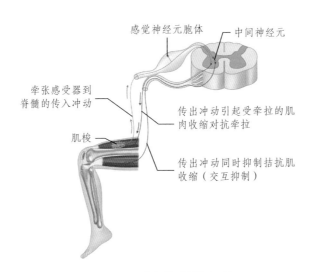

图 2.13 "牵张反射"机制

**拉伸时注意搭配轻缓的呼吸**

许多人在拉伸时会无意识地屏住呼吸。这种做法可致肌肉紧张，由此使肌肉变得更难拉伸。为避免这种情况出现，请记得在拉伸时进行缓慢的深呼吸，以帮助放松肌肉、加快血液循环，使肌肉获得更充足的氧和营养物质。

## 如何正确拉伸

**拉伸的时机及方式**

拉伸的重要性并不亚于训练过程中的其他任何项目。尤其对于竞技运动员而言，正式训练或运动前更是必须预留充分的时间进行拉伸。发现哪个部位紧张或僵硬，就专门安排一些时间拉伸哪个部位。运动员花在正式训练或运动上的时间越多，就越需要投入时间和精力在拉伸上。

如前所述，运动前后的拉伸同样重要。除了运动前后外，还有哪些时候需要拉伸，以及针对不同目的需要采用哪种拉伸呢？

根据自身目的选择合适种类的拉伸动作，将对个人身体的柔韧性带来巨大改善。以下是一些关于何时运用何种拉伸动作的建议。

热身时最宜采用动态拉伸；放松时最适合采用静态拉伸、被动拉伸和本体促进技术拉伸；本体促进技术拉伸和主动孤立拉伸均可扩大关节活动范围；而本体促进技术拉伸、静态拉伸与主动拉伸联用，对运动损伤的康复效果最好。

还有，每天选择固定时段拉伸，有助于保持肌肉放松，排解日常生活压力。其中最有效率的方法是利用看电视的时间拉伸。拉伸前，先做 5 分钟原地踏步或慢跑，然后在地板上坐下，边看电视边拉伸。

**拉伸的节奏：保持不动、计时、重复**

每个拉伸动作应该持续多长时间？

每个拉伸动作重复几次？

每次拉伸一共要花多少时间？

以上是人们关于拉伸最常问的问题。虽然仁者见仁，但笔者在此处给出的答案基于文献研究结果及个人经验，应该算得上是目前比较可靠、有益的信息。

对于**"每个拉伸动作应该持续多长时间？"**这一问题，答案恐怕众说纷纭。一些研究文献称，每个拉伸动作至少应持续 10 秒。这是底线，因为肌肉最少需要 10 秒才能开始放松、伸展。要想真正提升柔韧性，每个拉伸动作最好能持续 20～30 秒。

个人每个拉伸动作的持续时间还与其在具体运动项目的参与程度有关。只想强身健体的人，每个拉伸动作持续至少 20 秒就足够了。但对于高水平竞技运动员而言，每个拉伸动作需至少保持 30 秒，并可将时长进一步增加到 60 秒，甚至更长。

针对**"每个拉伸动作重复几次？"**这一问题，答案还是得视个人在具体运动项目的参与程度而定。例如，初学者应对每个肌肉群拉伸 2～3 次，但高阶运动员则需对每个肌肉群拉伸 3～5 次。

同理，对于**"每次拉伸一共要花多少时间？"**这一问题，初学者 5～10 分钟即可，职业运动员甚至可长达 2 小时，介于两者之间的人群可视实际情况灵活调整时间。

拉伸需要耐心。健壮的身体不是几周就能练成的，偶尔几次拉伸也不可能成效卓著。一些肌肉群甚至需要至少 3 个月的大量拉伸，方可出现一些实质性的功能提升。坚持拉伸，总有一天会有回报。

## 拉伸的顺序

宜从全身拉伸开始，而非上来就针对某些部位进行拉伸。这是为了先从整体上放松全身肌肉，提升四肢与关节灵活度。

接下来要做的是增强整体柔韧性，开始拉伸肌肉与肌腱，尽可能伸展超过其日常活动范围。完成以后，可专门针对紧张部位或专项运动特别要求的部位进行拉伸。但请注意，拉伸效果需要一定时间才能显现，有时可能需要长达 3 个月方可出现实质性的改善，尤其对于此前不怎么拉伸或肌肉发达的人更是如此。

没有明确的研究数据显示增强整体柔韧性的拉伸活动应当依照怎样的次序进行。但是，有研究建议从坐姿拉伸开始，因为坐着拉伸的受伤风险更低，之后再进行站姿拉伸。简单起见，可从脚踝开始由下向上拉伸，直到颈部，也可反过来采用由上向下的方式。只要拉伸覆盖所有主要肌群及其拮抗肌，拉伸次序的先后真的不重要。

完成增强整体柔韧性的拉伸后，在进行针对个别肌肉或肌肉群的拉伸时，需注意将这些肌肉孤立出来拉伸，即一次专注拉伸一块肌肉或一个肌群。例如，拉伸腘绳肌时，宜先拉伸一条腿的腘绳肌，再拉伸另一条腿的腘绳肌，而非同时拉伸双腿腘绳肌。这种做法有助于减少其他支持肌群的阻力。

### 拉伸的姿势

拉伸时的姿势或力学对线是柔韧性训练中最常被人忽视的问题之一，但姿势极大地影响着拉伸的整体效果。不良的姿势及错误的拉伸技术可导致肌肉力量不平衡，进而引发运动损伤；而良好的姿势将确保目标肌群尽可能得到有效的拉伸。

人体的主要肌群由许多协同工作的不同肌肉组成。姿势松垮或错误时，拉伸活动反而会让肌群中的某块肌肉承受更大张力，由此导致肌肉力量不平衡，甚至引起运动损伤。

例如，拉伸腿后侧的腘绳肌时，必须保持双脚脚尖朝上。若脚尖随意向两侧打开，就会使腘绳肌的特定部分承受过多压力，从而导致肌肉力量不平衡（图 2.14）。

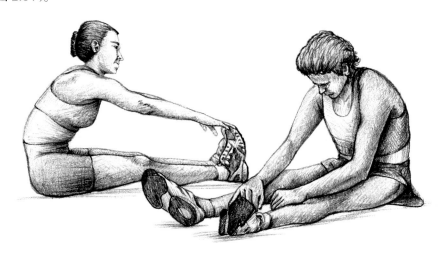

请注意观察，左边的运动员脚尖朝上，背部相对挺直；右边的运动员有较大的风险造成肌肉力量不平衡，导致运动损伤

**图 2.14　良好拉伸姿势与不良拉伸姿势的区别**

# 运动设施、规则及护具

还有一些要点因为不那么明显而经常被人忽视，但其实它们对预防运动损伤同样重要。

### 运动场地和设施

专门用于开展比赛及体育运动的场地设施，反而可能给运动者带来不必要的损伤；损坏、有缺陷或设计不科学的器械，也可导致运动损伤；此外，损坏或维护不良的场地表面，同样会给运动员带来不必要的受伤风险。

开始运动前，须确保运动场地无障碍且状况良好。如果现场有观众，则还需确保观众与运动区域保持安全距离。

### 运动规则

运动规则的制订既是为了保护运动员，也是为了确保观众的安全。教练、运动员和裁判均有责任事前通晓运动规则，并在比赛过程中严格遵守规则。

此外，还应强调体育精神，主张公平竞争，拒绝危险和暴力行为。

### 护　具

护具旨在帮助运动员更好地发挥，减少运动损伤，因此适用于任何一种运动。即使是跑步这样看似无须任何工具的运动，如有支撑良好的跑鞋，也可有效提升运动表现。同理，游泳运动员也可从泳镜中获益。

其他重要的护具包括牙套、衬垫、头盔、护胫、护目镜、潜水服、门柱保护垫，以及体操等运动项目中需要用到的缓冲垫。

第3章

# 运动损伤管理

## 运动损伤管理简介

运动损伤管理涵盖运动损伤的整个治疗过程，从最开始的运动损伤发生，一直到伤者完全康复为止。有时，伤者经过良好的运动损伤管理，甚至可能比损伤前更健康、更强壮。是的，你没有看错！因为运动损伤管理的目标就是使康复后的受伤部位比原先更强壮。

本章讨论的运动损伤管理专门针对软组织损伤。这类损伤在各类运动中极其常见，包括人体各类软组织——肌肉、肌腱、韧带等的扭伤、拉伤、撕裂及挫伤。

常见的软组织损伤有腘绳肌撕裂、脚踝扭伤、小腿肌肉拉伤、肩周韧带拉伤及股四头肌挫伤等。请注意，扭伤特指韧带撕裂或断裂，拉伤特指肌肉或肌腱撕裂或断裂。

本章讨论的运动损伤并不包括头部、颈部、面部或脊髓损伤，也不包括引起休克、失血过多、骨折及骨裂等的损伤类型。这些损伤在复杂程度上远超过相对简单的软组织损伤。虽然这些重度损伤不常发生，却必须在第一时间获得专业的医疗处理。

软组织损伤管理由以下四个阶段构成：

- 急救：受伤后的 3 分钟。
- 治疗：接下来的 3 天。
- 康复：接下来的 3 周。
- 体能训练：接下来的 3 个月。

## 急救：关键的 3 分钟

受伤后的 3 分钟内至关重要。在这段时间，需要对损伤进行初步评估，采取必要措施控制伤势，防止进一步损伤。对于任何运动损伤的处理而言，这都是首要的。

在开始治疗任何损伤前，先停下一切事务，转而考虑发生了什么。用以帮助确定情况的问题有：当前场地安全吗？是否存在生命危险？损伤是否严重到需要寻求急救？

接下来，请按"STOP"步骤进行现场处理：

停下（Stop）：让伤者停止运动，必要时可要求中止比赛。

沟通（Talk）：询问伤者若干问题，如"你怎么了？""受伤如何发生的？""现在感觉如何？""伤到哪里？""这个部位之前受过伤吗？"

观察（Observe）：观察伤者体征，如肿胀、瘀斑、变形或压痛等。

预防（Prevent）：防止发生进一步损伤。

然后，评估伤势严重程度。

只是轻伤吗？是不影响伤者运动表现的撞伤或挫伤吗？如果答案是肯定的，则可继续比赛。教练此时可鼓励受伤的运动员带伤坚持，并注意观察伤势发展情况。安全起见，也可运用本书第 4～17 章介绍的损伤治疗方法。

如果是中度损伤，如扭伤、拉伤或严重挫伤，已影响到伤者的运动表现，那么要让伤者下场休息，并尽快按本书第 4～17 章介绍的治疗方法处理损伤。

若伤势严重，伤及头部、颈部、面部，甚至脊髓，或者伤者出现休克、大出血、骨折、骨裂，那么这类损伤已超出软组织损伤范畴，伤者必须立即接受专业治疗。

一旦确定伤者无生命危险后，便可开始处理损伤。损伤处理得越早，伤者完全康复的机会就越大。

## 治疗：接下来的 3 天

毫无疑问，即时处理软组织损伤的最有效方法莫过于"RICER"步骤。

这五个字母分别代表：休息（Rest）、冷敷（Ice）、压迫（Compression）、抬高（Elevation）、转诊（Referral）。

研究显示，若受伤后立即采用"RICER"步骤，可显著缩短损伤康复进程。"RICER"是损伤康复的第一步，也是最重要的一步，能为后期损伤的完全康复奠定基础。

软组织损伤后，伤处周围会发炎。发炎引起局部肿胀，从而压迫神经末梢，加剧疼痛。"RICER"针对的正是这个炎症—肿胀—疼痛过程，并可防止软组织损伤恶化，加速愈合。

## 休　息

尽可能避免移动受伤部位。必要时，可用悬带或支具支撑、固定伤处。休息有助于放缓伤处的血流速度，并防止损伤加剧。

## 冷　敷

这是重要环节，可有效减轻炎症、出血、肿胀和疼痛。受伤后，应尽早实施冷敷。

具体操作方法：最好是将碎冰放进塑料袋里做成冰袋。如果没有碎冰，也可使用冰块、商售冰袋，甚至袋装冻豌豆。条件实在有限的话，哪怕用水龙头的冷水也比什么都不做要好。

冷敷时，注意避免用冰直接接触皮肤，否则可致冻伤，并进一步加剧皮肤损伤。应在冰袋或冰块外包裹一条湿毛巾，以最大限度地保护受伤部位的皮肤。

至于冷敷时长与频率，目前尚无定论。以下数据可作为大致指导，然后本书还会提供一些经验供参考。目前主流的建议是在受伤后的48～72小时内，以2小时为间隔，每次冷敷20分钟。

但这些数据仅供参考，还需考虑其他一些注意事项。有的人对冰异常敏感。如儿童和老年人对冰和寒冷的耐受较低，有血液循环疾病的人也对冰更敏感。

最安全的建议是，伤者本人自行判断冷敷伤处的时长。对于部分人而言，20分钟恐怕太长，但对另一部分人而言，尤其是那些训练有素的运动员，冷敷时间还可适当延长。

伤者本人应当是决定具体冷敷时长的人。冷敷时长应以舒适度为准。冰冷本身会带来一点不适，一旦出现疼痛或过度不适的情况，应立即停止冷敷。相较于不进行冷敷，每小时冷敷几次，每次 3～5 分钟要好得多。

## 压　迫

压迫有两种功能：一是减少伤处出血和肿胀，二是为伤处提供外力支撑。压迫的方法很简单，只需用宽的、牢固的弹性绷带包扎伤处即可。

## 抬　高

尽可能地抬高伤处，使其位置高于心脏，以帮助减轻出血和肿胀。

## 转　诊

若伤势严重，则须尽快让伤者接受专业物理治疗师或运动医学科执业医师的诊断。经准确诊断后，专业人员将为伤者制订针对性的康复计划，尽可能缩短康复时间。

**特别提示：**

在阅读下面的内容之前，还有必要提示大家在受伤后的 48～72 小时内注意避免一些事项。首先，务必避免伤处接触任何形式的热源，如加热灯、发热膏、温泉、按摩浴缸及桑拿浴。其次，应避免对伤处做任何按摩或使之做任何运动。伤者还应避免大量饮酒。所有这些均可增加出血，加剧肿胀和疼痛。

### 康复：接下来的 3 周

肌肉、韧带撕裂或受到其他损伤时，我们总以为人体将自发启动损伤修复机制，生成新的肌肉、韧带组织。但这种修复方式在现实中并不会发生，肌肉和韧带的损伤是通过瘢痕组织修复的。

软组织损伤发生时，如果能第一时间运用"RICER"步骤进行处理，就可以有效抑制瘢痕组织形成。即便如此，我们也仍然无法完全避免瘢痕组织的产生。

这可能听上去没什么，不过，但凡遭受过软组织损伤的人都知道旧伤复发的感觉是多么难受。当人们自认为损伤已经痊愈的好几个月后，常常旧伤复发，而造成旧伤复发的主要原因正是此前对瘢痕组织未能正确处理。

瘢痕组织主要由纤维状胶原蛋白构成。胶原蛋白可与受损软组织紧密结合，将受损的组织重新连接到一起，由此导致伤处周围出现大量聚集的纤维状瘢痕组织。有时，皮下的大型瘢痕组织能从体表观察到和触摸到。

当瘢痕组织在伤处周围形成时，它们完全无法像此前正常的组织那样强壮，并且容易收缩而使周边组织变形。因此，不仅是伤处的力量不如以前，就连组织的柔韧性也比以前更差。

对于伤者而言，首先，瘢痕组织的形成意味着软组织缩短，柔韧性降低。其次，它意味着软组织内部存在着一个弱点，容易加重损伤或旧伤复发。

瘢痕组织的形成还将导致组织力量和爆发力的损失。要想让肌肉达到最大功率，必须让肌肉在完全伸展后收缩。然而，瘢痕组织让伤处缩短和变弱，从而使肌肉再也不可能像此前那样进行完全的伸展与收缩。

## 清除瘢痕组织

为了加速损伤康复、消除不想要的瘢痕组织或让已经形成的瘢痕组织更好地与正常组织融为一体，需采用以下两项治疗措施。

第一项治疗措施是采用各种各样的方法刺激伤处，其中最常用的方法包括超声波疗法、经皮神经电刺激疗法（TENS）及热疗法，常被物理治疗师使用，主要是为了增加伤处血流，使受伤组织获得更充足的氧和营养物质。

第二项治疗措施是深层组织按摩。虽然超声波、热疗等方法有益于伤处恢复，却无助于减少瘢痕组织。在这方面，只能靠按摩。

如果受伤部位位于易触及的位置，伤者本人可自行按摩。若受伤部位本人难以触及，则可请他人帮忙按摩。自行按摩的好处是能随时把控按摩的力度和深度。

由于伤处非常脆弱，因此建议先从轻柔的抚摸开始，随后逐渐加大力度，直到伤处可接受深的、有力的按摩为止。按摩宜顺着肌纤维的走向进行，直接集中力量于伤处。用拇指尽可能深地按压伤处，以瓦解瘢痕组织。

加速软组织损伤康复的另一种方法是利用山金车这种植物。它对治疗拉伤、扭伤等软组织损伤有效，市面上有按摩凝胶和乳液等各类制剂。

损伤康复过程中，伤者需多饮水。充足的水分有助于将伤处的代谢废物与炎症反应物带走。

## 主动康复

损伤康复过程中，伤者需进行适量的训练及活动，以加快康复进程。由于是伤者主动参与自己的康复进程，损伤康复过程中的这个阶段被称为"主动康复"。

主动康复阶段旨在使伤者重新获得因受伤而丧失的各项体能素质，如柔韧性、力量、爆发力、肌肉耐力、平衡性及协调性等。

没有主动康复，伤者便不可能完全、永久地从损伤中恢复过来。彼得·多南（Peter Dornan）和理查德·邓恩（Richard Dunn）在《运动损伤》（*Sports Injuries*）中强调了主动康复的价值所在：

> 仅当伤者经过一段极有针对性的康复训练后，其损伤症状方可彻底消失。这种针对性训练旨在使伤者受损的结构得到拉伸，增强力量，恢复体能的各项指标。如能在这类康复训练之后搭配有针对性的拉伸活动，那么将根除所有的损伤症状，因为拉伸活动可使瘢痕纤维更彻底地重组，并使循环系统的功能回归正常。

首先需要说明的是保持身体活动的重要性。通常情况下，伤者从医生和其他医疗人员处听到的康复建议都是休息。但这可能是对伤者最不利的选择。缺少适当的活动，伤处将无法获得充足血流。而活跃的血液循环，将为损伤痊愈提供所需的氧和营养物质。

各种形式的低强度活动不仅有益于改善血液循环，还可激活淋巴系统。淋巴系统可清除严重运动损伤后组织积聚的各种毒素和废物。

**特别提示**：

请注意避免任何伤害伤处或引起疼痛的活动。当然，伤处难免会感到一些不适，但我们应避免不适感发展至疼痛的程度。损伤康复过程很漫长，让伤处过度用力只会让康复出现倒退。因此，必须非常谨慎地活动。疼痛的出现就是一个警示信号，万万不可忽略。

## 恢复体能素质

损伤康复进行到这个阶段，是时候恢复损伤前的各项体能素质了，它们主要包括关节活动范围、柔韧性、力量及协调性。无论运动员的背景和身体条件如何，这些方面都应优先得到恢复。运动员在恢复这些素质后，才可以开始致力于与他们专项运动相关的其他素质的恢复。

### 关节活动范围训练

在运动损伤康复过程的这一阶段，恢复关节的活动范围是第一要务。只有关节具备充分的活动范围后，运动员才能在后期的主动康复过程中开始强度更高和挑战性更大的训练。

康复过程早期，损伤开始愈合，运动员应当进行一些非常轻柔的基于动作的功能性训练。首先可尝试伤处的屈曲、伸直动作，逐渐适应这些动作后，可开始尝试加入旋转，如让伤处左右摆动，或做顺时针和逆时针旋转等。多南和邓恩在其书中强调：

> 要想恢复正常的柔韧性，需尽早开始进行轻柔的拉伸训练。例如，通过主动拉伸大腿疗伤部位到不引起疼痛的最大程度，可有效抑制粘连形成，使大腿肌肉得以恢复到损伤前的活动范围。

当运动者可在相对无痛的前提下承受上述关节活动范围训练后，可考虑进入下一阶段的主动康复训练过程。

### 拉伸与强化训练

在此阶段，旨在恢复关节活动范围的康复训练应加大强度，以使伤处逐渐恢复柔韧性与力量。

为此，需确保采用循序渐进的、有计划的方法，每次略微超过伤处的承受限度。但又需保持耐心，注意避免训练过度。

做康复训练时，进行器械重量训练可一定程度地加强关节与肌肉的稳定性，因此能非常有效地增强受伤部位的力量。

另一种相对安全且有效的方法是从肌肉等长收缩训练开始。做这类训练时，伤处肌肉在不移动的情况下依旧收缩发力，从而得到锻炼。例如，想象自己坐在一把椅子上，面朝墙壁，一条腿伸出抬起，大脚趾球（第一跖趾关节）抵墙。在这个姿势下，踝关节静止不动，腿部肌肉收缩发力推墙，这就是肌肉等长收缩训练之一。

主动康复阶段中，还有必要引入一些轻柔的拉伸活动，以进一步扩大关节的活动范围，为伤处日后进行更高强度的运动打下基础。

在努力恢复伤处柔韧性的同时，还需注意同步恢复伤处周边肌群的柔韧性。在前述肌肉等长收缩训练的例子中，周边肌群就包括腓骨肌群与胫骨肌群。

## 平衡性与本体感觉训练

软组织损伤经常伴随着平衡性和本体感觉（即人体对动作及自身所在空间位置的感觉）弱化。这方面的训练在运动损伤康复过程中时常被忽略，因而也是旧伤复发的主要原因之一。

软组织发生损伤时，神经末梢与伤处周边的神经通路总会遭受一定程度的伤害。本体感觉功能弱化时，大脑接收的用以确定伤处周边关节与肢体方位的信息受限，因此无法有效指挥肌肉做出正确反应。本体感觉功能弱化会导致平衡性、协调性、力量和稳定性下降。局部软组织尤其容易发生扭伤或拉伤，某些部位更是容易看似痊愈了，但很久以后又旧伤复发。

当伤处的柔韧性和力量均有提高后，可考虑进一步加入平衡性与本体感觉训练（图3.1）。这类训练非常有助于伤处周边的受损神经恢复功能。可从沿直线行走、在平衡木上保持平衡等简单的平衡练习开始，逐步过渡至单腿平衡练习，之后还可尝试闭眼单腿平衡练习。

适应上述练习后，可利用不稳定的器械尝试进阶的平衡练习，如晃板、健身球、平衡软踏及泡沫轴。

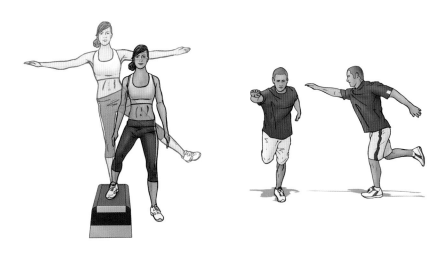

**图 3.1　平衡性与本体感觉训练示例**

### 最后阶段

康复过程的最后阶段旨在让伤者完全恢复到受伤前的状态。待这个阶段结束时，伤处应当跟受伤前一样强壮，甚至超过先前的水平。

这个阶段应纳入一些动态训练或爆发力训练（图 3.2），以真正强化伤处，改善本体感觉。起初，可重复前述康复阶段的所有训练，只在强度上有所提升。例如，若伤者此前采用低强度的肌肉等长收缩训练加强跟腱与小腿肌肉力量，则可在最后阶段开始加大训练强度，或开始进行重量训练。

接下来，逐步纳入一些强度更大的训练活动，尤其适合纳入那些与运动员本人的专项运动相关的训练活动，如专业技能训练，以测评体能水平和伤处的力量。

最后，可纳入简单的增强式训练。增强式训练属于爆发力训练的范畴，可使肌肉同时拉长和收缩。肌肉的这种离心收缩在所有跳跃动作中都会用到。

增强式训练强度相当大，因此务必循序渐进，逐渐增加强度。同时避免过度训练或因训练而过度兴奋，毕竟我们在运动损伤康复过程中需要始终保持耐心和理智。

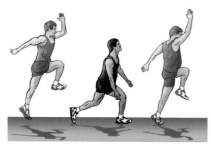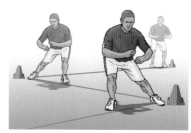

**图 3.2　增加一些爆发力训练以加快康复进程**

## 体能训练：接下来 3 个月

认真完成前述所有治疗和康复阶段后，此时大多数软组织损伤应当已经痊愈。但是，即便初次损伤已经愈合，运动员能够恢复正常活动，也要继续进行力量和体能训练，以防损伤复发。

在接下来的 3 个月，主要目标是找出当初受伤的潜在原因。一旦找到这些原因，便可借助针对性的体能训练，帮助预防日后再次发生同样的损伤。

要有效完成体能训练阶段，得了解为什么运动损伤会发生。从广义上讲，导致运动损伤发生的主要原因有三类。

### 意外事故

意外事故有不小心踩进坑洼里而扭伤脚踝、无意中被绊倒而肩和肘着地，或者是被运动器械撞伤等。尽管意外事故防不胜防，我们在平常还是可以努力降低这类事故的风险。只需一点常识并运用本书第 2 章介绍的一些预防措施，就能将意外事故造成的运动损伤风险降至最低。

### 负荷过重

负荷过重是运动中的常见问题，经常在身体某个部位已经疲劳却仍旧进行过度训练的情况下发生。负荷过重的部位将丧失完成运动要求的动作的能力，导致其他部位被迫承受过大的张力（或负荷）。

例如，大腿的阔筋膜张肌和髂胫束疲劳和负荷过重时，便无法保持整条腿的稳定，由此使膝关节不得不承受大量压力，继而引发膝关节疼痛及结构损伤。

充分的休息和放松可使大多数负荷过重的症状自行消失，但我们仍要注意避免以下诸多可能导致负荷过重的因素：

- 在水泥地等硬地表面运动。
- 在坑坑洼洼的地面上运动。
- 休息很长一段时间后突然开始训练。
- 过快地增加运动强度或时长。
- 穿着损坏或不合脚的运动鞋。
- 过多地进行上坡或下坡跑训练。


### 生物力学错误

这类错误指的是身体结构没有按照其自然功能发挥作用，常常是许多慢性损伤的原因。肌肉力量不平衡就是常见的生物力学错误，即某块肌肉或某个肌肉群比其拮抗肌更强或更灵活，从而导致身体左右或前后两侧肌肉力量不均。

例如，右手投球的棒球投手，其右侧肩和手臂肌肉通常比左侧的更发达。因此，脊柱右侧受到更强力量的牵拉，久而久之容易演变成肩、颈或背的慢性疼痛。另一个容易发生肌肉力量不平衡的部位是大腿，大腿前侧的股四头肌容易比后侧的腘绳肌力量更强，柔韧性更高。

其他生物力学错误还包括：

- 两腿长度不一致。
- 肌肉僵硬或过紧。
- 扁平足等足部异常。
- 不良的行走或跑步姿势，如足内翻和足外翻。

一旦我们了解到哪些潜在因素可致运动损伤，就可针对性地制订体能训练计划或使用训练辅助工具以纠正问题。这可能涉及针对力量偏弱或过紧的肌肉进行力量训练或柔韧性训练；也可能涉及治疗足内翻、足外翻和长短腿使用的矫形器、矫正鞋垫；还可能涉及运动员当前训练计划的调整，防止运动员负荷过重。

# 第4章
# 皮肤运动损伤

## 解剖和生理

**皮肤病学**研究皮肤，皮肤分为两层（图 4.1）：
· **表皮**是坚韧、防水的外层，不断被磨损。
· **真皮**位于表皮下面，是更厚的一层，有血管、汗腺和毛根。
真皮附着在**皮下组织**上，皮下组织将皮肤固定在身体其他器官上。

## 表　皮

表皮由 5 层鳞状上皮组织构成，它们通过**角化**变得粗硬。接下来了解一下这些层中的 4 种细胞。

· **角质形成细胞（Keratinocyte）**：约占表皮细胞的 90%，可合成一种称为**角蛋白**的蛋白质。角蛋白有助于防水和保护皮肤。它的名称源自希腊语 "*kerato*"，意为"角质的"。
· **黑素细胞（Melanocyte）**：其名称源于希腊语 "*melan*"，意思是黑色。黑素细胞产生一种称为**黑色素**的棕黑色色素，黑色素参与形成皮肤的颜色，并吸收紫外线。黑色素颗粒在细胞核上形成一个保护层，这一保护层只存在于细胞核面向皮肤表面的一侧，像太阳帽一样帮助细胞核防护紫外线。
· **朗格汉斯细胞（Langerhans cell）**：是由骨髓产生并迁移到表皮的细胞。它们对异物做出反应，参与皮肤的免疫功能。
· **梅克尔细胞（Merkel cell）**：只存在于无毛皮肤的基底层，附着在角质形成细胞上，它们与神经细胞接触，形成梅克尔触盘，是触觉感受器。

## 真　皮

真皮是表皮下面的支持层，由含有胶原纤维和弹性纤维的结缔组织构成。它包含许多不同的细胞和结构。

- **成纤维细胞**：一种大的、扁平的细胞，合成下列纤维。

  **胶原纤维**，含有胶原蛋白，非常柔韧，可以对抗张力，使皮肤具有**延展性**（伸展能力）。胶原纤维也吸引和结合水，负责保持皮肤水分。

  **弹性纤维**，含有弹性蛋白，强壮而纤细，使皮肤具有**弹性**（伸展后恢复原状的能力）。它们可以拉长到松弛状态下长度的 1.5 倍而不断裂。

  **网状纤维**，含有包裹糖蛋白的胶原蛋白，这些细纤维在其他细胞周围形成分支状的网络，提供支撑。

- **巨噬细胞**：通过**吞噬作用**吞噬和摧毁细菌和细胞残片。
- **脂肪细胞**：储存脂肪。
- **肥大细胞**：这些细胞产生组胺，在发生炎症时扩张小血管。
- **血管和淋巴管**。
- **神经**。
- **腺体**。
- **毛囊**。

真皮可分为两层：

- **乳头层**：因其乳头状的突起而得名。
- **网状层**：其厚度的变化影响了皮肤的厚度。

## 皮下组织

虽然它不是皮肤的一部分，但了解皮下组织很重要，因为它是网状层下层附着的组织。皮下组织包括：

- **疏松结缔组织**（蜂窝组织）。
- **脂肪组织**。
- **环层小体**（帕奇尼小体）：感受压力的神经末梢。

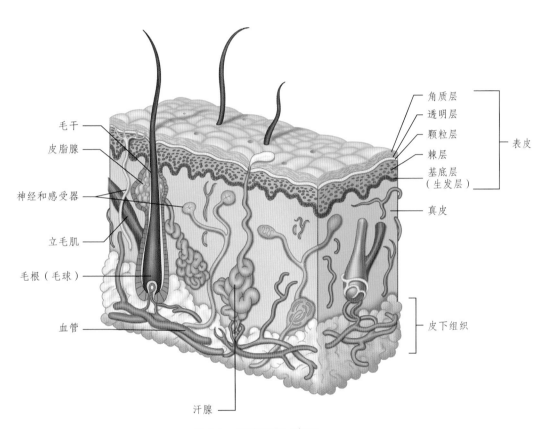

角质层
透明层
颗粒层
棘层
基底层
（生发层）
表皮
真皮
毛干
皮脂腺
神经和感受器
立毛肌
毛根（毛球）
血管
皮下组织
汗腺

图 4.1　皮肤结构示意图

## 001　皮肤切割伤、擦伤与磨伤

运动员经常受到皮肤切割伤、擦伤、磨伤等伤害（图4.2），但这类损伤通常仅伤及皮肤表层。切割伤使皮肤破损，擦伤有时也会如此，但磨伤一般只限于表面。通常来说，切割伤、擦伤和磨伤造成的损伤较轻，但严重的切割伤与擦伤可致流血，深度擦伤还会留疤。

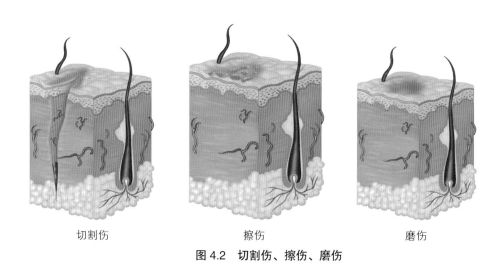

切割伤　　　　　　　　　擦伤　　　　　　　　　磨伤

**图4.2　切割伤、擦伤、磨伤**

病　因

穿戴不合适的护具、鞋类等运动装备均可能造成皮肤损伤。其他原因有运动员在硬地表面上摔倒，或与其他运动员发生冲撞。此外，皮肤在出汗或潮湿状态下与衣物摩擦，也可能造成损伤。

症状和体征

皮肤出现红斑、疼痛、瘙痒和烧灼感，甚至流血。

### 处理不及时的后果

皮肤损伤处理不及时可致严重感染。在汗液的帮助下，切割伤、擦伤和磨伤的患处会成为细菌和病毒滋生的理想温床。尤其当运动装备阻碍皮肤透气时，感染会进一步加剧。

### 紧急处理

用清水和肥皂清洗伤口及周围皮肤，然后彻底干燥。必要时可涂抹糖皮质激素。如为开放性伤口，可用绷带包扎。

### 康复和预防

切割伤通常发生在摔倒等难以预见的事故中。但对于擦伤和磨伤而言，运动员可通过穿戴合身的衣物和鞋类，以及用滑石粉或铝粉干燥易于出汗的部位而将受伤风险降至最低。在无感染的情况下，大多数皮肤切割伤、擦伤和磨伤只需简单观察和护理即可自愈。

### 长期预后

较严重的皮肤损伤可对伤者的运动表现产生不利影响。大多数时候，皮肤损伤愈合后运动员的运动表现可完全恢复。

## 002　晒伤

日光中的紫外线可伤害皮肤，典型的损伤是晒伤（图4.3），可从轻度到重度不等。所有户外运动员均有晒伤风险，尤其是山地运动人群，因为高海拔地区紫外线更强。滑雪和登山运动员比低海拔地区的运动员有更大的晒伤风险。表皮基底层中存在黑素细胞，它们在日光下变得活跃并释放黑色素，从而加深

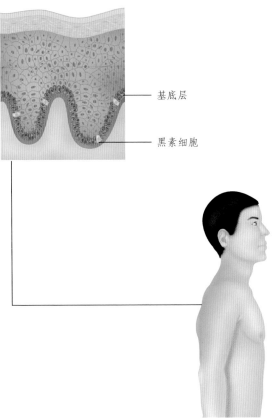

基底层

黑素细胞

**图 4.3　晒伤**

肤色。渐进或温和的日照可以使人拥有棕褐色的皮肤，但过度暴露在紫外线中反而会伤害黑素细胞，有时甚至可引发黑色素瘤。

**病　因**

暴晒；未遮盖暴露的皮肤；皮肤长时间暴露时未使用防晒霜。

**症状和体征**

皮肤出现红斑、疼痛，严重时出现水疱，皮肤触痛。

## 处理不及时的后果

晒伤最严重的并发症为黑色素瘤，这是一种可致命的皮肤癌。较轻的并发症包括血管受损、皮肤过早老化及失去弹性。

## 紧急处理

尽快脱离日照环境，必要时可洗冷水澡进行物理降温，并涂抹保湿剂（如芦荟胶）。

## 康复和预防

非重度的晒伤通常无须接受专业治疗，可在患处涂抹保湿剂，防止患处过分干燥、脱皮。但保湿剂不可在晒伤早期使用，此时皮肤还在散热，敷用保湿剂反而可能影响散热。预防晒伤可遵循简单的"穿、抹、戴"原则。穿上遮盖皮肤的衣物，抹上防晒霜，戴上遮阳帽。

## 长期预后

大多数晒伤可在几天内自愈，不过受损的皮肤层可能出现水疱、剥脱，将有新生皮肤取而代之。由于新生皮肤对阳光更敏感，因此应避免暴露在日光下。反复暴晒将增加患皮肤癌的风险。

# 003　冻伤

冻伤是组织冻结引起的损伤（图 4.4），会损害皮肤和皮下组织。滑雪和登山运动员特别容易发生冻伤，其中又以耳、鼻等暴露的部位及四肢最常见。总而言之，长期处于低温环境或防护措施不到位的任何运动员均有冻伤风险。

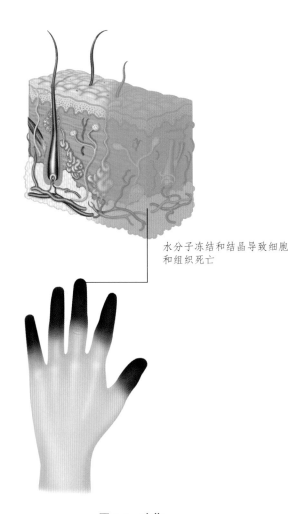

水分子冻结和结晶导致细胞
和组织死亡

**图 4.4　冻伤**

冻伤是人体组织内的水分子在低温下冻结、结晶，从而导致细胞和组织死亡的一种损伤。冻伤发生初期，细胞外基质先开始结冰，损害细胞膜；继续发展下去，细胞内液向细胞外渗出，细胞脱水并往往发生不可逆的伤害，最终导致细胞和组织死亡。

病　因

暴露于寒冷环境中过长时间；组织聚集水分，然后冻结；低温下血流减少。

### 症状和体征

伤处皮肤发白；麻木或刺痛，常见于手脚；皮肤松弛甚至发黑。

### 处理不及时的后果

严重冻伤可致组织永久损伤，引起坏疽，有时甚至需要截肢。

### 紧急处理

可将伤处浸于温水中或进行热敷，必要时可使用镇痛药。

### 康复和预防

严重冻伤必须谨慎处理，应避免摩擦伤处。如果皮肤起水疱，则伤处应用无菌绷带包扎。禁止冒着再冷冻的风险草率解冻伤处，否则将使组织遭受更严重的损伤。

预防冻伤主要是尽量不长时间暴露在寒冷环境中，在极端低温条件下最好不要开展户外运动。

### 长期预后

轻度到中度的冻伤可能导致运动员对寒冷敏感，并存在再次冻伤的风险。严重冻伤可致肢体发生不可逆的损伤，甚至需要截肢。存在严重冻伤风险的运动通常是高海拔运动，其中又以登山运动的风险最大。

## 004 足癣（脚气）

足癣（图 4.5）由真菌——皮肤癣菌感染足部所致。真菌容易在汗液中滋

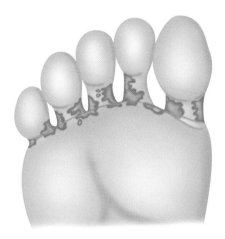

**图4.5　足癣**

生，因此，对于出汗较多的运动员而言，足癣是一个常见问题。足癣表现为红斑、瘙痒，甚至可能向其他部位蔓延。临床最常见的一种类型是慢性趾间型足癣。

最常发生足癣的部位是第4、5脚趾间的空隙，足癣可引起皮肤浸软、裂纹和表皮脱落。感染可进一步向足背及足跖蔓延，甚至可能进入趾甲，肉眼看上去通常是趾甲远端或边缘发黄。虽然造成感染的皮肤癣菌是真菌，但患处可被细菌二次感染，从而加剧症状。

病　因

出汗过多；接触性传染；未能及时清洗足部并使其保持干燥。

症状和体征

红斑、裂纹、脱屑；瘙痒、烧灼、刺痛感；异味。

处理不当的后果

处理不当可使症状恶化，皮肤裂纹加深，感染遍布足面，累及足底和脚趾，有时甚至可传染给手掌；异味加重，烧灼感和刺痛感增强，传染给他人的风险上升。

紧急处理

清洁足部并使其彻底干燥；涂抹外用抗真菌药物。

### 康复和预防

　　足癣比较常见，70%的人曾经患过足癣。一般来说，经常洗脚、洗脚后及时干燥，以及在条件许可的情况下保持足部全天干燥等简单措施就可以使足癣康复。但当感染蔓延至趾甲内时，情况则比较棘手，需要采取进一步的治疗。慢性感染的趾甲甚至可能需要皮肤科医师手术去除。

### 长期预后

　　大多数足癣在良好的卫生措施及抗真菌药物的治疗下可痊愈。更严重的足癣可能需要长期口服抗真菌药物，并手术去除受感染的趾甲。

## 005　水疱

　　在许多运动中，水疱（图4.6）是皮肤摩擦处的常见损伤，既可能是与鞋的摩擦（如跑步、滑冰、滑雪等运动），也可能是体操、棒球、球拍类运动中与使用的运动器械的摩擦造成的。皮肤受到摩擦后，表面会出现充满液体的小泡或囊泡，当中的液体通常外观透明，偶见血液渗入，造成红色或青紫色外观。

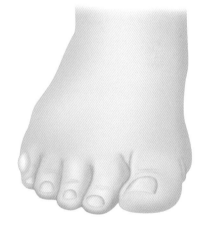

图4.6　水疱

　　水疱发生在表皮与真皮分离时，或表皮内部各层相互分离时，血清、淋巴液、血液或细胞外液填充这些皮层之间的空隙，由此形成半透明薄壁，患处肿起、敏感或有疼痛感。

### 病　因

　　跑步运动中足部与鞋摩擦；高尔夫球杆、网球拍等与手掌、手指的摩擦；

技巧运动和体操中手受到摩擦。

## 症状和体征

皮肤磨损处出现半透明、肿起的水疱。患处疼痛、刺痛，对外部刺激敏感。水疱破溃后有液体流出。

## 处理不及时的后果

置水疱不理而继续运动的话，水疱会被磨破，造成对皮肤进一步的刺激，并加剧疼痛。不当处理还会使感染风险上升，因为开放性伤口使细菌及其他微生物有机可乘。

## 紧急处理

以肥皂和温水清洗患处，必要时可小心排出水疱中的液体，再用无菌纱布包扎。

## 康复和预防

无感染时，水疱通常只需简单治疗即可自愈。平常穿着合脚的袜子及运动鞋可帮助跑步运动员避免水疱。其他运动员可在掌部涂抹镁粉，减少可能引起水疱的皮肤摩擦，尤其在体操中。正确使用运动技术也有助于将水疱风险降至最低。

## 长期预后

无严重感染的情况下，水疱一般在数天至一周内痊愈。但在愈合前，有时会因为疼痛与不适影响运动表现。

## 006　鸡眼、胼胝和跖疣

鸡眼与胼胝均由皮肤摩擦及受压所致。对于运动员，压力通常来自鞋或训练的负重；跖疣则是人乳头瘤病毒（HPV）感染所致（图 4.7）。

鸡眼是脚趾皮肤的局限性角质增生物。胼胝是表皮受到物理创伤后的局限性角质层变厚，通常发生于足底承重区，也可因跖骨力学对线异常导致。鸡眼和胼胝均可能有更深层的核心，一触即痛，两者的共同特征是皮层逐渐增厚、硬化，伴有压痛。

疣是皮肤感染 HPV 的结果，HPV 具有高度传染性。疣是一种有角化表面的皮肤损伤，可发生在身体众多部位，包括足底，足底的疣称为跖疣。

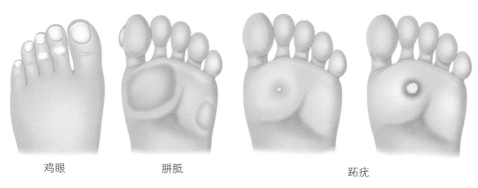

鸡眼　　　　　　胼胝　　　　　　　　　　跖疣

**图 4.7　鸡眼、胼胝、跖疣**

病　因

反复摩擦、负重（鸡眼与胼胝）；HPV 感染（跖疣）。

症状和体征

鞋子挤压骨性突出部位使皮肤增厚（鸡眼）；足底皮肤硬化或增厚（胼胝）；大脚趾球、脚跟或大脚趾底部皮肤凸起、表面粗糙（跖疣）。

### 处理不及时的后果

鸡眼和胼胝处理不当可使情况恶化，最终导致需要医学干预的疼痛。跖疣可传染给其他身体部位和他人。

### 紧急处理

患鸡眼或胼胝时，应移除足部的压力源。患跖疣时，应进行抗病毒治疗。

### 康复和预防

由于鸡眼和胼胝与足部受压直接相关，因此移除压力源后可得到有效缓解。鸡眼或胼胝的治疗效果较好，但跖疣容易复发。穿合适的运动鞋并注意运动技术的正确运用，可有效预防鸡眼和胼胝。跖疣的预防则要求平常注意卫生，避免暴露于容易感染 HPV 的环境中。

### 长期预后

鸡眼或胼胝通常只给运动员带来轻微不便，且在压力源移除后可自行消失。若患处持续疼痛或不适，则可考虑通过冷冻、激光、手术切除等方法进行治疗。

# 第5章

# 头颈部运动损伤

## 头

### 颅　骨

颅骨由 22 块骨组成（图 5.1），不包括耳朵的听小骨。除了构成下颚的下颌骨外，颅骨的各块骨头通过缝连接在一起，不能移动，并形成颅（来自希腊语"*kranion*"意为"头的上部"）。颅骨可分为**脑颅**和**面颅**，前者构成大脑的保护性外壳，后者构成面部的骨架。

脑颅有一个圆顶，称作**颅盖**，有一个基底，称作**颅底**。颅盖和颅底由 8 块骨组成：1 对顶骨、1 对颞骨、1 块额骨、1 块枕骨、1 块蝶骨，以及 1 块筛骨。

#### 顶　骨

**顶骨**构成颅顶及颅腔侧壁的主体。左、右顶骨在矢状缝相连，并与额骨以冠状缝相连。

#### 颞　骨

**颞骨**位于顶骨下方，共有 3 处关键标志：①**茎突**，颞骨下面向前下方伸出的针状尖锐突起，此处附有许多颈部肌肉；②**颧突**，颞骨与颧骨在下颌骨正上方相连而成的骨桥；③**乳突**，颞骨茎突后下方的粗糙突起（可在耳垂后摸到）。

#### 额　骨

**额骨**构成前额，眉毛下和眼眶顶部的骨性凸起就是其边缘的标志。

## 枕　骨

**枕骨**位于脑颅的最后侧，构成颅骨的后壁与基底，并与前侧的顶骨以人字缝相连。枕骨底部有一处大型开口，即**枕骨大孔**，脊髓由此通过与脑相连。枕骨大孔两侧有一对**枕髁**，下接第 1 颈椎（寰椎）。

## 蝶　骨

**蝶骨**形如蝴蝶，横跨颅骨，也是颅底的组成部分。蝶骨还参与眼眶和颅腔侧壁的形成。

## 筛　骨

**筛骨**仅 1 块，位于蝶骨前方、额骨下方，参与鼻中隔与上、中鼻甲的形成。

面颅共有 14 块骨，其中 12 块成对出现，为鼻骨、腭骨、颧骨、泪骨、上颌骨和下鼻甲 6 对骨。另外 2 块为犁骨和下颌骨。（筛骨既可以归入脑颅，也可以归入面颅。本书将其分类为脑颅。）

## 鼻　骨

**鼻骨**是 1 对细小的长方形骨，构成鼻梁（鼻的下半部由软骨构成）。

## 腭　骨

L 形的**腭骨**位于上颌骨和蝶骨翼突之间的鼻腔的背面。

## 颧　骨

**颧骨**除构成颧弓外，还构成大部分眼眶外侧壁。

## 泪　骨

**泪骨**是面颅中最小的骨头，位于眼眶内侧壁，分 2 面 4 缘。

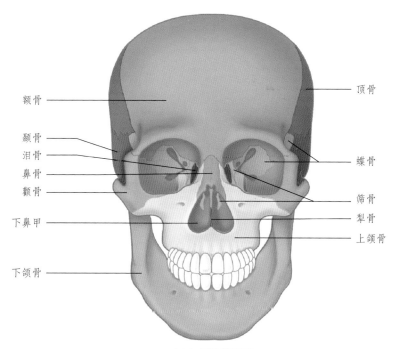

额骨　　颞骨　泪骨　鼻骨　颧骨　下鼻甲　下颌骨

顶骨　蝶骨　筛骨　犁骨　上颌骨

（1）颅骨前面观

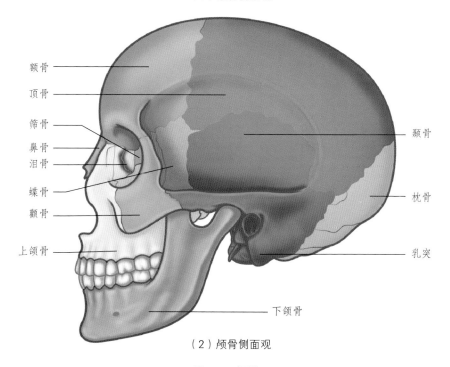

额骨　顶骨　筛骨　鼻骨　泪骨　蝶骨　颧骨　上颌骨

颞骨　枕骨　乳突　下颌骨

（2）颅骨侧面观

图 5.1　颅骨

### 上颌骨

两块**上颌骨**相互融合构成上颌。上排牙齿嵌于上颌骨内。

### 下鼻甲

**下鼻甲**位于鼻中隔上，后者将鼻腔分成两侧对称的空腔。

### 犁　骨

**犁骨**将鼻腔分为左右两侧，构成鼻中隔的一部分。

### 下颌骨

**下颌骨**是最强壮的颅骨，在两侧分别与颞骨相连，构成颅骨中唯一可移动的颞下颌关节。下颌骨水平部分（体部）构成颏（下巴）。两根垂直的**下颌支**从体部伸出，将下颌骨与颞骨连接起来。下排牙齿嵌于下颌骨内。

## 牙　齿

牙齿是位于上、下颌骨牙槽突内的钙化硬质器官。每颗牙齿由牙冠、牙颈和牙根构成（图 5.2）。硬质部分包括牙本质（构成牙齿的绝大部分）、牙釉质（覆盖牙冠）及牙骨质（覆盖牙根）。中心是软质的牙髓，其中有动脉、静脉、淋巴管及神经。

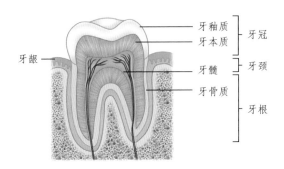

图 5.2　牙齿

# 眼

眼是人体内极精细的器官，具有多个避免损伤的保护性结构（图5.3）。眼球是一个大型球体，它所处的眼窝环绕着坚硬的骨性突起，眼球前方还有角膜这一较小的球面结构。眼睑可快速闭合，以阻止异物进入眼球。此外，眼部天生可承受一定程度的冲击，使之不造成严重伤害。

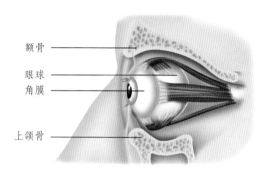

额骨
眼球
角膜
上颌骨

**图5.3　眼**

# 耳

耳是听觉器官，在人体平衡功能方面发挥重要作用（图5.4）。因此，耳受伤会损害听觉和平衡能力。外耳由覆以皮肤的外耳软骨（耳郭）与外耳道构成。

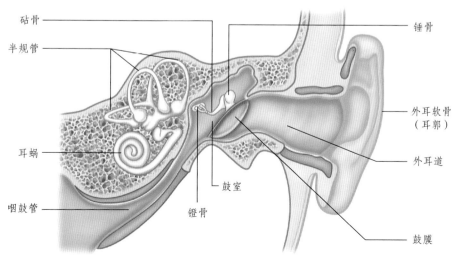

砧骨
半规管
锤骨
耳蜗
外耳软骨
（耳郭）
外耳道
咽鼓管
鼓室
镫骨
鼓膜

**图5.4　耳**

中耳包括鼓膜（耳膜）、听小骨（锤骨、砧骨、镫骨）、鼓室及咽鼓管。

## 鼻

鼻由骨和软骨构成。鼻中隔由犁骨、筛骨垂直板及四边形软骨组成，容易在运动中受损；从额骨伸出的一对突起和上颌骨向上伸出的一对额突形成鼻的骨性结构；上、下侧软骨及鼻中隔的软骨形成鼻的软骨部分。

## 颈

颈椎有 7 块椎骨，从颅底的寰椎开始，略微弯曲向下到达胸部并与胸椎相接。颈前侧肌肉从肋骨与锁骨处起始，在颈椎及颅骨处结束。颈后侧肌肉覆盖脊柱，构成了颈后组织的绝大部分。

臂丛神经是支配上肢的神经丛，从颈椎发出，一直延伸至肌肉、皮肤等外周结构（负责传递运动及感觉神经冲动）。臂丛神经中的颈神经根向肩、上臂、前臂、肘、腕、手及手指各处发出神经纤维。

相邻两块椎骨间有一块椎间盘，可吸收冲击力，辅助运动，并为脊柱提供支撑。椎间盘的中央部为髓核，外周被纤维环包围。椎间盘把从第 2 颈椎（C2）至第 1 胸椎（T1）间的每块椎骨隔开（第 1 颈椎与第 2 颈椎之间仅有韧带及关节囊，而没有椎间盘）。

**颈前三角和颈后三角**是头颈部肌肉的解剖学分区。请注意，这里提到的所有三角都是成对的，它们在颈部的左右两侧。

颈前三角位于颈部前侧，其边界是：

· 上界为下颌骨的下缘。

· 外侧界为胸锁乳突肌前缘。

· 内侧界为颈前正中线。

颈部肌肉如图 5.5 所示。

颈前三角含有肌肉、神经、动脉、静脉和淋巴结。值得注意的是，颈前三角的内容物被位于浅筋膜的颈阔肌和胸锁乳突肌部分覆盖。

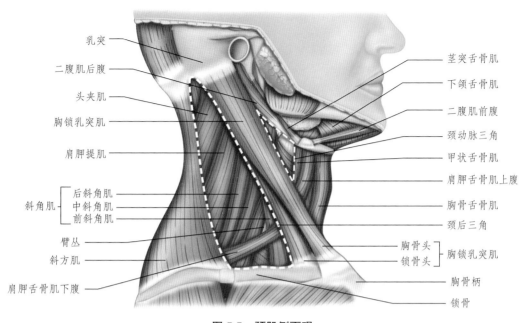

图 5.5　颈肌侧面观

颈前三角的肌肉是根据它们与舌骨的位置关系来划分的，即位于舌骨上或舌骨下。**舌骨上肌**有4块：**茎突舌骨肌、二腹肌、下颌舌骨肌、颏舌骨肌**。它们各有不同的作用，但总的来说，它们的作用是上提舌骨，这是吞咽的动作。

还有4块**舌骨下肌**，它们通常被称为带状肌，可以分为两组：

· 浅层——**肩胛舌骨肌和胸骨舌骨肌**。

· 深层——**胸骨甲状肌和甲状舌骨肌**。

舌骨下肌的作用是稳定舌骨，将其固定，以便舌骨上肌发挥功能。

大多数颈前侧肌肉的功能是使颈椎屈曲，带动头部下垂。站或坐时，在重力的作用下，头部的重量使颈椎容易向前屈。长此以往，会使负责颈部伸展的拮抗肌变弱。强大的胸锁乳突肌与深层的小肌肉（颈长肌、头长肌与头前直肌）一起，既可将头部向下拉，也可支撑头部。

颈后三角是位于颈部外侧的解剖区域，其边界为：

· 前界是胸锁乳突肌的后缘；

· 后界是斜方肌的前缘；

· 下界是锁骨中 1/3 部。

　　该区域的边界和基底由许多肌肉构成。其中一块重要的肌肉是**肩胛舌骨肌**，它被中间腱分为上腹和下腹。下腹穿过颈后三角，上内方向行进，将颈后三角分成两部分，然后从下方穿过胸锁乳突肌，进入颈前三角。

　　颈后侧的伸肌必须向心收缩才能抬起头部。夹肌、斜角肌、竖脊肌上部、半棘肌、头斜肌、颈后侧深层肌肉，乃至斜方肌都具有使脊柱上部直立的功能。这些肌肉要么与肩胛提肌一起使颈侧屈，要么单独使颈旋转。由于这些肌肉负责的动作很多，因此这些肌肉很容易强化。

　　头、颈部骨骼如图5.6所示。

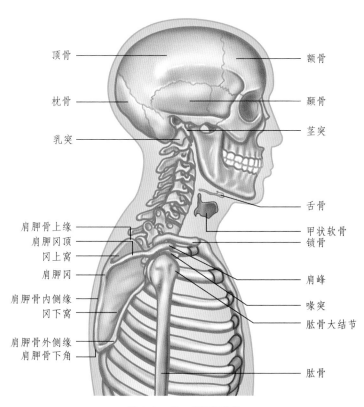

顶骨 　　　　　　　　　　　　　　　　　　额骨

枕骨 　　　　　　　　　　　　　　　　　　颞骨

乳突 　　　　　　　　　　　　　　　　　　茎突

　　　　　　　　　　　　　　　　　　　　舌骨

肩胛骨上缘 　　　　　　　　　　　甲状软骨
肩胛冈顶 　　　　　　　　　　　　　锁骨
冈上窝
肩胛冈 　　　　　　　　　　　　　　肩峰

肩胛骨内侧缘 　　　　　　　　　　喙突
冈下窝 　　　　　　　　　　　　　　肱骨大结节

肩胛骨外侧缘
肩胛骨下角 　　　　　　　　　　　肱骨

**图 5.6　头、颈侧面观**

## 007　脑震荡、脑挫伤、脑出血和颅骨骨折

　　头部创伤是众多运动损伤中最严重的一类，包括脑震荡、脑挫伤、脑出血（图5.7）和颅骨骨折。参与拳击、足球、橄榄球、曲棍球和冰球等接触性运动的运动员最容易遭受此类损伤。

　　颅骨可在足够强大的外力作用下骨折，有时甚至可波及脑组织。脑出血未必伴随颅骨骨折发生，只有当颅骨与脑组织之间的血管破裂时，才会形成血肿或血块，并压迫下方的脑组织。形成于颅骨与硬膜（脑组织保护层）间的血块称为硬膜外血肿，而形成于硬膜下的血块称为硬膜下血肿。更深层的脑出血可致脑挫伤。

### 病　因

　　运动员在接触性运动中发生猛烈的肢体碰撞；摔倒时头部撞击地面；拳击

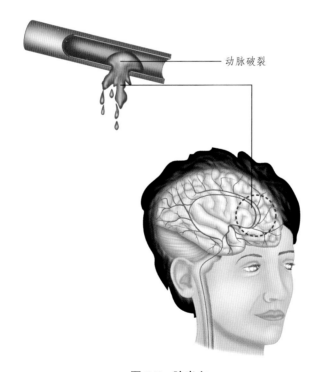

动脉破裂

**图5.7　脑出血**

时击打头部造成创伤。

## 症状和体征

意识丧失；意识错乱、丧失记忆；休克。

## 处理不及时的后果

头部损伤需立即送往医院救治，送医不及时可致永久性脑损伤，甚至死亡。

## 紧急处理

在安静处固定伤者，将其头与肩位置抬高。必要时可先行止血，并立即就医。

## 康复和预防

头部损伤的康复程度由损伤性质及严重程度决定。即便轻微脑震荡也可能导致许多伤者出现脑震荡后综合征，可持续半年至一年。更严重的头部损伤可致许多长期症状。在进行头部易受伤的运动时佩戴头盔或其他合适的头部护具可预防头部损伤。

## 长期预后

头部损伤的预后有时需要数月甚至数年的观察。轻度损伤的预后情况普遍良好，但头疼、眩晕或遗忘等症状可能持续。颅内血块、出血和颅骨骨折等损伤则通常需要手术。

## 008　颈部骨折、拉伤和挫伤

颈部骨折一般指颈椎骨折（图 5.8），可能很严重。颈部拉伤较轻，并且相对常见，是颈部肌肉或肌腱的损伤。颈部挫伤是颈部皮肤或皮下组织擦伤，往往是颈部受到直接击打所致。

### 病　因

颈部突然扭转；严重摔伤；颈部受到直接击打。

### 症状和体征

头、颈和肩部疼痛；颈部活动时有"噼啪"声；颈部肌肉无力且无法自如活动。

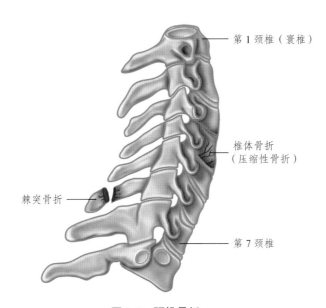

第 1 颈椎（寰椎）

椎体骨折
（压缩性骨折）

棘突骨折

第 7 颈椎

**图 5.8　颈椎骨折**

## 处理不及时的后果

颈部损伤可能很严重，需立即就医，否则可致长期瘫痪、丧失运动和协调能力、钙化和骨质疏松症等。颈椎骨折可致截瘫，有时甚至致命。

## 紧急处理

固定伤者以保护脊髓，缓解颈部疼痛。

## 康复和预防

颈部拉伤时，建议伤者用支具固定数周。颈椎骨折时，受损椎骨可能需要通过手术用钢钉连接，伤者可能要使用颈椎固定支具。损伤康复的物理治疗旨在恢复颈部关节的活动范围、肌肉的柔韧性和力量。穿戴头盔、其他头部运动护具，以及正确运用运动技术有助于预防某些颈部损伤。

## 长期预后

颈部损伤的预后由损伤性质及严重程度决定。通常，颈椎骨折的位置越高，预后越差。颈部拉伤与挫伤的严重程度要低得多，在合适的治疗及康复过程后通常预后良好。肌肉、肌腱与骨骼连接处的严重拉伤可能需手术修复。

# 009 颈神经牵拉综合征

臂丛是分布于颈下部和肩部的复杂神经丛。颈神经牵拉综合征又称神经灼痛综合征，由臂丛（图 5.9）过度牵拉所致。这类损伤常见于冰球、足球、摔跤和橄榄球等接触性运动中，表现为上肢放射性灼痛，症状可持续两分钟至两周。

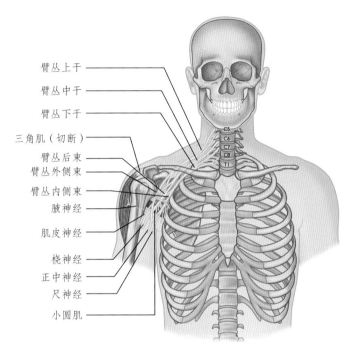

臂丛上干
臂丛中干
臂丛下干
三角肌（切断）
臂丛后束
臂丛外侧束
臂丛内侧束
腋神经
肌皮神经
桡神经
正中神经
尺神经
小圆肌

C5
C6
C7
C8
T1

图 5.9　臂丛

## 病　因

头或颈受到重击（如橄榄球中的擒抱动作）；颈侧屈同时旋转（压迫颈神经）；颈伸展过度。

## 症状和体征

剧烈的灼痛，由颈向手臂甚至手指放射；皮肤感觉异常或麻木、刺痛、灼痛、蚁走感；肌肉无力。

## 处理不及时的后果

若损伤未得到充分重视，可能进一步伤害外周神经，灼痛、刺痛等症状持续，甚至恶化。这些症状可能还提示脊髓损伤，而脊髓损伤可能有更加严重的并发症。

### 紧急处理

固定颈部并冷敷；必要时可使用抗炎药和镇痛药。

### 康复和预防

颈神经牵拉综合征的康复阶段通常需要物理治疗，以增加颈部关节活动范围，并增强颈部肌肉力量，尤其是那些支撑受损的臂丛的肌肉。穿戴合适的护具、运用正确的运动技术，以及上肢的力量训练可以预防该损伤。

### 长期预后

该损伤的预后大体良好，但不排除发展成慢性疼痛的可能，并且再次受伤的概率较高。极少数情况下，受损神经需通过显微手术修复。

## 010 挥鞭伤（颈部扭伤）

挥鞭伤（图5.10）发生于颈部突然屈曲或伸展时，例如运动员在接触性运动中突然遭遇背后撞击，头部急速地前后摆动。颈部软组织，包括椎间盘、韧带、肌肉，以及神经根可能受损，造成颈部疼痛、僵硬和活动受限。

挥鞭伤发生过程中，髋、背和躯干是最先移动的身体部位。这些部位在向前移动的同时向上移动，由此压迫颈椎。上述动作共同迫使头部向后伸展，这样使伸展的颈椎下段与屈曲的颈椎上段产生张力。在这种状态下，颈椎前侧结构被分开，而后侧结构（包括小关节）被压缩。

### 病　因

橄榄球运动员被从背后擒抱；与其他运动员或运动器械发生剧烈碰撞；头部遭受重击，常见于拳击。

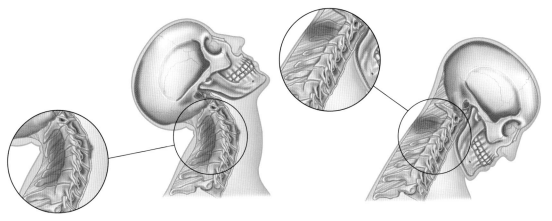

**图 5.10　挥鞭伤**

**症状和体征**

颈、肩或肩胛骨之间疼痛、僵硬；耳鸣或视物模糊；易激惹、疲劳。

**处理不及时的后果**

若不及时处理，挥鞭伤可逐渐导致慢性疼痛、僵硬、丧失运动能力，并伴随疲劳、失眠、记忆下降、注意力不集中、抑郁等症状的持续，甚至加重。部分症状还可能提示脊髓损伤，而脊髓损伤可能有更加严重的并发症。

**紧急处理**

采用"RICER"步骤进行处理，用颈托固定伤处。

**康复和预防**

受挥鞭伤后通常都需要用支具固定颈部，不过，伤者应尽早开始恢复颈部活动，以预防僵硬。待受伤的肌腱、椎间盘和韧带痊愈后，应尝试低强度的力量和柔韧性恢复训练。穿戴护具及运动前充分热身有助于将挥鞭伤风险降至最低，但对接触性运动而言，预防并不能完全避免受伤。

长期预后

经过合格的治疗和护理，大多数挥鞭伤的长期预后良好，但不排除一些症状仍将长期持续，也可能再次受伤。

# 011  斜颈

斜颈（图 5.11）是一种伴有疼痛的颈部损伤，通常由头部突然做旋转动作所致。颈神经受到压迫，导致颈部肌肉痉挛，还伴随疼痛与运动功能丧失。尽管颈椎间盘突出或破裂也会引起斜颈，但运动过程中的突然损伤通常是颈神经压迫或颈椎小关节拉伤造成的。一般来说，斜颈患者的颈部像是"冻结"在某个位置上动弹不得，如颈部由于肌肉的收缩而转向一侧或向前弯曲，这些异常姿势皆是颈部肌肉强迫性收缩的结果。

许多运动都可导致斜颈，其最初的症状通常出现在患者早晨醒来后。急性发作的斜颈往往与颈椎小关节受损有关，慢性发作的斜颈（如睡醒后才发病）则常常与颈椎间盘损伤有关。

病　因

在接触性运动中头部突然旋转；摔倒造成颈部突然扭转；头部因为直接遭

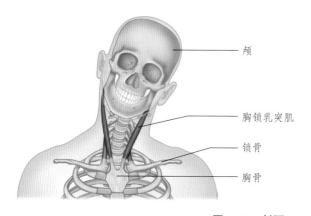
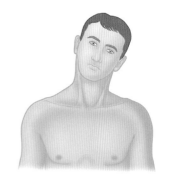

颅

胸锁乳突肌

锁骨

胸骨

图 5.11　斜颈

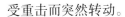

受重击而突然转动。

## 症状和体征

颈部疼痛、僵硬；活动受限；颈部被卡在某个姿势无法动弹。

## 处理不及时的后果

斜颈可进一步恶化，某些情况下若未及时治疗可演变为慢性病。症状也可能提示颈椎、椎间盘或相关神经和关节的损伤，这类情况必须就医。

## 紧急处理

用支具或颈托固定伤处，必要时可使用抗炎药，并用冷敷缓解肿胀。

## 康复和预防

斜颈康复过程中，必须首先确定病因，排除其他潜在的需要手术和重大医疗干预的疾病。病因确定之后，物理治疗师可用红外线热疗和颈部肌肉按摩使伤处关节逐渐恢复活动范围。穿戴头部护具、上身及颈部力量训练、正确运用运动技术，都有助于降低斜颈的风险。

## 长期预后

虽然疼痛性痉挛可能使人暂时身体虚弱，但斜颈通常可在一周或更短时间内康复。尽管慢性斜颈的确存在，若病因排除潜在的严重疾病，大多数斜颈患者还是可以完全康复。

## 012　急性颈椎间盘损伤

　　椎间盘是位于相邻颈椎骨之间起减震作用的组织。急性椎间盘损伤（图5.12）可引起疼痛，并使颈部的运动能力和柔韧性受限。椎间盘破裂后，髓核的胶状物质隆起甚至漏出，这就是椎间盘脱出。漏出的胶状物质可压迫脊髓或颈神经。椎间盘退行性病变和（或）椎间盘脱出（破裂）均可损伤脊髓或神经根。椎间盘伸出其正常边界却未破裂或撕裂，就是椎间盘突出。

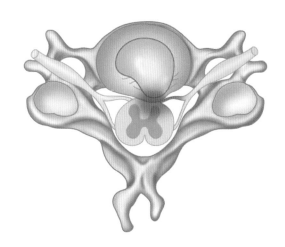

**图 5.12　急性椎间盘损伤**

**病　因**

　　椎间盘发生退行性病变并丧失弹性；椎间盘反复受压，尤其是在重量过大或姿势不正确的举重中；颈椎受到突然、强力的创伤。

**症状和体征**

　　刺痛和虚弱；颈、肩、手臂、手掌麻木或疼痛；受累脊神经支配的肌肉丧失力量。

## 处理不及时的后果

椎间盘脱出可压迫脊髓。即便脊髓只发生微小损伤，也可能导致严重的后果，而且通常无法恢复。忽视椎间盘损伤会造成进一步的退行性病变，并引起相关疼痛和运动能力丧失。

## 紧急处理

停止任何压迫颈椎和椎间盘的活动。休息、冷敷，以及使用抗炎药。

## 康复和预防

大多数椎间盘损伤可采用保守治疗。康复过程中，颈部可能需要用颈托固定。物理治疗包括活动、拉伸、力量训练及本体感觉训练，有时还涉及姿势调整。上半身训练可有效预防椎间盘硬化和退行性病变，支撑肌肉群的力量训练则有助于降低椎间盘破裂的风险。

## 长期预后

绝大多数椎间盘损伤无须手术治疗。经充分休息与康复训练后，大多数伤者可完全恢复正常运动表现，但损伤症状可能复发。此外，已经发生退行性病变的椎间盘也较容易再次受伤。

# 013  颈神经根炎

控制肩、臂、手的神经都起始于颈椎。若这些神经发炎或受到压迫，就会出现颈神经根炎（图5.13），从而导致疼痛、虚弱和运动功能丧失。

当颈椎的某块椎间盘压迫某条从脊髓发出的脊神经时，就会出现神经根炎。脊神经的分支伸向全身各处。因此，若其根部出现问题，症状便可能从神经根

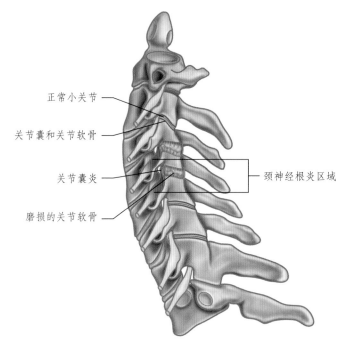

正常小关节

关节囊和关节软骨

关节囊炎

磨损的关节软骨

颈神经根炎区域

图 5.13　颈神经根炎

放射到其支配的部位。根据受损椎间盘的不同状况，疼痛可能出现在手、臂、颈或肩。

## 病　因

椎间盘脱出并挤压神经；神经因反复受压而出现刺激征；骨刺或发生退行性病变的椎间盘压迫神经。

## 症状和体征

颈部疼痛、肌肉无力、活动范围受限；手指麻木；手、臂、肩或胸虚弱无力。

## 处理不及时的后果

若不及时治疗，则颈神经根炎伴随的炎症及疼痛将持续，甚至加重。神经在持续的压力下可能发生永久性损伤。症状还可能提示更严重的椎骨或脊髓损伤。

## 紧急处理

停止压迫颈椎的任何活动；休息、冷敷，以及使用镇痛药和抗炎药。

## 康复和预防

经过正确治疗，颈神经根炎的预后大体良好。物理治疗结合非甾体抗炎药或糖皮质激素对轻度颈神经根炎的治疗效果良好。损伤痊愈后，物理治疗及柔韧性和力量训练可帮助伤者恢复到受伤前状态。正确运用运动技术，尤其是在力量训练和举重比赛中，也有助于预防颈神经根炎。

## 长期预后

大多数颈神经根炎可自愈。更严重或慢性的颈神经根炎，可能需要进行手术减压。

# 014 颈椎骨刺

颈椎骨刺是一种颈椎和椎间盘的慢性退行性病变（图5.14）。老化与反复受压均可导致椎间盘脱水、变薄、失去弹性，当其周边韧带的支撑力下降时，椎骨就容易长出骨刺（骨赘），即沿关节生长的骨性突出。

骨刺是人体稳定发生退行性病变的关节的自发尝试，通常与关节炎或关节过度磨损有关，后者常见于橄榄球等高冲击运动的运动员群体。骨刺可与周边的神经摩擦，甚至偶尔与脊髓摩擦，从而引起疼痛、神经系统症状及关节活动

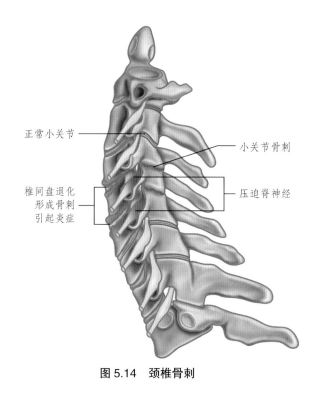

正常小关节

小关节骨刺

椎间盘退化
形成骨刺
引起炎症

压迫脊神经

**图 5.14 颈椎骨刺**

范围受限。

### 病因

颈椎反复磨损；重量过大或姿势错误的举重；椎间盘突出或脱出。

### 症状和体征

颈部疼痛，沿肩、臂放射；平衡性下降；头痛，向头后侧放射。

### 处理不及时的后果

颈椎骨刺是老年人脊髓功能障碍的常见原因，若不及时治疗，可逐渐形成永久性损伤。骨刺或脱出的椎间盘可压迫一条或多条颈神经根，使手臂或手产生刺痛、灼痛、无力或麻木。脱落的骨刺还可能在椎管内游走，周期性地干扰关节功能。

## 紧急处理

用支具或颈托固定颈部；必要时可使用非甾体抗炎药。

## 康复和预防

适当拉伸颈部肌肉和增强颈部肌肉力量的训练对于较轻的颈椎骨刺效果良好。步行、游泳等低冲击有氧训练也可能有帮助。虽然老化导致的颈椎骨刺很难预防，但少做高冲击运动、开展上身力量训练，以及注意日常姿势等可以帮助预防颈椎骨刺。

## 长期预后

颈部固定和恰当的物理治疗对轻度颈椎病的效果良好，但更严重的颈椎病可能需要向椎体小关节注射糖皮质激素，有时甚至需要通过手术移除骨刺，尤其当骨刺脱落成为游离体后。

## 015 牙齿损伤

在足球、冰球及曲棍球等运用抛射物的运动中，运动员尤其容易被击中面部而损伤牙齿。最常见的牙齿损伤有牙折和牙脱位，这类损伤通常伴随着其他头、颈损伤，如面部骨折、挫伤、擦伤、磨伤、软组织撕裂伤、出血及下颌关节损伤。

在球棍或球足够力量的冲击下，牙齿可被打碎，甚至完全脱落。脱位的牙齿存在而被人体视为异物而进行排异的风险，因此必须被及时清理并尽快复位。

## 病　因

牙齿被球、冰球或其他抛射物击中；拳击中牙齿受到直接击打；牙齿受到球拍、球棍、球棒等运动器械击打。

## 症状和体征

口腔疼痛；牙齿松动甚至脱落；口腔出血。

## 处理不及时的后果

牙齿损伤应立即治疗。吞下脱落的牙齿有危险，口腔还可能因伤处清理和治疗不当而发生感染。

## 紧急处理

若牙齿在力的冲击下脱位，可用生理盐水清洗牙齿，再将其放回齿槽固定。冲洗口腔。可使用镇痛药和冷敷缓解疼痛。

## 康复和预防

牙齿损伤的康复情况取决于损伤性质与严重程度。牙医可修复缺损或断裂的牙齿，还可复位和固定脱位的牙齿。运动员在损伤痊愈前应避免可能再次损伤牙齿的任何活动。在高风险及接触性运动中，运动员可通过佩戴定制的护齿保护牙齿。

## 长期预后

虽然伤后疼痛剧烈，但在正确的治疗下，大多数牙齿损伤不会影响运动员未来的运动表现和职业生涯。牙齿若能在脱位后的30分钟内复位，那么一般预后良好；但若在脱位后的 2 小时甚至更晚才复位，由于排异和牙齿发生牙根吸收，预后较差。

# 016　眼损伤

眼损伤往往可能导致严重后果。许多运动都有眼损伤的风险，尤其是需要使用球、球棍、球拍或其他器械（如击剑的剑）的运动更是如此。篮球、冰球、篮网球和棒球最容易造成眼损伤，而田径、游泳、体操和自行车等运动眼损伤的风险较低。眼过度暴露在紫外线辐射下也会导致眼损伤，因此在登山、滑雪等户外运动中同样需要做好眼的防护。即便轻微的眼损伤也可能损害视力，引起视力下降，甚至失明。

病　因

运动器械或肢体接触（如摔跤）导致眼钝性外伤；眼穿透伤；过度暴露在日光下导致的辐射损伤。

症状和体征

视力下降或丧失；眼部疼痛或敏感；擦伤、出血等明显创伤。

处理不及时的后果

眼损伤应立即治疗，否则可致视力下降甚至永久性失明，尤其当损伤后眼部出血时。

紧急处理

冷敷；避免眼部受压；立即就医。

**康复和预防**

眼损伤的康复情况视损伤性质与严重程度而定。轻度损伤通常可自愈，严重损伤则可能需要眼科手术及大量康复治疗。进行板球、摔跤、橄榄球、足球、曲棍球、棍网球、漆弹、篮球，以及球拍类运动时，应在条件允许的情况下尽可能佩戴护目镜、带眼罩的头盔等护眼装备，以预防眼损伤。

**长期预后**

眼损伤的预后取决于损伤性质与严重程度。不涉及眼内结构的轻度损伤一般可在适当治疗后痊愈。包括穿透伤在内的严重损伤，可能造成永久性视力下降或失明，必须在受伤后第一时间就医。

# 017　耳损伤

球、球棒等物体的直接冲击，拳击中的击打，游泳造成的感染可导致耳损伤。耳切割伤、撕裂伤和擦伤在各类运动中都可能发生，尤其是接触性运动。鼓膜虽有穿孔风险，却在运动损伤中不常见。

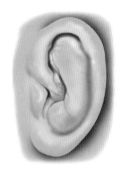

运动损伤通常发生在外耳或中耳，罕见于耳蜗及其他内耳结构。例如，菜花状耳（图 5.15）就是反复的钝性外伤致使外耳软骨与软骨膜之间出现血肿未及时处理后形成的畸形。

**图 5.15　菜花状耳**

**病　因**

耳被球或其他抛射物重击；突然的压力变化导致鼓膜穿孔；拳击中耳受到击打。

## 症状和体征

出血、肿胀；听力下降或耳鸣；眩晕和平衡性下降。

## 处理不及时的后果

耳损伤可能对听力存在长期的严重负面影响，因此应受到重视。鼓膜穿孔可引发耳部感染，也可能导致严重的并发症。

## 紧急处理

直接压迫止血。可用无菌棉填塞外耳道，以防内耳感染。

## 康复和预防

耳郭的切割伤、擦伤和菜花状耳通常只需简单治疗即可自愈。但是鼓膜穿孔需采取特殊措施预防感染。游泳运动员的耳部感染可能需要抗生素治疗，并在损伤痊愈前保持耳内干燥。在接触性运动中穿戴头盔或其他头部护具有助于预防耳外伤。

## 长期预后

大多数耳损伤可痊愈，但不排除少数鼓膜穿孔患者出现不同程度的听力下降，这类耳损伤发生时，应立即就医。

# 018 鼻损伤

因为鼻骨是面部的突起部位，所以鼻损伤是很常见的运动损伤类型之一。损伤的原因一般为接触性运动中的直接重击，如板球、篮球或其他运动器械的撞击，还可能是人摔倒时面部着地所致。除表面切割伤外，皮肤擦伤及撕裂伤、鼻骨骨折也是常见的鼻损伤。鼻中隔软骨膜下积血，称为鼻中隔血肿。鼻中隔前下方的表层血管撕裂时，就会发生鼻衄（鼻出血）。

## 病　因

鼻部被篮球、棒球或其他物体重击；拳击等接触性运动中鼻部受到击打；人摔倒时面部着地。

## 症状和体征

鼻畸形；出血、疼痛或呼吸困难；肿胀和皮肤撕裂。

## 处理不及时的后果

鼻损伤可能有进一步损伤机体的风险，因此需要立即就医。出血后血液可在鼻软骨和软骨膜之间累积，形成鼻中隔血肿。由此形成的压力可致鼻中隔坏死，而且有相当大的感染风险。若筛板受损，则可致脑脊液漏出，增加脑膜炎或其他严重并发症的风险。

## 紧急处理

抬高头部，冷敷鼻部。用鼻腔减充血剂减少局部肿胀和黏膜充血。

## 康复和预防

大多数鼻损伤都能很好地愈合，但伤者应避免在康复阶段从事任何接触性运动或其他高风险运动。鼻骨骨折需要复位，但大多数情况无须手术。鼻部有受伤风险时，应佩戴具有面部防护功能的头盔预防损伤。

## 长期预后

发生较轻的鼻损伤后，伤者通常能够在 2 周内恢复。鼻骨骨折痊愈通常需 3 周时间，一般不会出现持续的功能障碍或外观畸形。

# 康复方案

下列治疗方案是大多数头颈部软组织损伤（如挫伤、挥鞭伤、斜颈）的通用方案。这个治疗方案不适用于头颈部骨性结构损伤，如脑震荡、骨折、椎间盘损伤、神经根炎、骨刺，以及牙齿、眼、耳、鼻的损伤。请注意，每次受伤的病情都是独特的，可能需要采取与下述方法不同的治疗。请咨询医生，以获得量身定制的治疗方案。

**第 1 步**：目的是缓解伤处的炎症和疼痛。需要限制伤处的所有活动，休息和冷敷。根据损伤的严重程度，这一步可能持续 48～72 小时，或者直到炎症和疼痛显著缓解。

**第 2 步**：改善伤处的血运，从而增加氧和营养物质的供给，加快愈合的速度。这一步最好利用热疗、超声波、经皮神经电刺激疗法和按摩来完成。可以引入强度很低的运动，只要不引起任何疼痛即可。根据损伤的严重程度，这一步可能持续 3 天到 3 周，或者直到正常运动相对无痛时为止。

注意：耐心是成功完成康复所必需的重要品质，在正常运动相对无痛之前，不要开始第 3 步。

**第 3 步**：目的是恢复因受伤而丧失的体能素质。实现目的的步骤尤为重要，应遵循以下步骤。

- 通过低强度的运动扩大活动范围。首先弯曲和伸直受伤部位，同时向前、后、左、右移动。当做这些简单动作更加自如时，开始增加一些旋转动作。将受伤部位从一侧转到另一侧，并进行顺时针和逆时针旋转。当你能自如且相对无痛地完成这些动作时，可以开始下一组训练。请记住，这是活动范围训练，而不是拉伸。只需让受伤部位进行全范围的活动，不要用力或施加压力。以颈部为例，具体见图 5.17。

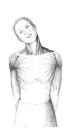

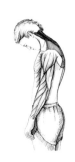

（1）颈部左右拉伸。双手放于背后。抬头，目视前方。让耳部缓慢向同侧肩部贴近，过程中避免耸肩。

（2）颈部后侧拉伸。直立，下巴收向胸部。放松肩部，手自然垂于体侧。

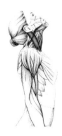

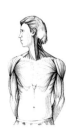

（3）颈部前侧拉伸。直立，仰头，目视上方，努力将下巴向上抬。放松肩部，双手自然垂于体侧。

（4）颈部旋转拉伸。直立，保持肩部不动、抬头。缓慢地将下巴向一侧肩部转动。

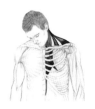

（5）对角线屈曲颈部拉伸。直立、下巴收向胸。然后向一侧轻轻地转头，放松肩部，双手垂于体侧。

**图 5.16　颈部活动范围训练**

- 增强力量和柔韧性。从等长收缩开始比较安全，这是一种力量训练，受伤部位不动，但要发力，收缩肌肉；然后再进行传统的力量训练，会用到肌肉的离心和向心收缩。进行轻柔的静态和被动拉伸训练也很重要。

在静态拉伸时重复前一阶段的活动范围练习，开始轻轻地发力和施加柔和的压力，以扩大活动范围，并让伤处为更剧烈的活动做好准备。以颈部为例，具体见图 5.17。

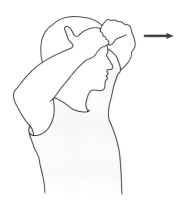

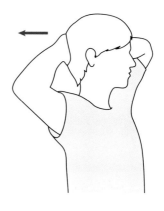

（1）等长收缩颈部向前推进。坐下或站立，双手放于前额；用头部向前推手掌，用手掌阻挡头部的移动，保持头颈挺直；坚持 5 秒，然后放松。重复 3～6 次。

（2）等长收缩颈部向后推进。坐下或站立，双手放于脑后；用头部向后推手掌，用手掌阻挡头部的移动，保持头颈挺直；坚持 5 秒，然后放松。重复 3～6 次。

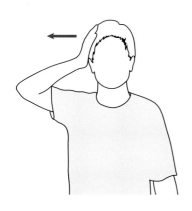

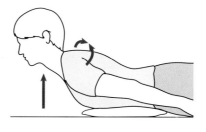

（3）等长收缩颈部左右推进。坐下或站立，一手抬起放于头一侧；用头部推手掌，用手掌阻挡头部的移动，保持头颈挺直；坚持 5 秒，然后放松。每一侧重复 3～6 次。

（4）躯干和头部伸展。俯卧在床上，髋部下垫一个枕头，双臂放在身体两侧，将头和肩略向上抬起，将肩胛骨收拢，保持掌心向下放在床上；缓慢地回到起始姿势，然后放松。重复 5～10 次。

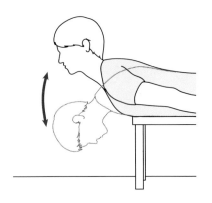

（5）躯干和头全范围伸展。俯卧在背部伸展训练器或床上，胸和头悬于床尾，手放在身体两侧，让头和胸向下弯曲；然后向上抬躯干，到刚刚超过水平线；再慢慢地回到起始姿势。重复10～20次。

**图 5.17　颈部力量训练**

· 动态体能训练。这时可以加入动态体能训练来增强受伤部位的力量，改善本体感觉。与所从事的运动相关的动态拉伸和训练可作为好的开始。技能练习和体能训练是衡量体能水平和受伤部位力量的好方式。这些活动强度很高，所以谨记轻松地开始，逐渐增加强度。不要过度兴奋，也不要过度训练，避免因为错误的训练再次受伤。以颈部为例，具体见图5.18。

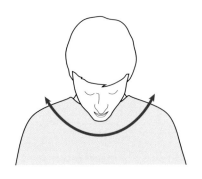

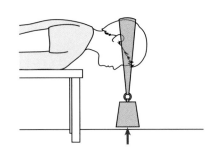

（1）坐下或站立，把下巴收向胸，然后将头从一侧转到另一侧，保持下巴与胸接触。重复5～10次。

（2）进阶颈部伸展。用头带将轻的负重安全地系在头上，俯卧在训练椅或床上，伸出头和颈；略向上抬头，坚持2秒，再缓慢地放下。重复5～10次。

**图 5.18　颈部动态体能训练**

**第4步**：预防再次受伤。首先反思自己受伤的原因，是意外吗？还是负荷过重（过度训练）？或是生物力学问题？如果是意外，尽可能避免将来再次发生；如果是负荷过重，要相应地调整训练计划；如果问题出在生物力学方面，要改善肌肉力量的不平衡和柔韧性的不足，并由教练、训练员或生物力学专家指导改进动作技术和姿势。

# 第6章

# 手部运动损伤

## 解剖与生理

手部包含 27 块小骨头和多个关节（图 6.1）。

腕骨是位于手部近端的一组 8 块大致呈立方体的骨头。其中的手舟骨、月骨和三角骨与桡骨远端和一个关节盘形成腕关节，可以做屈曲、伸展、外展、

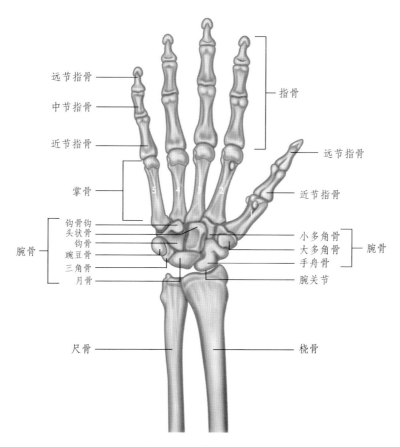

**图 6.1　右手腕及手掌骨骼前面观**

内收和环转运动。在远端，腕骨与手掌的 5 块掌骨相接，每块掌骨的远端与每块指骨的近端形成关节。手指由 14 块指骨构成，除拇指仅有 2 块指骨（近节和远节）外，其余 4 根手指每根都有 3 块指骨——近节、中节、远节。指骨之间形成滑车关节——指间关节，指骨与掌骨之间形成椭圆关节——掌指关节。由于拇指的腕掌关节是鞍状关节，所以具有很高的灵活性。

手部的主要功能是抓取和操作，手部的肌肉（图 6.2）分为**手内在肌**和**手外在肌**。

手外在肌起始于前臂，以肌腱止于手部，控制简单的动作。指浅屈肌是手外在肌，有 4 条肌腱，作用为屈近指间关节。在止点处，每条指浅屈肌腱分为两脚。而指深屈肌腱止于远节指骨，作用为屈远指间关节。**指伸肌腱**经手背以指背腱膜止于中节和远节指骨。

手内在肌起止均在手部骨骼，作用为手指复杂动作的精细控制。**骨间掌侧肌**和**骨间背侧肌**作用于掌指关节，使掌骨外展（手指和手掌张开）和内收（手指和手掌收拢）。**蚓状肌**附着于指深屈肌腱和指伸肌腱，作用为屈掌指关节、伸指间关节。

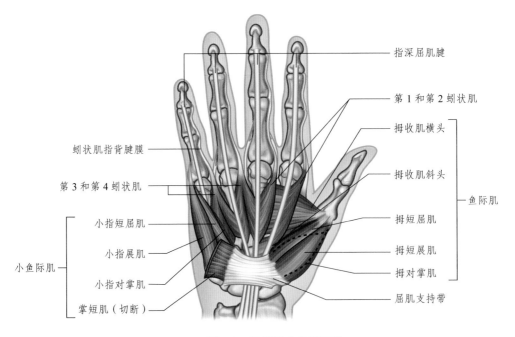

图 6.2　手部肌肉掌侧面观

鱼际肌和小鱼际肌的作用为协调大拇指和小指的多种运动，包括对掌。肌肉的名称指示它们的动作。请注意，由于不同的肌肉经常一起发挥作用，所以肌腹常常互相融合。

## 019　掌骨骨折

一块或多块掌骨骨折（图6.3）在许多情况下均可能发生，常见于橄榄球及篮球运动员。掌骨在承受直接冲击时比较脆弱，紧握的拳头击打他人或硬物时容易发生骨折，这种损伤被称为"拳击者骨折"。掌骨骨折可发生于掌骨底、干、颈，最常见的为第5掌骨颈骨折。

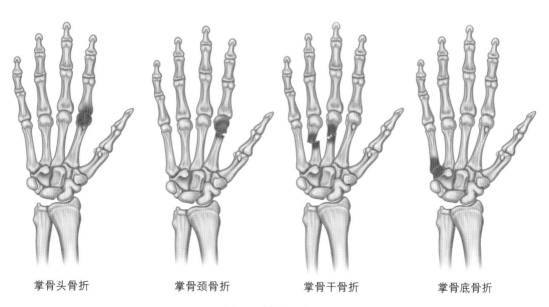

| 掌骨头骨折 | 掌骨颈骨折 | 掌骨干骨折 | 掌骨底骨折 |

**图6.3　掌骨骨折**

病　因

手部直接受到重击；摔倒时手部直接着地；紧握拳头击打时轴向受力。

## 症状和体征

局部疼痛、肿胀、瘀斑；断裂的骨或关节畸形；手部丧失活动能力及其他功能。

## 处理不及时的后果

掌骨骨折后若未正确固定，可致持续性的畸形和功能减退，还可能造成周边神经、肌肉、肌腱、血管及韧带损伤。

## 紧急处理

清洗所有伤口，预防感染；冷敷减轻肿胀；抬高患手并避免活动。

## 康复和预防

为预防掌骨骨折，需要避免可能造成骨折的危险活动，尤其是用手击打硬物。对于已经骨折的掌骨，通常需用夹板或石膏固定，具体固定方案视骨折情况而定，以防再次受伤。旨在逐渐恢复手腕或手指动作、屈曲和伸展能力的康复训练有助于损伤痊愈。

## 长期预后

若能在损伤初期积极治疗，如骨折复位、固定患手等，大多数掌骨骨折可痊愈。部分情况下，脱位掌骨可能需要手术复位，并用钢钉固定。

# 020 拇指扭伤（尺侧副韧带扭伤）

许多活动可猛地将拇指拉离手掌，造成尺侧副韧带过度伸展甚至撕裂，即尺侧副韧带扭伤（图6.4）。这类损伤在滑雪运动员中尤其常见，因而又被称为

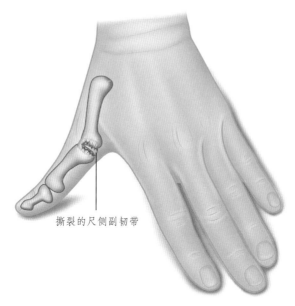

撕裂的尺侧副韧带

**图 6.4　尺侧副韧带扭伤**

"滑雪者拇指"。此外，反复、逐渐磨损拇指两侧的副韧带，使其发炎，也可导致慢性损伤。

## 病　因

拇指与他人、运动器械或地面发生猛烈冲撞；虎口频繁抓握物体反复磨损尺侧副韧带；任何将拇指强力拉离手掌的活动，常见于滑雪中摔倒。

## 症状和体征

撕裂的韧带疼痛、肿胀；关节无力，难以稳定地抓握物体；大拇指活动不稳定，总是不受控制地触碰物品或衣物。

## 处理不及时的后果

若不及时治疗撕裂的尺侧副韧带，会导致拇指疼痛、不稳定、丧失活动能力，还会出现持续的酸痛，并且容易再次受伤。

## 紧急处理

抬高伤处，每 2 小时冷敷 30 分钟，然后用夹板固定。

## 康复和预防

用胶带将拇指与食指进行并指贴扎，尤其是在进行接触性运动时，有助于预防再次受伤。在尺侧副韧带康复的最后阶段，可开展大拇指的动作训练，逐渐恢复大拇指的运动功能。

## 长期预后

损伤发生 6 周后，伤者通常可恢复非接触性运动。3 个月后，可恢复接触性运动，具体时间视扭伤严重程度而定。

# 021 伸肌腱损伤

手部伸肌腱位于皮肤表面下方，直接贴于手背和指背的骨骼之上。手部屈肌腱和伸肌腱见图 6.5。这类肌腱较脆弱，容易在手指受到撞击时与其骨附着点

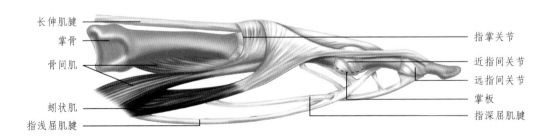

长伸肌腱
掌骨
骨间肌
蚓状肌
指浅屈肌腱

指掌关节
近指间关节
远指间关节
掌板
指深屈肌腱

**图 6.5　手部屈肌腱和伸肌腱**

分离。伸肌腱损伤常见于棒球、篮球、篮网球等运动的赛季初期，经常由指尖被球击中造成。当指尖被物体击中时，会急剧下弯。指骨强力的屈曲将伸肌腱侧束从其指骨的附着点撕脱。此外，手或手指的切割伤也可能损害伸肌腱。

## 病　因

手背或指背切割伤或撕裂伤；伸肌腱绷紧时，指尖恰好被棒球、排球、橄榄球、篮球或其他物体撞击；手指猛地撞击墙、门或其他固定物体。

## 症状和体征

伤指无法伸直；伤指瘀伤、疼痛、肿胀，指尖无力、下垂。

## 处理不及时的后果

伸肌腱损伤若不及时治疗，可导致手指外观永久畸形，其他并发症较为少见。若不使用夹板固定，可致部分伤者留下手指僵硬或丧失伸展能力的后遗症。对于单纯的伸肌腱损伤，通常不建议手术，手术并发症有手指僵硬、甲床损伤、感染及慢性压痛等。

## 紧急处理

受伤后 2 天内及时采用 "RICER" 步骤处理，后续可采用热疗。由医生决定是否用夹板固定。

## 康复和预防

一般来说，夹板必须持续佩戴，直到伸肌腱痊愈为止。局部肿胀和红斑通常需要数月方可消退。进行高速球类运动和使用切割工具时，均应对指尖进行专门保护。

长期预后

只要注意进行固定伤指等损伤后治疗，大多数运动员可完全恢复伤指的运动能力及外观。

## 022 手指扭伤

手指扭伤（图6.6）是造成韧带过度伸展甚至撕裂的关节损伤，常见于橄榄球、篮球、板球及手球等各类运动。这类扭伤包括掌指关节扭伤、指间关节扭伤、钮孔状畸形等。

其中，最常见的是关节过度后弯（伸展过度）导致的近指间关节（手指中间的关节）损伤，可能造成掌板破裂或撕裂。掌板是一条韧带（图6.5），负责将近节指骨、中节指骨与近指间关节两侧的副韧带连接起来。

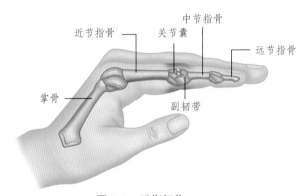

近节指骨　关节囊　中节指骨　远节指骨

掌骨　副韧带

**图6.6　手指扭伤**

病　因

手部相关关节受到重击；关节伸展过度，导致掌板损伤；手指侧向错位造成侧副韧带过度伸展。

症状和体征

受伤手指疼痛、压痛；手指关节活动时疼痛；近指间关节肿胀，并可能在关节错位时出现畸形。

## 处理不及时的后果

如果手指扭伤不及时处理，其造成的手指畸形通过手术进行矫正的成功概率将降低，伤指还可能出现永久性的功能丧失。

## 紧急处理

可用抗炎药或镇痛药缓解肿胀。受伤后的 3 天内，每 3～4 小时冷敷受伤手指 20～30 分钟，直至疼痛减轻为止。

## 康复和预防

大多数手指扭伤需要（根据手指扭伤的严重程度）用夹板固定或用胶带将伤指与相邻手指进行并指贴扎，以使伤处尽可能制动。手指扭伤往往难以预见和防护，但正确运用运动技术及使用器械仍可有效降低手指扭伤风险。此外，损伤康复初期也可纳入手指力量训练及灵活性训练。

## 长期预后

大多数手指扭伤可痊愈并恢复手指正常功能。

# 023　手指脱位

手指脱位（图 6.7）比手指扭伤更严重，会引起关节错位，改变手指的力学对线。因此，受伤关节必须在用石膏、夹板或胶带固定前先进行复位。复位后，用夹板等固定使韧带和关节囊正确愈合。手指脱位常见于多种运动，尤其是接触性运动（如橄榄球和摔跤，因为运动员的手会直接接触其他运动员），以及需要大量用手的运动（如排球、棒球、篮球、体操、空手道等）。

手指脱位会造成受伤关节附近的韧带和关节囊撕裂。手指的任何关节都可能发生脱位。指间关节脱位最常见于篮球和橄榄球运动中，掌指关节与腕掌关节脱位则可在人体摔倒、外展的手着地时发生。

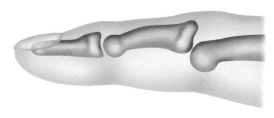

图 6.7　手指脱位

病　因

手指被橄榄球、垒球、篮球等击中；人摔倒时外展的手着地；拇指受到外展力量冲击，例如人在滑雪过程中摔倒。

症状和体征

立即出现疼痛和肿胀；手指扭曲变形；脱位关节无法伸直或弯曲。

处理不及时的后果

损伤未及时处理可引发关节畸形、功能丧失，甚至创伤性关节炎。尽管部分情况下的手指脱位可自愈，一般情况下脱位关节还是必须由医生复位，并在康复阶段保持制动。

紧急处理

受伤后，立即用"RICER"步骤处理，同时伤指避免任何不必要的活动。

**康复和预防**

偶见脱位后支持韧带无法完全愈合的情况，可能需要手术修复受损结构。但通常来说，这类损伤可在脱位关节复位和夹板固定直至韧带和关节囊彻底愈合后完全康复；之后还可进行拉伸、力量和灵活性训练，以免受伤关节出现僵硬和活动受限等问题。

**长期预后**

大多数情况下手指脱位不会造成长期手指畸形或功能丧失，如果能及早积极治疗，损伤可痊愈。

# 024　手部肌腱炎

肌腱炎是肌腱的炎症（图6.8），可累及腕部和手指的任何肌腱。这类损伤

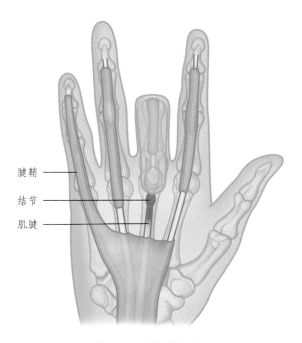

腱鞘

结节

肌腱

**图6.8　手部肌腱炎**

常发生于过度劳损的肌腱，也与糖尿病、风湿性关节炎等各类潜在疾病相关。

肌腱是有韧性的结缔组织带，连接肌肉与骨骼，传递肌肉与骨骼之间的张力，因此需要承受相当大的机械负荷。肌腱过度劳损可致肌腱及其腱鞘发炎。此外，肌腱炎还可能伴随发生纤维蛋白样坏死或黏液样变（一种结缔组织间质内不断积聚黏液的病变）。

## 病　因

长时间或高强度使用腕部或手部肌腱；在运动中大量使用肌腱却未给肌腱充分的恢复时间；手部处于低温环境或持续振动。

## 症状和体征

压痛；炎症；皮下捻发音。

## 处理不及时的后果

若在发生肌腱炎后继续从事体育活动，可导致慢性甚至永久性损伤。

## 紧急处理

使用抗炎药；受伤后的头 24～48 小时冷敷患处。

## 康复和预防

受伤肌腱应充分休息并接受抗炎治疗，待疼痛缓解后，可适当开展力量训练及拉伸训练。为预防旧伤复发，应避免反复冲击肌腱，运动后应给予手部及腕部适当的恢复时间。

## 长期预后

通常经正确治疗后，肌腱的炎症和疼痛会逐渐减轻，手部可完全恢复运动能力。但一些病例也可能会变成慢性炎症，这种情况多见于训练中反复冲击肌腱的顶尖运动员。

## 康复方案

下列治疗方案是大多数手部软组织损伤（如挫伤、挥鞭伤、斜颈）的通用方案。这个治疗方案不适用于手部骨性结构损伤，如骨折和脱位。请注意，每次受伤的病情都是独特的，可能需要采取与下述方法不同的治疗。请咨询医生，以获得量身定制的治疗方案。

**第1步：**目的是缓解伤处的炎症和疼痛。需要限制伤处的所有活动，休息和冷敷。根据损伤的严重程度，这一步可能持续48～72小时，或者直到炎症和疼痛显著缓解。

**第2步：**改善伤处的血运，从而增加氧和营养物质的供给，加快愈合的速度。这一步最好利用热疗、超声波、经皮神经电刺激疗法和按摩来完成。可以引入强度很低的运动，只要不引起任何疼痛即可。根据损伤的严重程度，这一步可能持续3天到3周，或者直到正常运动相对无痛时为止。

注意：耐心是成功完成康复所必需的重要品质，在正常运动相对无痛之前，不要开始第3步。

**第3步：**目的是恢复因受伤而丧失的体能素质。实现目的的步骤尤为重要，应遵循以下步骤。

· 通过低强度的运动扩大活动范围。首先弯曲和伸直受伤部位，同时向前、后、左、右移动。当做这些简单动作更加自如时，开始增加一些旋转动作。将受伤部位从一侧转到另一侧，并进行顺时针和逆时针旋转。当你能自如且相对无痛地完成这些动作时，可以开始下一组训练。请记住，这是活动范围训练，而不是拉伸。只需让受伤部位进行全范围的活动，不要用力或施加压力。具体见图6.9。

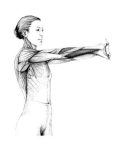

（1）掌心向外的前臂拉伸。十指在胸前交叉，然后伸直手臂，使掌心向外张开。

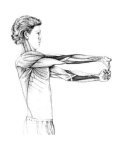

（2）手指朝下的前臂拉伸。一只手手掌向外转，另一只手握住其手指。伸直手臂，另一只手向后拉手指。

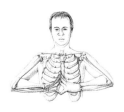

（3）手指拉伸。双手指尖相对，手掌朝彼此推动。

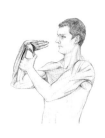

（4）拇指拉伸。伸出一只手，四指向上，拇指自然伸向一侧，用另一只手将拇指向下拉。

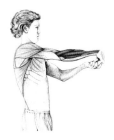

（5）腕部拉伸。向前伸直一只手臂，另一只手抓住这只手的手指，将手指尽可能地向身体方向拉。

**图 6.9　手部活动范围训练**

· 增强力量和柔韧性。从等长收缩开始比较安全，这是一种力量训练，受伤部位不动，但要发力，收缩肌肉；然后再进行传统的力量训练，会用到肌肉的离心和向心收缩。进行轻柔的静态和被动拉伸训练也很重要。在静态拉伸时重复前一阶段的活动范围训练，开始轻轻地发力和施加柔和的压力，以扩大活动范围，并让伤处为更剧烈的活动做好准备。具体见图 6.10。

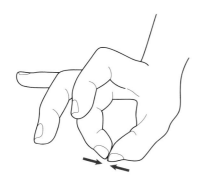

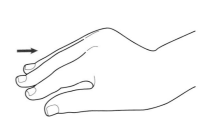

（1）捏力强化。拇指和食指用力捏在一起；坚持 5 秒，然后放松。用拇指和其他手指依次重复这一动作。每根手指做 3～6 次。

（2）手内在肌力量强化。掌心朝下放在平面上，手指轻轻展开；保持手腕放下，手指伸直，和平面接触，向内收手指，让指关节抬起，手形成拱形；回到起始姿势。重复 5～10 次。

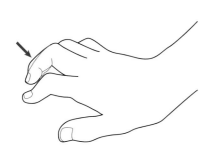

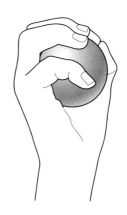

（3）指尖力量强化。把手放在平面上，掌心和指尖与平面接触，手指关节弯曲、抬起；保持掌心和指尖与平面接触，弯曲和伸直食指的远指间关节 5～10 次；其余指尖依次重复上述动作。

（4）握力强化。用手紧握一颗弹力球、卷起的毛巾或类似的适合手掌大小的物体；尽可能用力握住，坚持 5 秒，然后放松。重复 3～6 次。变式：（a）使用不同类型的握力器；（b）练习时肘关节弯曲，手掌向上、向下，或向侧面；（c）练习时伸直肘关节，手臂与肩呈不同的夹角。

**图 6.10　手部力量训练**

- 改进平衡性和本体感觉。一旦感到受伤部位的力量恢复了，就可以加入一些平衡性训练。这些训练对帮助恢复伤处周围的受损神经很重要。从简单的平衡性训练开始，比如用手和膝爬行。逐渐进展到像在摇板、健身球或平衡垫上保持俯撑姿势的训练。有一个简单的本体感觉训练是闭上眼睛，用食指指尖指向鼻尖。
- 动态体能训练和增强式训练。这时可以加入动态体能或增强式训练来增强受伤部位的力量，改善本体感觉。与所从事的运动相关的动态拉伸和训练可作为好的开始。技能练习和体能训练是衡量体能水平和受伤部位力量的好方式。增强式训练是另一个有助于恢复的好工具。增强式训练是爆发性运动——肌肉离心收缩后迅速向心收缩，会用到过顶掷球和击掌俯卧撑等动作。这些活动强度很高，所以谨记要轻松地开始，逐渐增加强度，不要过度兴奋，也不要过度训练，避免因为错误的训练再次受伤。

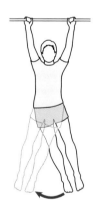 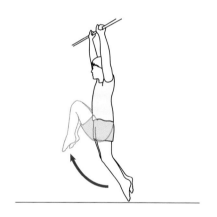

（1）悬垂摆腿。双手吊在横杆上，双腿并拢，膝关节和躯干伸直。双腿向左右两侧摆动。重复3～10次。

（2）悬垂屈伸。双手吊在横杆上，膝关节弯曲，向胸部抬起；向下伸直膝关节，双腿后踢伸直。重复3～10次。

**图6.11 手部动态体能训练和增强式训练**

　　**第4步**：预防再次受伤。首先反思自己受伤的原因，是意外吗？还是负荷过重（过度训练）？或是生物力学问题？如果是意外，尽可能避免将来再次发生；如果是负荷过重，要相应地调整训练计划；如果问题出在生物力学方面，要改善肌肉力量的不平衡和柔韧性的不足，并由教练、训练员或生物力学专家指导改进动作技术和姿势。

# 第7章
# 腕部和前臂运动损伤

## 解剖和生理

腕部带动手部运动，并起到支撑手部的作用。腕部可被视为一个多关节复合体，大多数腕部运动发生在桡腕关节（属于椭圆关节）。桡骨远端关节面和尺骨远端一块纤维软骨关节盘与腕骨近侧列的手舟骨、月骨及三角骨相连。

桡腕关节活动时，也会伴随腕骨间关节和腕中关节的活动。腕骨间关节与腕中关节是一系列平面关节，共同构成一个复合型鞍状关节，两列腕骨之间由腕中关节连接。桡尺远侧关节与桡腕关节紧密相邻。几条功能复杂且精细的韧带一起支撑腕骨，使腕骨彼此得以协调运动。经过腕部的肌腱被称为肌腱滑膜囊的腱鞘包覆。

支配前臂、手与手指的皮肤和肌肉的神经主要有三条：正中神经、桡神经与尺神经。这些神经容易受伤，并且容易在其路径的不同位置上受到压迫。

腕管是一条缺乏弹性的狭窄通道，由腕骨和腕横韧带构成。正中神经及指深、浅屈肌腱从腕管中穿过。正中神经容易在腕管内受到压迫。正中神经传递拇指掌侧、食指、中指和无名指桡侧的感觉信息，支配手部的一些肌肉。

深屈肌支持带、浅屈肌支持带、豌豆骨和豆钩韧带构成腕尺管，尺神经从中穿过进入手部，易发生尺神经压迫（腕尺管综合征）。尺神经不仅支配拇收肌（有内收拇指的作用）和手部的小内在肌，还传递手部尺侧和无名指、小指的感觉信息。

前臂前侧有三大功能肌群，包括旋前肌群、腕屈肌群及指屈肌群。这些肌肉群按分布的位置深浅分为三层。浅层有肱桡肌、旋前圆肌、桡侧腕屈肌、掌长肌与尺侧腕屈肌。肱桡肌对抗阻力时，其肌腹会突起。中间层仅有指浅屈肌。最深层则分布着指深屈肌、拇长屈肌与旋前方肌。前臂后侧也有两大功能肌群。浅层肌群从桡侧到尺侧依次为桡侧腕长伸肌、桡侧腕短伸肌、指伸肌、小指伸

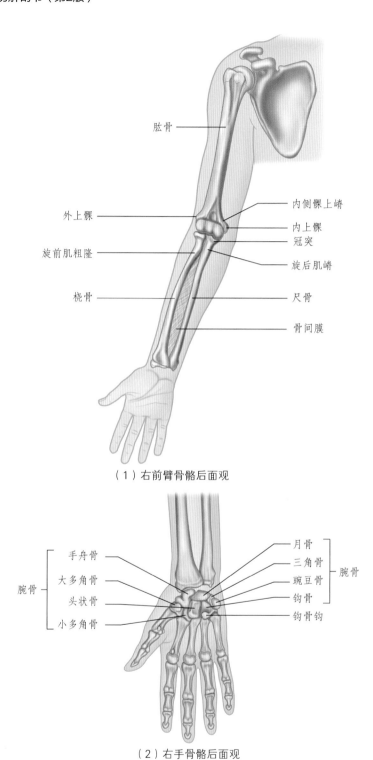

肱骨

外上髁

旋前肌粗隆

桡骨

内侧髁上嵴

内上髁

冠突

旋后肌嵴

尺骨

骨间膜

（1）右前臂骨骼后面观

腕骨

手舟骨

大多角骨

头状骨

小多角骨

月骨

三角骨

豌豆骨

钩骨

钩骨钩

腕骨

（2）右手骨骼后面观

**图 7.1　手与前臂骨骼**

肌与尺侧腕伸肌。深层肌群包括旋后肌、拇长展肌、拇短伸肌、拇长伸肌与示指伸肌。

腕部和前臂骨骼、肌肉结构具体见图7.1～图7.3。

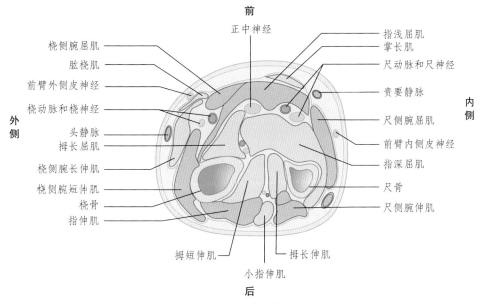

**图7.2　前臂横断面**

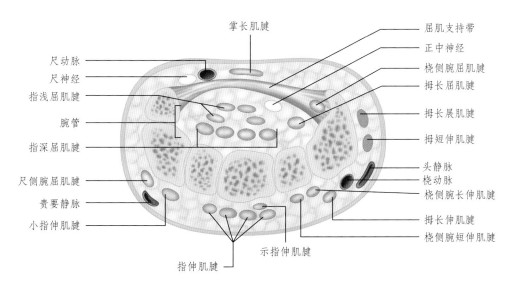

**图7.3　腕部横断面**

## 025 腕部和前臂骨折

若摔倒时背伸的腕部着地，则可致腕部或前臂骨折（图 7.4）。容易发生这类损伤的运动包括跑步、自行车、滑板、轮滑等，在这些运动中，运动员摔倒时容易用展开的手着地。

最常见的腕部和前臂骨折有两类：桡骨远端骨折（科利斯骨折）；手舟骨骨折，手舟骨是手腕内部在拇指基部与桡骨相接的一块小骨。

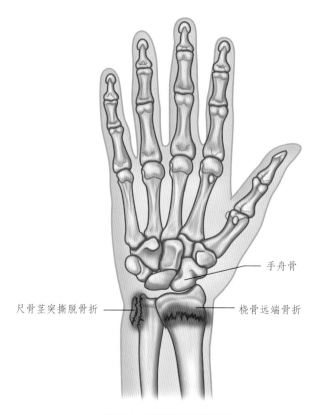

手舟骨

尺骨茎突撕脱骨折 —— 桡骨远端骨折

**图 7.4　腕部和前臂骨折**

病　因

摔倒时背伸的腕部着地；腕部受到重击；腕部过度扭转。

## 症状和体征

腕部或前臂畸形、疼痛、肿胀；大拇指或腕部活动受限。

## 处理不及时的后果

腕部和前臂骨折通常可自行愈合，但不进行治疗可能出现并发症，导致腕部活动和前臂旋前、旋后受限，还可能引发骨关节炎。手舟骨骨折若未及时处理或误诊，则有骨折不愈合或畸形愈合的风险。

## 紧急处理

冷敷伤处减轻肿胀；抬高腕部或前臂骨折位置，并用悬带固定。

## 康复和预防

通常需用石膏固定伤处，以让骨折部位正确愈合，后续还需 X 线检查愈合进展。有些病例需要手术复位，可能会用钢丝或钢钉将断骨固定。

## 长期预后

桡骨或尺骨骨折的预后差异较大。开放性骨折（骨折处皮肤破裂，与外界相通）的预后通常较差。若能在受伤后尽早固定，则大多数手舟骨骨折可在 8~12 周后完全愈合。

## 026　腕部扭伤

腕部扭伤是腕部韧带的损伤（图 7.5）。人摔倒时手伸展着地，就容易发生这类损伤。韧带对于手部保持稳定性和动作控制必不可少。腕部扭伤的程度从中度到重度不等，重度扭伤是韧带完全撕裂，相关关节失去稳定性。橄榄球、篮球、滑雪、单板滑雪、轮滑，以及其他许多运动中都容易发生这类损伤。

腕部的8块掌骨通过结构复杂的韧带互相连接。这些韧带还将腕骨与桡骨、尺骨、掌骨连接起来。因此，如果其中一条或多条韧带受损，就会破坏掌骨的流畅协作，从而影响手部的精细动作。

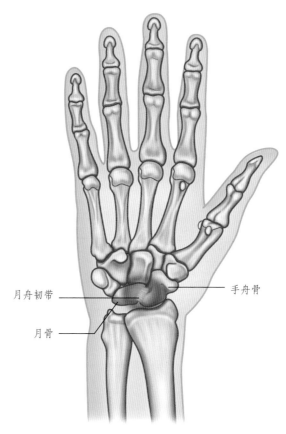

月舟韧带

月骨

手舟骨

图 7.5　腕部扭伤

## 病　因

参与容易摔倒的运动，如直排轮滑、单板滑雪、自行车、足球、橄榄球、棒球及排球。运动时未穿戴护腕等护具。肌无力或肌肉萎缩。

## 症状和体征

腕部活动时疼痛；腕部有烧灼感或刺痛；皮肤擦伤或变色。

## 处理不及时的后果

中度至重度的腕部扭伤若未得到及时治疗，可导致腕部活动受限及力量下降，甚至逐渐形成关节炎。

## 紧急处理

受伤后，立即用"RICER"步骤进行处理，受伤腕部固定、制动。

## 康复和预防

随着韧带的愈合，可逐步进行恢复腕关节活动范围与柔韧性的康复训练。若韧带完全撕裂，或腕部扭伤伴随骨折，可能需要手术。运动中穿戴腕部护具并注意保持平衡，有助于预防腕部扭伤。

## 长期预后

大多数在受伤初期经过正确治疗的腕部扭伤经过一段愈合时间可完全康复。

## 027　腕骨脱位

腕骨脱位多见于月骨（图7.6），但其他腕骨也可能发生脱位。脱位的骨骼失去与邻近骨骼的关节对位，并影响脱位骨骼周围的软组织，包括肌肉、神经、韧带和血管。腕部背侧韧带更脆弱，也更易因为腕骨脱位而受损。

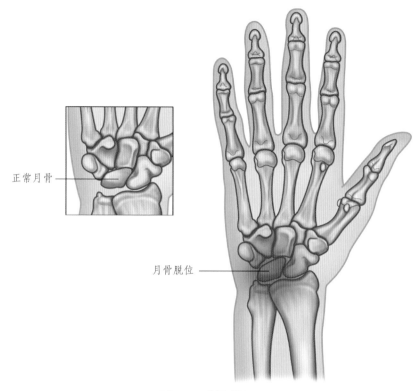

正常月骨

月骨脱位

图 7.6　腕骨脱位

## 病　因

腕部严重扭伤的并发症；人摔倒时展开的手着地；先天性关节异常，如关节面畸形。

## 症状和体征

手部和腕部丧失活动能力；腕部剧烈疼痛；因血管或神经被切断而发生脱位部位以下麻木或瘫痪。

## 处理不及时的后果

腕骨脱位若不及时治疗，其后果难以预料。临床中有完全康复和腕部恢复正常活动能力的病例；但也存在因并发症而使腕部活动受限，持续疼痛，关节僵硬、不适，柔韧性和运动能力受损的病例。此外，伤处还可能发生关节炎。

## 紧急处理

立即用"RICER"步骤处理，受伤腕部固定、制动。

## 康复和预防

旨在增强腕部肌肉及韧带力量的康复训练可有效预防再次受伤。运动中宜穿戴手套、护腕或运动胶布等护具。

## 长期预后

腕骨脱位的长期预后取决于脱位的严重程度及是否有骨折等并发症。受伤初期及时、正确的治疗和适当的康复训练，可使大多数损伤完全康复。

## 028　腕管综合征

腕管综合征是一种进行性疾病（图7.7），病因包括腕部遭受直接创伤或反复过度劳损而使正中神经受到压迫。女性患腕管综合征的概率是男性的3倍，可能与女性腕管较细、手部活动更频繁（如做家务）相关。此外，妊娠与糖尿病也是危险因素。

正中神经和腱鞘中的屈肌腱从前臂进入手部时穿过腕管。肌腱发炎或受刺激时，可致腕管内部压力上升，从而压迫正中神经，引发手部疼痛、麻木或肌肉无力，并向手臂放射。腕管综合征是一种神经压迫综合征，由周围神经受到损伤或压迫所致。

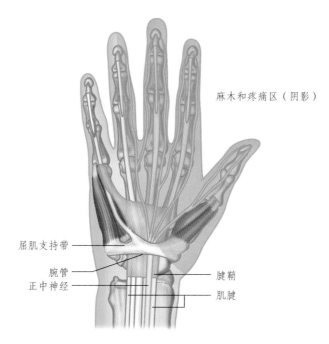

图 7.7　腕管综合征

## 病　因

常进行需要腕部重复屈伸运动的体育活动，如自行车、投掷运动、球拍类运动和体操；遗传性因素；腕部发生骨折、扭伤等损伤；从事需要腕部重复屈伸运动的工作。

## 症状和体征

手掌和手指有烧灼感、麻木或瘙痒；手指与腕部肿胀；抓握无力；夜间因手部剧烈疼痛而醒来。

## 处理不及时的后果

若不及时处理，腕管综合征可导致部分手指丧失感觉，也可导致拇指肌肉萎缩而出现永久性的肌无力，甚至还可影响手部对冷、热的感知能力。

## 紧急处理

停止导致腕管综合征的反复冲击腕部的活动。用绷带或夹板固定腕部，以免腕部受到更多冲击。

## 康复和预防

确诊腕管综合征后，患者必须中止对腕部造成反复冲击的任何运动或工作，使腕部得以充分休息和康复。可以用绷带或夹板固定伤处。运动中及时释放手部及腕部张力，并定期进行相关训练，以保持手部灵活性、防止僵硬，可预防腕管综合征。

## 长期预后

腕管综合征痊愈后很少复发（有糖尿病等基础疾病的患者除外）。对于顽固的腕管综合征，可注射糖皮质激素或进行手术。大多数腕管综合征患者在接受正确的治疗后可完全康复。

## 029 腕尺管综合征

尺神经是支配手部运动及感觉功能的三条主要神经之一，它沿着前臂内侧下行至手掌根，进入手部后发出分支穿过手掌，进入小指与无名指。因此，压迫尺神经可致手部疼痛、感觉丧失和肌无力。尺神经在腕尺管内因各种因素受压而引起的一系列感觉障碍和功能障碍即为腕尺管综合征（图7.8）。

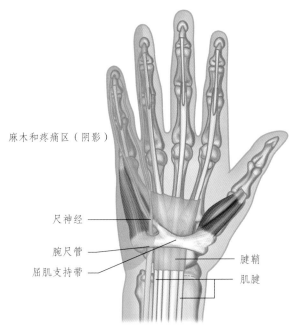

麻木和疼痛区（阴影）

尺神经

腕尺管

屈肌支持带

腱鞘

肌腱

**图 7.8　腕尺管综合征**

## 病　因

前臂肌肉和肌腱过度劳损，多见于高尔夫和投掷运动；腕部异常组织增生，如囊肿；腕尺管内的尺神经突然遭受创伤。

## 症状和体征

手部小指（内）侧肌无力，伴有不断增强的麻木；无力抓握物体；前臂尺则有刺痛，尤其当肘部弯曲时。

## 处理不及时的后果

若不进行正确治疗，腕尺管综合征可引起尺神经供血减少，进而造成永久性的神经损伤，以及慢性肌无力和麻木。

**紧急处理**

停止压迫尺神经的任何活动，并避免弯曲腕部。用夹板或支具固定腕部，尤其要在夜间保持手腕伸直。

**康复和预防**

因组织异常增生（如囊肿）所致的腕尺管综合征可能需要手术。对于反复的压力和训练引起的尺神经炎症，可采用力量训练等非手术的物理治疗，通常4～6周见效。支具或夹板可用于夜间以减轻症状。

**长期预后**

得到及时、正确的治疗后，腕尺管综合征通常可痊愈。若任由病症发展，则可造成尺神经损伤和功能丧失。

# 030　腱鞘囊肿

腱鞘囊肿是薄的纤维组织囊（图7.9），内有透明的黏液样物质，摸上去柔

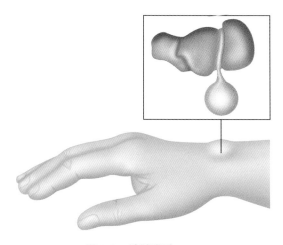

**图7.9　腱鞘囊肿**

软，可推动，通过一根细柄与某个关节囊或某条韧带相连。腱鞘囊肿可发生于手部或腕部的任何关节，主要发生于肌腱附着部，并可在前臂的伸肌肌腱之间被触摸到。当关节周围组织发炎、肿胀、充满黏液时，就会形成腱鞘囊肿。此时，囊肿将像气球一样在关节的结缔组织或邻近肌腱的腱鞘中逐渐胀大。囊肿通常与舟月韧带和舟大小多角骨间关节相关。囊肿好发于腕部背侧、腕部掌侧、屈肌支持带或远指间关节区域。

25～45 岁成人是腱鞘囊肿的高发人群，且女性多于男性。腱鞘囊肿属于良性肿瘤，不会向其他部位扩散，病因不明。鉴于其与关节滑膜腔的密切关系，这类囊肿有时也被称为滑膜疝或滑膜囊肿，还被称为软骨下囊肿。

## 病　因

关节囊缺陷；腱鞘缺陷；组织创伤。

## 症状和体征

大小不定的囊状肿块；可能伴随疼痛；腕部肌无力。

## 处理不及时的后果

多数腱鞘囊肿可自行消退，某些病例可能复发。即使不治疗，这类囊肿通常也不对健康构成严重威胁，但腕部疼痛和肌无力可能持续。

## 紧急处理

囊肿出现疼痛时，可每日冷敷 3 次；使用阿司匹林或其他抗炎药。

## 康复和预防

医生可选择抽吸囊液。一般来说，即使不抽吸或手术，囊肿也可逐渐消退，但可能复发。若腱鞘囊肿发生疼痛，则患者应限制或避免需要大量腕部动作的运动，直到囊肿缩小或消退为止。

## 长期预后

囊肿可能没有其他症状，并且是自限性的，进行适当的治疗后，几乎都能痊愈。

## 031　腕部肌腱炎

腕部肌腱炎是腕关节周围的一条或多条肌腱发炎（图 7.10）。肌腱互相交叠或从某个骨性结构上穿行的部位容易患肌腱炎，多见于常进行高强度重复性训练的人群。

腕部肌腱被腱鞘（肌腱滑膜）包覆。腱鞘使肌腱得以平滑、无摩擦地滑动。肌腱滑膜肿胀、发炎均可导致腱鞘增厚，阻碍肌腱正常运动，引发疼痛及腱鞘炎。

腕部有四个部位常发生肌腱炎：腕背侧第 1 鞘管炎，累及拇长展肌与拇短伸肌（桡骨茎突狭窄性腱鞘炎，又称德凯尔万综合征）；手指屈肌腱炎和腱鞘炎（扳机指）；桡侧腕屈肌腱炎；肱骨外上髁炎（网球肘）。

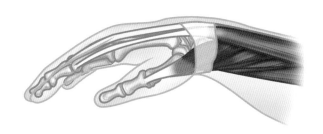

图 7.10　腕部肌腱炎易发部位

## 病　因

导致腕部过度劳损的运动，包括所有球类运动、赛艇、举重和体操；打字或抬举重物时对腕部的反复冲击。

## 症状和体征

腕部疼痛，特别是在关节处；受累肌腱所在部位发生炎症；受累腕部活动受限。

## 处理不及时的后果

若继续从事造成肌腱炎的活动或不治疗已出现的疾病，炎症和疼痛则可能加重，甚至可能导致肌腱功能永久弱化。

## 紧急处理

腕部制动；按"RICER"步骤处理；可使用抗炎药。

## 康复和预防

医生通常会用夹板或支具防止伤处活动。对于竞技运动员而言，腕部肌腱炎可能由运动技术运用不当所致。治疗肌腱炎的最佳方法是减少或暂停导致肌腱炎的活动。

## 长期预后

控制炎症后，大多数肌腱炎患者可完全康复。

## 康复方案

下列治疗方案是大多数腕部和前臂软组织损伤（如扭伤、拉伤、肌腱炎）的通用方案。这个治疗方案不适用于腕部和前臂骨性结构损伤，如骨折和脱位。请注意，每次受伤情况都是独特的，可能需要采取与下述方法不同的治疗。请咨询医生，以获得量身定做的治疗方案。

**第1步：**目的是缓解伤处的炎症和疼痛。需要限制伤处的所有活动，休息、冷敷、压迫和抬高。根据损伤的严重程度，这一步可能持续48~72小时，或者直到炎症和疼痛显著缓解。

**第2步：**通过改善伤处的血流，从而增加氧和营养物的供给，来加快愈合的速度。这一步最好利用热疗、超声波、经皮神经电刺激疗法和按摩来完成。可以引入强度很低的运动，只要不引起任何疼痛即可。根据损伤的严重程度，这一步可能持续3天到3周，或者直到正常运动相对无痛时。

**注意：**耐心是成功完成康复所必需的重要品质，在正常运动相对无痛之前，不要开始第3步。

**第3步：**目的是恢复因受伤而丧失的体能素质。实现目的的顺序尤为重要，应遵循以下顺序。

- 通过低强度的运动扩大活动范围。首先弯曲和伸直受伤部位，然后当你对这些简单动作更加自如时，开始增加一些旋转动作。将受伤部位从一侧转到另一侧，并进行顺时针和逆时针旋转。当你能自如且相对无痛地完成这些动作时，可以开始下一组训练。请记住，这是活动范围训练，而不是拉伸。只需让受伤部位进行全范围的活动，不要用力或施加压力。具体见图7.11。

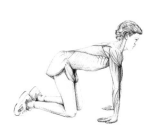
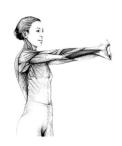

（1）跪姿前臂拉伸。跪下，前臂向前，手掌放在地面，手指向后，缓慢地向后移动。

（2）掌心向外的前臂拉伸。十指在胸前交叉，然后向前伸直双臂，并将手掌向外翻转。

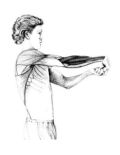 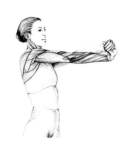

（3）腕部拉伸。向前伸直一只手臂，另一只手抓住这只手的手指，将手指尽可能地向身体方向拉。

（4）腕部旋转拉伸。向前伸出一只手臂与地面平行，这只手腕向下、向外旋转。接着借助另一只手的力量，帮助这只手向上旋转。

**图 7.11　腕部和前臂活动范围训练**

- 增强力量和柔韧性。从等长收缩开始比较安全，这是一种力量训练，受伤部位不动，但要发力，收缩肌肉；然后再进行传统的力量训练，会用到肌肉的离心和向心收缩。进行轻柔的静态和被动拉伸训练也很重要。在静态拉伸时重复前一阶段的活动范围训练，开始轻轻地发力和施加柔和的压力，以扩大活动范围，并让伤处为更剧烈的活动做好准备。具体见图 7.12。

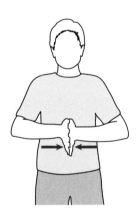 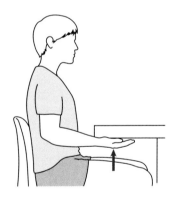

（1）坐下或站立，双手向前伸出，肘关节弯曲，手指指向前方，合掌、用力推，坚持 5 秒，然后彻底放松。重复 3～6 次。

（2）前臂旋后肘关节屈曲。在桌旁坐下，手臂放在体侧，肘关节弯曲成直角，掌心朝上放在桌子底面；手向上推桌子；收缩肌肉，坚持 5 秒，然后完全放松。重复 3～6 次。变式：用手的拇指侧推桌子，仿佛要把手翻转过来一样，加入等长旋前运动。

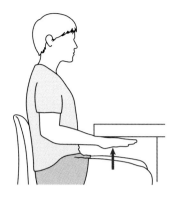

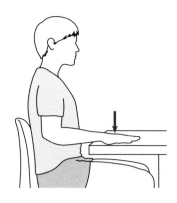

（3）前臂旋前肘关节屈曲。在桌旁坐下，手臂放在体侧，肘关节弯曲成直角，掌心朝下，手背抵住桌子底面；手向上推桌子；坚持5秒，然后放松。重复3～6次。变式：用手的拇指侧推桌子，就像要把手翻转过来一样，加入等长旋后运动。

（4）前臂旋前肱三头肌动作。在桌旁坐下，手臂放在体侧，肘关节弯曲成直角，掌心向下放在桌面上；手向下压桌子；坚持5秒，然后放松。重复3～6次。

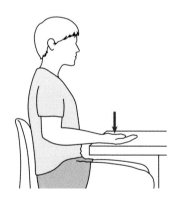

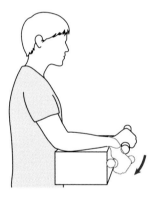

（5）前臂旋后肱三头肌动作。在桌旁坐下，手臂放在体侧，肘关节弯曲成直角，掌心向上放在桌面上；手背向下压桌子；坚持5秒，然后放松。重复3～6次。变式：坐得离桌子更近，然后离得更远，来改变肘关节的角度。让肌肉活动范围从中间范围到内侧范围再到外侧范围。

（6）腕部伸展强化。用手握住轻的负重，重复前臂旋前肱三头肌动作。

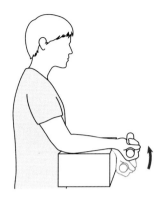

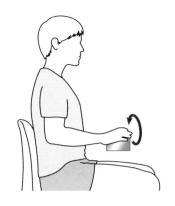

（7）腕部屈曲和抓握强化。用手握住轻的负重，重复前臂旋后肱三头肌动作。

（8）旋前和旋后强化。坐下，手臂放在体侧，肘关节弯曲成直角，前臂悬空，手握轻的负重，掌心朝下；翻转手掌让掌心朝上，保持上臂不动，然后有控制地反向运动。重复5～10次。

**图7.12 腕部和前臂力量训练**

- 改进平衡性和本体感觉。一旦感到受伤部位的力量恢复了，就可以加入一些平衡性训练。这些训练对帮助恢复伤处周围的受损神经很重要。从简单的平衡性训练开始，比如用手和膝爬行。逐渐进展到像在摇板、健身球或平衡垫上保持俯撑姿势的训练。有一个简单的本体感觉训练是闭上眼睛，用食指指尖指向鼻尖。

- 动态体能训练和增强式训练。这时可以加入动态体能或增强式训练来增强受伤部位的力量，改善本体感觉。与所从事的运动相关的动态拉伸和训练可作为好的开始。技能练习和体能训练是衡量体能水平和受伤部位力量的好方式。增强式训练是另一个有助于恢复的好工具。增强式训练是爆发性运动——肌肉离心收缩后迅速向心收缩，会用到过顶掷球和击掌俯卧撑等动作。这些活动强度很高，所以谨记要轻松地开始，逐渐增加强度，不要过度兴奋，也不要过度训练，避免因为错误的训练方式再次受伤。具体见图7.13。

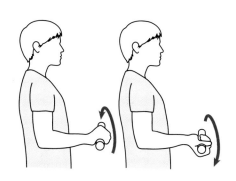

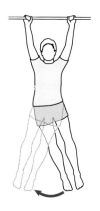

（1）旋后和旋前活动肌群训练。坐下或站立，手臂放在体侧，肘关节弯曲成直角，手握轻的杆或球拍；轻柔地向内、向外转动手，保持上臂不动。重复 10～20 次。

（2）悬垂摆腿。双手吊在横杆上，双腿并拢，膝关节和躯干伸直。双腿向左右两侧摆动。重复 3～10 次。

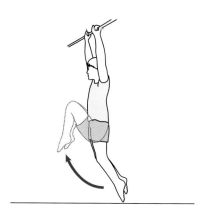

（3）悬垂屈伸。双手吊在横杆上，膝关节弯曲，向胸部抬起；向下伸直膝关节，双腿后踢伸直。重复 3—10 次。

**图 7.13　腕部和前臂动态体能训练和增强式训练**

　　**第 4 步**：预防再次受伤。首先反思自己受伤的原因，是意外吗？还是负荷过重（过度训练）？或是生物力学问题？如果是意外，尽可能避免将来再次发生；如果是负荷过重，要相应地调整训练计划；如果问题出在生物力学方面，要改善肌肉力量的不平衡和柔韧性的不足，并由教练、训练员或生物力学专家指导改进动作技术和姿势。

# 第8章
# 肘部运动损伤

## 解剖和生理

肘关节是滑车关节，由上臂的肱骨、前臂的尺骨和桡骨构成（图8.1）。肘部包括三个关节：肱尺关节、肱桡关节和桡尺近侧关节。在前臂骨中，尺骨位于最内侧（小指侧），体积也最大。肱骨远端有肱骨滑车和肱骨小头两个骨性突起，分别与桡骨、尺骨相接形成关节。

多条重要韧带共同使肘部保持稳定，其中最重要的两条是尺侧（内侧）副韧带和桡侧（外侧）副韧带。尺侧副韧带由三条强壮的纤维束组成，它们共同加强关节囊内侧的稳定。桡侧副韧带是一条强壮的三角形韧带，加强关节囊外侧的稳定。它们一起将肱骨与尺骨连接起来，并使肘关节保持稳定。此外，环

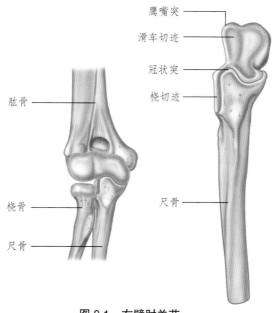

鹰嘴突

滑车切迹

冠状突

桡切迹

肱骨

桡骨

尺骨

尺骨

图 8.1　右臂肘关节

状韧带还将桡骨头包围起来，使桡骨稳稳地与尺骨形成桡尺近侧关节（图8.2）。

肘关节具备屈曲和伸展能力，并可旋前和旋后，具有极大的活动范围。只有相当强大的外力才能使肘关节脱位。

肘部屈曲时明显可触及的一个骨性突起是尺骨鹰嘴突，此处有一个充满滑液的囊——鹰嘴皮下囊。这是肘关节最大的滑囊，对其下方骨骼起缓冲保护作用。

肱骨外上髁位于肘关节外侧的近端，是一个重要的骨性突起。这里是许多肌肉和肌腱的附着部，如前臂伸肌群的总伸肌腱、肘肌和旋后肌，旋后肌使前臂旋后（旋转前臂使掌心向上的动作）。

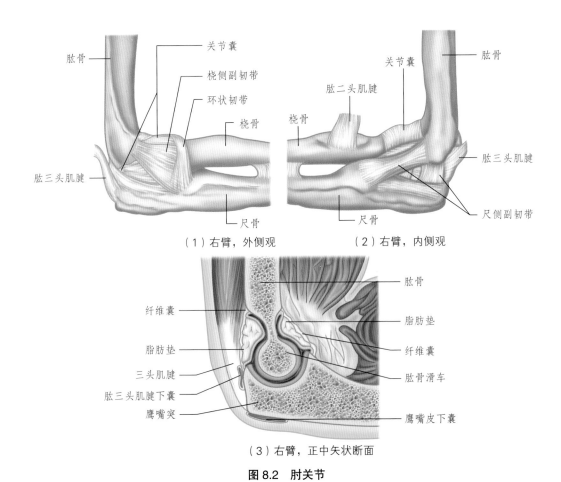

（1）右臂，外侧观　　　　（2）右臂，内侧观

（3）右臂，正中矢状断面

**图 8.2　肘关节**

肱骨内上髁是位于肘关节内侧的骨性突起。它同样是一些肌肉的附着部，这些肌肉使手腕和手指屈曲，并使前臂旋前（旋转前臂使掌心向下的动作）。

上臂只有一块骨头——肱骨，它与前臂的尺骨和桡骨相接，形成肘关节。

上臂被称为**外侧肌间隔**和**内侧肌间隔**的筋膜层分为臂前骨筋膜鞘和臂后骨筋膜鞘。这些筋膜鞘包绕由同一神经支配并做出相同动作的肌肉（图8.3）。

**肱肌**和**肱二头肌**位于臂前骨筋膜鞘，是手臂的主要屈肌，肱肌的主要作用是屈肘关节，肱二头肌的主要作用是屈肘时关节和前臂旋后。**肱三头肌**有三个起点，位于臂后骨筋膜鞘，它与**肘肌**的主要作用为伸肘关节（图8.4）。

如前所述，肘关节有一个单一的滑膜腔，但由三个不同的关节组成：肱尺关节和肱桡关节做屈曲和伸展动作，桡尺近侧关节参与前臂的旋前和旋后。

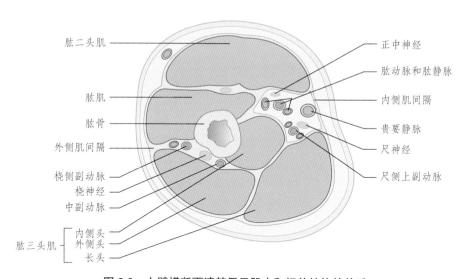

**图8.3　上臂横断面清楚显示肌肉和相关结构的关系**

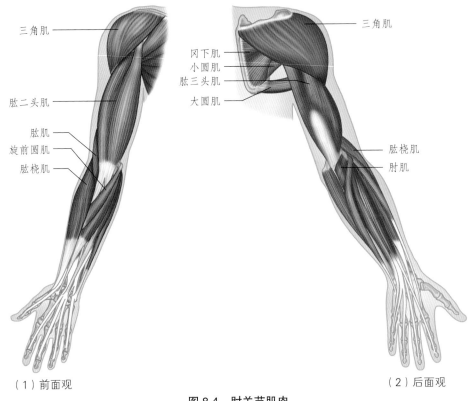

三角肌

三角肌

冈下肌
小圆肌
肱三头肌
大圆肌

肱二头肌

肱肌
旋前圆肌
肱桡肌

肱桡肌
肘肌

（1）前面观

（2）后面观

图 8.4　肘关节肌肉

# 032　肘部骨折

　　肘关节由三块骨头组成，其中任意一块遭到破坏就是肘部骨折。这类骨折是由肘部在运动中受到钝性冲击伤，或摔倒时肘部着地所致。肘部骨折常见于许多运动，尤其是橄榄球等接触性运动，可分为肱骨远端骨折、桡骨骨折和尺骨骨折。桡骨头骨折是最为常见的类型（图 8.5）。

## 病　因

　　摔倒时肘部直接着地；肘部遭受直接打击；肘关节严重扭曲，超出其正常活动范围。

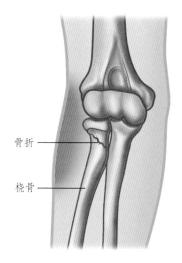

骨折

桡骨

图 8.5 桡骨头骨折

## 症状和体征

肘部肿胀、疼痛；骨折导致的畸形；手臂活动受限。

## 处理不及时的后果

不及时治疗的话，肘部骨折可能无法正确愈合，有时可致畸形愈合，这会导致肘关节长期活动范围受限，肌肉力量不足，增加再次受伤和肘关节畸形的风险。

## 紧急处理

立即冷敷肿胀部位。用夹板或悬带固定手臂，然后送急诊治疗。

## 康复和预防

肘部骨折通常是意外事故所致的创伤，因此难以预防。但是小心起见，应避免在极端疲劳的状态下运动，并在运动中注意佩戴护肘。此外，补充钙质并进行骨骼强化训练，也有助于防范肘部骨折。

### 长期预后

肘部骨折的长期预后由骨折类型、严重程度、伤者年龄和病史共同决定。肘部骨折的并发症有感染、肘关节僵硬、关节炎、骨不愈合或畸形愈合等。较轻微的肘部骨折可痊愈，但整个康复过程通常需要数月。

## 033 肘部扭伤

韧带是连接骨骼的强壮束状组织，对维持肘关节稳定起重要作用。肘部扭伤是指肘关节韧带过度伸展甚至撕裂（图 8.6）。许多运动都易造成肘部扭伤，其中又以投掷类运动的风险最高，而且受伤的往往是尺侧副韧带。此外，体操运动员也容易发生肘部扭伤。

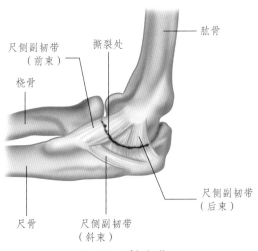

图 8.6 肘部扭伤

## 病　因

手臂突然超出正常活动范围的扭转；摔倒时手臂外展着地；手臂韧带和肌肉力量不足。

## 症状和体征

肘关节疼痛、压痛、肿胀；肘部周围瘀血；手臂活动受限。

## 处理不及时的后果

肘部严重扭伤可导致疼痛，甚至肢体功能障碍，如肘关节不稳定和肌无力、活动范围受限、骨关节炎。

## 紧急处理

按"RICER"步骤缓解炎症和疼痛；用夹板或悬带固定伤处。

## 康复和预防

正确运用运动技术、避免疲劳时训练、佩戴护肘等护具，均有助于降低肘部扭伤风险。损伤开始愈合后，开展恢复肘关节活动范围的训练，并逐渐回到日常的运动状态，将有助于恢复柔韧性。必要时，还可借助支具预防突发的再次受伤。

## 长期预后

肘部扭伤的预后取决于损伤的严重程度及伤者的整体健康状态，轻微的肘部扭伤可以完全康复，没有远期并发症。年长的运动员或有严重扭伤病史者（包括伴随骨折或脱位的扭伤），可能会出现肘关节活动受限和关节炎引起的疼痛。

## 034　肘关节脱位

　　肱骨与尺骨和 / 或桡骨的连接处在外力作用下分离就是肘关节脱位。这类损伤一般会引起剧痛、肿胀及受伤手臂活动能力丧失，有时还可能伴有骨折甚至动脉和神经损伤。接触性运动中更易发生肘关节脱位。两块骨部分分离的情况称为半脱位（图 8.7）。

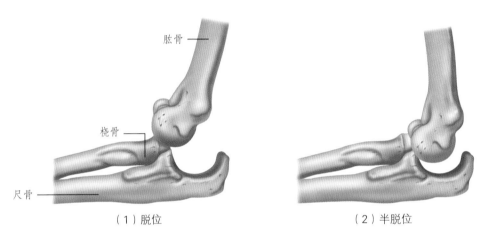

肱骨

桡骨

尺骨

（1）脱位　　　　　　　　　　　（2）半脱位

图 8.7　肘关节脱位

病　因

　　肘部受到重击或其他创伤；摔倒时手臂伸展着地；肘部与其他人或物体发生猛烈碰撞。

症状和体征

　　肘关节剧烈疼痛、肿胀、瘀伤；肘关节活动范围受限；肘部受重伤后手部丧失感觉。

## 处理不及时的后果

肘关节脱位若处理不当，可致神经和动脉损伤、骨关节炎、手臂持续疼痛、肘关节完全丧失活动能力及肘关节畸形。脱位部位还可能发生感染，尤其是在脱位伴随骨折时。

## 紧急处理

检查脉搏，确认是否损伤动脉；冷敷患处，并用夹板或悬带固定。

## 康复和预防

在寻求专业医疗时，应用冷敷减轻损伤初期的疼痛与肿胀。肘部应尽可能避免活动，并经常抬高。在橄榄球等接触性运动中正确运用运动技术和佩戴护肘等护具，有助于降低肘关节脱位风险。

## 长期预后

经过正确的治疗与一定的康复训练后，没有并发症和神经、动脉损伤的肘关节脱位通常可痊愈。

## 035　肱三头肌腱断裂

肱三头肌腱位于上臂背面，止于肘关节背面。摔倒时手外展着地，就可能导致肱三头肌腱断裂（肌腱撕脱），但这类损伤并不常见（图8.8）。由于举重运动员和橄榄球锋线球员的肱三头肌腱经常承受过大重量，他们的肱三头肌腱断裂风险较高。

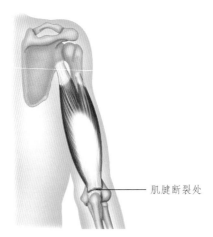

肌腱断裂处

**图 8.8　肱三头肌腱断裂**

## 病　因

摔倒时手外展、肘半屈着地；重量过大的举重运动；潜在疾病，如糖尿病；使用同化类固醇也会增加肌腱断裂风险。

## 症状和体征

肘部背面疼痛、肿胀；肘部无法伸直；肌肉痉挛。

## 处理不及时的后果

此类损伤通常需要手术修复。若不及时修复断裂的肱三头肌腱，会造成肌腱功能永久受损，导致肱三头肌无力、持续疼痛、肘部丧失活动能力和承重能力。

## 紧急处理

按 "RICER" 步骤缓解炎症和疼痛；用夹板或悬带固定，避免伤处活动。

**康复和预防**

手术修复撕裂的肱三头肌腱后，可进行康复训练，逐渐增大受伤手臂的关节活动范围、柔韧性和力量。正确运用运动技术，尤其是在举重和健美运动中，有助于预防损伤。

**长期预后**

受伤后尽快手术，然后开展适宜的康复训练，通常可使肱三头肌腱断裂痊愈，但如果有骨折等并发症，那么对长期预后不利。

# 036　网球肘

网球肘，亦称外上髁炎，是成年人肘部最常见的因过度使用导致的损伤，可引起肘关节外侧骨性突起疼痛、触痛（图8.9）。这类损伤通常是因为附着在肱骨外上髁的肌肉过度劳损，有时肘部受到直接创伤也会引起网球肘，但较少见。

前臂伸肌群可使腕部伸展（伸直），会因过度使用劳损，进而导致其在骨上的附着部发炎、疼痛。旋后肌使前臂旋转至掌心朝上的位置，同样附着在肱骨外上髁，其过度使用也可能引起网球肘。附于肘部骨的肌腱一旦活动受限或紧张，也会引起炎症。

**病　因**

附于肘部的肌肉过度劳损；肘部受到直接创伤；患者本身已患有关节炎、风湿病或痛风。

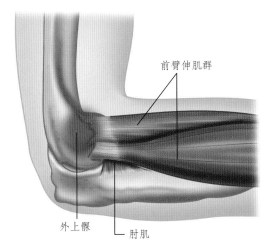

前臂伸肌群

外上髁 肌肉

图 8.9　网球肘

## 症状和体征

肘外侧疼痛、触痛；运动时疼痛；炎症。

## 处理不及时的后果

网球肘通常无须手术治疗，但其造成的不适感往往有加重趋势。若忽视治疗，网球肘可能导致肌腱或肌肉损伤。

## 紧急处理

避免反复对肘部造成压力的活动；在受伤后的 48～72 小时，按 "RICER" 步骤处理；可使用抗炎药和镇痛药。

## 康复和预防

这类损伤通常需用夹板或绷带固定患处，避免进一步活动。应避免对肘部或腕部伸肌群造成反复刺激的活动，直到病情好转为止。若需手术治疗，则在手术后通常需休息6周，此后方可开展力量训练。

长期预后

极少网球肘患者需要手术。需要手术治疗的患者80%～90%进行手术治疗后，症状可显著缓解。

# 037 高尔夫肘

高尔夫肘又称内上髁炎，是一种与网球肘类似的肌腱炎（图8.10）。这类损伤的原因不限于高尔夫运动，凡是会导致前臂肌肉和肌腱过度劳损的活动均可能引起高尔夫肘。虽然高尔夫肘的疼痛与网球肘相似，但高尔夫肘的疼痛与炎症发生于肘关节内侧。

内上髁是肘关节内侧的一个骨性突起。它是控制腕部向下弯曲的肌肉的起点。手指和手腕重复用力地弯曲，可导致该部位的肌肉与肌腱发生微小撕裂。高尔夫运动中的挥杆动作可让球手的前臂屈肌及其肌腱紧张，从而造成内上髁炎，其他运动也可能造成这种损伤。

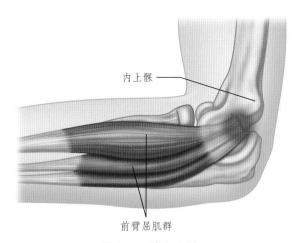

内上髁

前臂屈肌群

**图8.10 高尔夫肘**

## 病　因

肘部受到突然重击或其他创伤；前臂屈肌及其肌腱反复受到压力；在投掷动作的加速阶段手臂反复受到压力；潜在的疾病，如颈椎病、类风湿关节炎或痛风。

## 症状和体征

内上髁疼痛、触痛，症状在腕部屈曲时加剧；提举或抓握物体时疼痛；前臂伸展困难。

## 处理不及时的后果

高尔夫肘通常可以通过适当的休息得到缓解，但持续地对肘部施加压力会使疼痛和不适加重。高尔夫肘几乎不需要手术治疗，适当的康复训练就能收到良好效果。在需要手术治疗的情况下，其主要操作是从肌腱附着部清除瘢痕组织。

## 紧急处理

避免对肘部反复造成压力的活动；在受伤后的48～72小时，按"RICER"步骤处理；可以使用抗炎药和镇痛药。

## 康复和预防

若是由高尔夫运动所致的高尔夫肘，可通过掌握正确的技术、避免肌腱过度劳损来降低损伤的严重程度或预防损伤。高尔夫肘在高尔夫赛季伊始较为常见，此时肌肉与肌腱还未充分适应赛季的高强度运动。康复时一般要求患者在一段时间内避免引起疼痛的活动。有时也用镇痛药和抗炎药缓解症状。损伤开始愈合后，可采用抗阻训练增强力量。

**长期预后**

在适当休息、避免进行使肘部受压的活动的前提下，高尔夫肘患者一般无须手术或复杂治疗即可痊愈。

# 038 投手肘

投掷类运动员的肘部经常承受重压，因此容易发生投手肘（图8.11）。棒球投球动作是这类损伤的常见原因，网球、排球、标枪和板球等运动也是其诱因。强力的投掷动作不仅可损伤肘部骨骼，还可损伤相关肌肉、肌腱和韧带。投掷动作会压缩肘关节外侧，同时拉伸肘关节内侧的结构。压缩肘关节外侧可造成微小骨折，如不及时处理就会产生骨刺和骨碎片；拉伸肘关节内侧则会扭伤韧带，引起疼痛和不稳定。

**病　因**

肘部因投掷动作而反复受到冲击；肘部直接受伤；未正确运用运动技术。

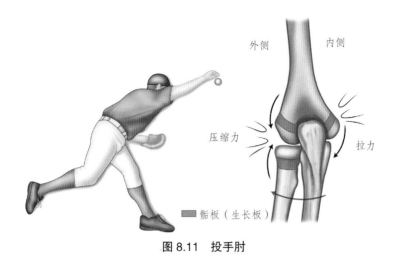

外侧　内侧

压缩力

拉力

髁板（生长板）

**图 8.11　投手肘**

## 症状和体征

肘两侧疼痛；肘部肌无力、僵硬或麻木；肘部损伤造成前臂活动受限。

## 处理不及时的后果

投手肘最后会使手臂活动受限，造成持续疼痛和炎症。若不及时处理，则会随着时间的推移产生骨刺、骨碎片、钙化，以及瘢痕组织生成等症状。若治疗和康复方法不正确，炎症可对神经和肌肉产生刺激，从而限制血流，压迫支配前臂肌肉运动的神经。

## 紧急处理

避免反复对肘部造成压力的活动；在受伤后的48～72小时，按"RICER"步骤处理；可使用抗炎药和镇痛药。

## 康复和预防

投掷动作前进行正确热身、帮助相关肌肉和肌腱做好准备，是预防投手肘的关键措施。热身时用拉伸保持肌腱的柔韧性。做投掷动作前，用支具和绷带稳定手臂，也有助于预防投手肘。此外，正确使用运动器械和运用运动技术，对于这类损伤的预防同样重要。在损伤康复期，可开展旨在恢复肘部柔韧性、耐力和爆发力的训练。

## 长期预后

经过适当的恢复，投手肘患者通常可完全康复。但若延误治疗，则可导致肘关节活动永久受限，甚至可能因此终结运动员的职业生涯。

## 039 肘部滑囊炎

肘部滑囊炎又称鹰嘴滑囊炎，是鹰嘴皮下囊的炎症和肿胀（图 8.12）。滑囊是小型囊状结构，内有黏液。滑囊多邻近肩关节、髋关节、膝关节和肘关节等主要关节的肌腱处，为关节运动提供滑动或缓冲面，以润滑关节、减少摩擦。当肘尖鹰嘴下方的滑囊遭受过多挤压或直接创伤，就会发生肘部滑囊炎。

从外部观察，滑囊一般不可见，除非炎症导致其肿胀，才变得明显。非感染性滑囊炎通常因反复创伤所致，如用手肘支撑的动作，但感染性滑囊炎则是因为感染或类风湿关节炎等疾病。

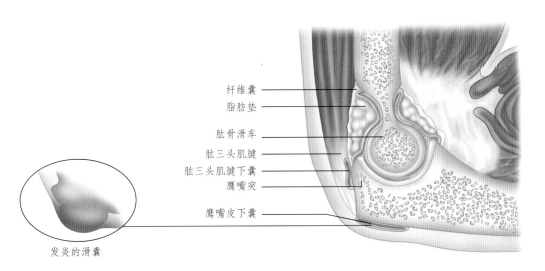

纤维囊
脂肪垫
肱骨滑车
肱三头肌腱
肱三头肌腱下囊
鹰嘴突
鹰嘴皮下囊

发炎的滑囊

**图 8.12 肘部滑囊炎**

### 病 因

肘尖受到重击，导致滑囊内黏液过多而肿胀；长时间用肘尖支撑；皮肤破损，引起滑囊感染。

### 症状和体征

休息和运动时肘部疼痛；肘背迅速肿胀，伴有疼痛（感染时皮肤发红、发热）；若出血或渗出的组织液流进滑囊，也可引起肿胀；肘部活动受限。

## 处理不及时的后果

除持续疼痛、不适和活动受限外，肘部滑囊炎若不及时治疗，还会造成更严重的并发症，尤其在伴有感染时。在这种情况下，滑囊中的黏液可能化脓，感染加剧并扩散，变成感染性滑囊炎。这种滑囊炎需要更积极的治疗，如使用抗生素，有时需要手术切除感染的滑囊。

## 紧急处理

让受伤肘部休息，避免一切不必要的压力。冷敷患处，使用抗炎药和镇痛药。

## 康复和预防

可能需要用针刺引流以缓解肿胀症状。注射糖皮质激素可以预防再次发生积液。除严重感染外，这些措施通常足以治疗肘部滑囊炎。在运动中用支具或护肘保护肘关节，避免过度用肘尖支撑可以预防此类损伤。

## 长期预后

肘部滑囊炎的长期预后由损伤的严重程度和类型决定，总体良好。大多数患者可完全康复，但若有感染，则可能出现并发症，尤其是在没有及时治疗的情况下。

# 康复方案

下列治疗方案是大多数肘部软组织损伤（如扭伤、拉伤、肌腱炎）的通用方案。这个治疗方案不适用于肘部骨性结构损伤，如骨折和脱位。请注意，每次受伤的病情都是独特的，可能需要采取与下述方法不同的治疗。请咨询医生，以获得量身定制的治疗方案。

第1步：目的是缓解伤处的炎症和疼痛。需要限制伤处的所有活动，休息和冷敷。根据损伤的严重程度，这一步可能持续48~72小时，或者直到炎症和疼痛显著缓解。

第2步：改善伤处的血运，从而增加氧和营养物质的供给，加快愈合的速度。这一步最好利用热疗、超声波、经皮神经电刺激疗法和按摩来完成。可以引入强度很低的运动，只要不引起任何疼痛即可。根据损伤的严重程度，这一步可能持续3天到3周，或者直到正常运动相对无痛时为止。

注意：耐心是成功完成康复所必需的重要品质，在正常运动相对无痛之前，不要开始第3步。

第3步：目的是恢复因受伤而丧失的体能素质。实现目的的步骤尤为重要，应遵循以下步骤。

· 通过低强度的运动扩大活动范围。首先弯曲和伸直受伤部位，同时向前、后、左、右移动。当做这些简单动作更加自如时，开始增加一些旋转动作。将受伤部位从一侧转到另一侧，并进行顺时针和逆时针旋转。当你能自如且相对无痛地完成这些动作时，可以开始下一组训练。请记住，这是活动范围训练，而不是拉伸。只需让受伤部位进行全范围的活动，不要用力或施加压力。具体见图8.13。

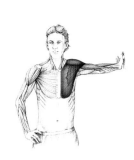
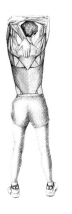
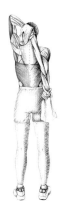

（1）单侧胸部拉伸。站立，一只手臂向后伸展，与地面平行。用手抓住固定物体，然后让肩部和身体远离伸出的手臂。

（2）头后肱三头肌拉伸。站立，一只手放在颈后，肘关节朝上。然后用另一只手（或弹力带或毛巾）向下拉肘关节。

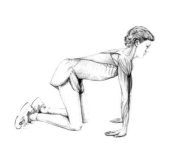

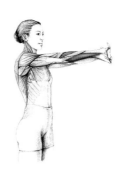

（3）跪姿前臂拉伸。跪下，前臂向前，手掌放在地面，手指向后，缓慢地向后移动。

（4）掌心向外的前臂拉伸。十指在胸前交叉，然后向前伸直双臂，并将手掌向外翻转。

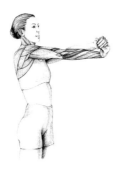

（5）腕部旋转拉伸。向前伸出一只手臂与地面平行，这只手腕向下、向外旋转。接着借助另一只手的力量，帮助这只手向上旋转。

**图8.13　肘部活动范围训练**

- 增强力量和柔韧性。从等长收缩开始比较安全，这是一种力量训练，受伤部位不动，但要发力，收缩肌肉；然后再进行传统的力量训练，会用到肌肉的离心和向心收缩。进行轻柔的静态和被动拉伸训练也很重要。在静态拉伸时重复前一阶段的活动范围训练，开始轻轻地发力和施加柔和的压力，以扩大活动范围，并让伤处为更剧烈的活动做好准备。具体见图8.14。

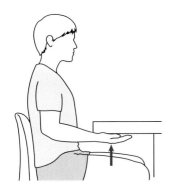

（1）前臂旋后肘关节屈曲。在桌旁坐下，手臂放在体侧，肘关节弯曲成直角，掌心朝上放在桌子底面；手向上推桌子；收缩肌肉，坚持 5 秒，然后完全放松。重复 3~6 次。变式：用手的拇指侧推桌子，仿佛要把手翻转过来一样，加入等长旋前运动。

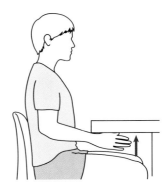

（2）前臂中间位肘关节屈曲。在桌旁坐下，手臂放在体侧，肘关节弯曲成直角，手旋转到中间位，大拇指在上抵住桌子底面；手向上推桌子；坚持 5 秒，然后完全放松。重复 3~6 次。

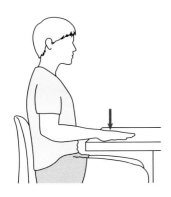

（3）前臂旋前肱三头肌动作。在桌旁坐下，手臂放在体侧，肘关节弯曲成直角，掌心向下放在桌面上；手向下压桌子；坚持 5 秒，然后放松。重复 3~6 次。

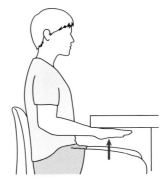

（4）前臂旋前肘关节屈曲。在桌旁坐下，手臂放在体侧，肘关节弯曲成直角，掌心向下，手背抵住桌子底面；手向上推桌子；坚持 5 秒，然后放松。重复 3~6 次。变式：用手的拇指侧推桌子，就像要把手翻转过来一样，加入等长旋后运动。

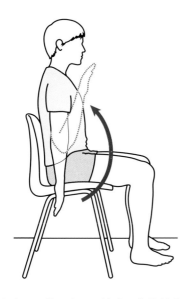

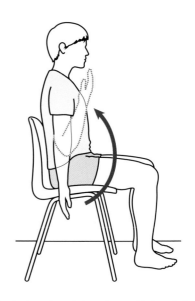

（5）肱肌强化。坐下，抬头，背靠椅背，手臂垂于体侧，掌心向后，弯曲肘关节，将手背抬至肩部前方，保持上臂不动；缓慢地把手放回原位。重复5～10次。

（6）肱二头肌弯举。坐下，抬头，背靠椅背，手臂垂于体侧，掌心向前，弯曲肘关节将手抬至肩部前方，保持上臂不动；缓慢地把手放回原位。重复5～10次。

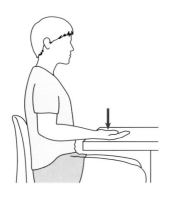

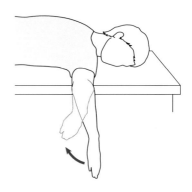

（7）前臂旋后肱三头肌动作。在桌旁坐下，手臂放在体侧，肘关节弯曲成直角，掌心向上放在桌面上；手背向下压桌子；坚持5秒，然后放松。重复3～6次。变式：坐得离桌子更近，然后坐得更远，来改变肘关节的角度。让肌肉活动范围从中间范围到内侧范围再到外侧范围。

（8）俯卧肱三头肌强化。俯卧，身体靠近床沿，上臂放在床上，弯曲肘关节，把伸出床外的前臂降低，掌心向下；伸直手臂，保持上臂不动；缓慢地抬起前臂。重复5～10次。

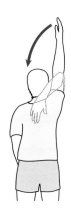

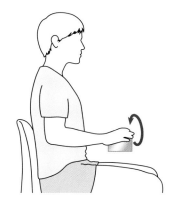

（9）直立肱三头肌强化。坐下或站立，举起一只手臂靠近头侧，手向下落到颈后；保持上臂不动，伸直肘关节，举起手。弯曲和伸直肘关节5~10次。

（10）旋前和旋后强化。坐下，手臂放在体侧，肘关节弯曲成直角，前臂悬空，手握轻的负重，掌心朝下；翻转手掌让掌心向上，保持上臂不动，然后有控制地做反向运动。重复5~10次。

图8.14 肘部力量训练

- 改进平衡性和本体感觉。一旦感到受伤部位的力量恢复了，就可以加入一些平衡性训练。这些训练对帮助恢复伤处周围的受损神经很重要。从简单的平衡性练习开始，比如用手和膝爬行。逐渐进展到像在摇板、健身球或平衡垫上保持俯撑姿势的训练。有一个简单的本体感觉训练是闭上眼睛，用食指指尖指向鼻尖。

- 动态体能训练和增强式训练。这时可以加入动态体能或增强式训练来增强受伤部位的力量，改善本体感觉。与所从事的运动相关的动态拉伸和训练可作为好的开始。技能练习和体能训练是衡量体能水平和受伤部位力量的好方式。增强式训练是另一个有助于恢复的好工具。增强式训练是爆发性运动——肌肉离心收缩后迅速向心收缩，会用到过顶掷球和击掌俯卧撑等动作。这些活动强度很高，所以谨记要轻松地开始，逐渐增加强度，不要过度兴奋，也不要过度训练，避免因为错误的训练再次受伤。具体见图8.15。

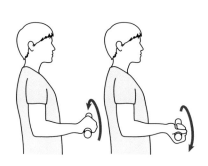

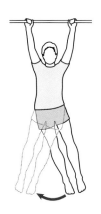

（1）旋后和旋前活动肌群训练。坐下或站立，手臂放在体侧，肘关节弯曲成直角，手握轻的杆或球拍；轻柔地向内、向外转动手，保持上臂不动。重复10～20次。

（2）悬垂摆腿。双手吊在横杆上，双腿并拢，膝关节和躯干伸直。双腿向左右两侧摆动。重复3～10次。

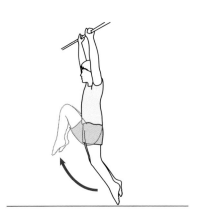

（3）悬垂屈伸。双手吊在横杆上，膝关节弯曲，向胸部抬起；向下伸直膝关节，双腿后踢伸直。重复3～10次。

**图 8.15　肘部动态体能训练和增强式训练**

　　**第 4 步**：预防再次受伤。首先反思自己受伤的原因，是意外吗？还是负荷过重（过度训练）？或是生物力学问题？如果是意外，尽可能避免将来再次发生；如果是负荷过重，要相应地调整训练计划；如果问题出在生物力学方面，要改善肌肉力量的不平衡和柔韧性的不足，并由教练、训练员或生物力学专家指导改进动作技术和姿势。

# 第9章

# 肩部和上臂运动损伤

## 解剖和生理

肩部实际上由胸锁关节、肩锁关节和盂肱关节构成（图 9.1）。肩胛胸壁关节（肩胸关节）仅用于描述肩胛骨在胸壁上的运动。肩关节特指盂肱关节，而肩部其他关节属于上肢带骨。肩部结构灵活，使手臂与手能在相当大的范围内运动。

盂肱关节由一个球状结构（肱骨头）和一个窝状结构（关节盂）组成。虽然盂肱关节是人体内最灵活的关节，但它不太稳定，因为即使关节盂周缘的纤维软骨环（盂唇）可以加深关节窝，关节盂的大小也仅为肱骨头的三分之一。盂肱关节的稳定依靠关节囊、盂肱韧带、喙肱韧带、肱横韧带、盂唇和肩袖肌群维持（图 9.2）。

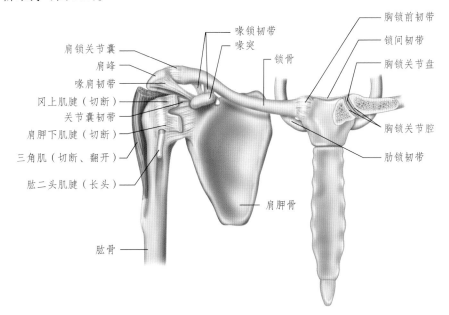

图 9.1　盂肱关节、胸锁关节、肩锁关节、肩胸关节的解剖标志

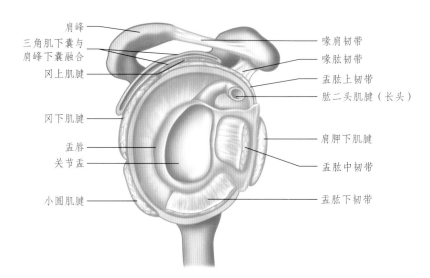

肩峰
三角肌下囊与
肩峰下囊融合
冈上肌腱
冈下肌腱
盂唇
关节盂
小圆肌腱

喙肩韧带
喙肱韧带
盂肱上韧带
肱二头肌腱（长头）
肩胛下肌腱
盂肱中韧带
盂肱下韧带

**图 9.2　盂唇和韧带的解剖标志**

锁骨细长、弯曲，是连接肩与身体的支柱，与肩胛骨协作增大肩关节的活动范围。锁骨内侧连接胸骨（胸锁关节），外侧连接肩胛骨的肩峰（肩锁关节）（图 9.3）。肩锁关节是平面关节，一块纤维软骨关节盘将其关节腔部分分开，吸

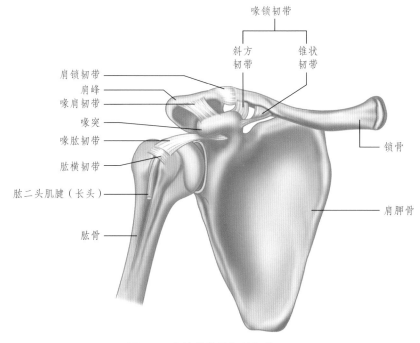

喙锁韧带
斜方韧带
锥状韧带
肩锁韧带
肩峰
喙肩韧带
喙突
喙肱韧带
肱横韧带
肱二头肌腱（长头）
肱骨
锁骨
肩胛骨

**图 9.3　肩锁关节及相关韧带**

收冲击力和压缩力。肩锁关节的稳定依靠三角肌前束、斜方肌和一些强壮的韧带。

有别于大多数关节的关节面，胸锁关节中的软骨为纤维软骨，而非透明软骨。胸锁关节被关节囊包裹，强壮的韧带从前后两面增加关节囊的稳定性（图9.4），因此，胸锁关节非常牢固，通常不易发生脱位，而且活动范围大。

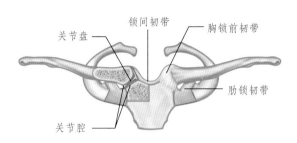

图 9.4　胸锁关节及相关韧带

肱二头肌位于上臂前侧，主要功能是使肘部屈曲、旋后，并可支撑手臂上的负荷。肱二头肌长头与短头的起点位于肩胛骨的不同部位，分别通过肌腱附着桡骨，通过腱膜附于前臂筋膜。肱二头肌长头肌腱与盂肱关节的运动密切相关。

连接上肢与躯干的肌肉统称为肩带肌肉（图9.5），其中的肩袖肌群是肩胛下肌、冈上肌、冈下肌与小圆肌这四块肌肉的统称。它们帮助维持盂肱关节在

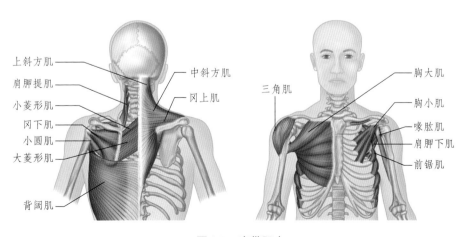

图 9.5　肩带肌肉

运动中的稳定，使肱骨头稳定于关节窝中。肩峰下囊是一个含有黏液的滑膜囊，也是肩部最大、最常受损的滑膜囊。它对位于肩峰下间隙的冈上肌腱起保护作用，但也最容易受到撞击。

　　胸大肌和胸小肌共同构成腋窝前壁。胸大肌起点宽，包括锁骨、胸骨，以及前六根肋软骨，止点位于肱骨结节间沟。胸大肌在肩部使手臂做内收和内旋动作，胸大肌锁骨部使肱骨向前抬至水平，胸大肌胸肋部使手臂伸展对抗阻力，如做俯卧撑。在攀登、投掷和击打动作中，胸大肌发挥重要作用。

## 040　锁骨骨折、肱骨近端骨折

　　肩部骨折通常指锁骨断裂或肱骨颈断裂，或两者都断裂。一般是因为肩部突然遭受重击，或摔倒时肩部着地。在足球、橄榄球等接触性运动中，运动员之间发生猛烈的身体碰撞可能导致肩部骨折。

　　锁骨骨折很常见，往往是摔倒时侧肩部或外展的手臂着地所致（图 9.6）。肱骨骨折一般是因为摔倒时外展的手臂着地。

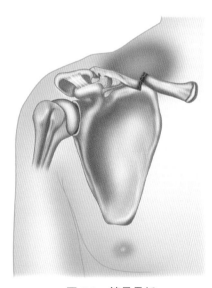

**图 9.6　锁骨骨折**

## 病　因

摔倒时侧肩部或外展的手臂着地；锁骨突然受到重击；运动员之间发生碰撞。

## 症状和体征

剧痛；受伤部位发红、瘀伤；无法抬起手臂。

## 处理不及时的后果

并发症不常发生，但由于锁骨位置靠近脏胸膜，此处存在丰富的血管和神经，因此锁骨骨折可能导致气胸、血胸、臂丛损伤或锁骨下血管损伤，需要相应治疗。若损伤未完全康复就开始不适宜的活动，可能引起骨关节炎，导致慢性疼痛、肩关节僵硬和活动受限。

## 紧急处理

用冷敷和镇痛药缓解疼痛；用悬带固定受伤手臂。

## 康复和预防

锁骨与肱骨骨折后，必须尽快复位，以便正确愈合。用悬带或支持带固定后，骨折部位开始愈合。骨折愈合后，物理治疗可进行增加关节活动范围和增强力量的康复训练，以充分恢复相关部位的功能和柔韧性。

## 长期预后

大多数肩部骨折无须手术即可治愈，但有些锁骨骨折需要手术治疗。较轻的肩部骨折，患者可完全康复并恢复正常活动能力。但较严重的肩部骨折，尤其是患者如果年龄较大，则可能丧失部分活动能力和发生骨关节炎。

## 041 肩关节脱位

摔倒时外展的手着地或肩部正在做外展和外旋动作，就可能导致肩关节脱位（图9.7）。除了再次受伤外，需要极大的外力才能让肩关节脱位，即肱骨头从肩胛骨的关节窝中脱出。

虽然肩关节脱位有几种类型，但最常见的是前脱位，约占所有肩关节脱位的95%。前脱位发生时，负责稳定肩关节前侧的关节囊、盂肱下韧带等结构从骨附着点撕脱。发生于肱骨头后外侧的压缩性骨折称为"希尔－萨克斯损伤"，由肩关节前脱位引起。更常见的是前下盂唇撕裂，称为"班卡特损伤"。

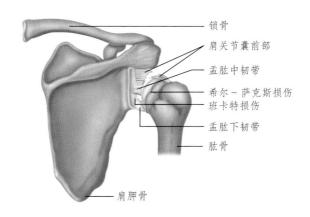

锁骨
肩关节囊前部
盂肱中韧带
希尔－萨克斯损伤
班卡特损伤
盂肱下韧带
肱骨
肩胛骨

**图 9.7 肩关节脱位**

病　因

与其他运动员或硬物发生猛烈碰撞；摔倒时外展的手着地；肩部突然发生暴力地扭转。

症状和体征

肩部剧痛；手臂在体侧远离身体，前臂外旋；三角肌外观异常。

## 处理不及时的后果

盂肱关节脱位将对肩关节的韧带造成损害，进而导致盂肱关节失去稳定性，并极易在运动中再次脱位。愈合阶段固定肩关节并不能完全预防未来再次受伤，甚至可能需要手术，因为固定的韧带很难在正确的位置愈合。此外，腋动脉和神经损伤也有可能发生，进而造成三角肌无力。

## 紧急处理

对脱位关节进行复位；制动，使用镇痛药。

## 康复和预防

大多数首次肩关节脱位无须手术，但复发脱位则可能需要手术。脱位后，许多运动员会遭受不同程度的运动功能受损。除手术治疗外，增生疗法亦是一种替代治疗方法，即直接向肩关节囊前部和盂肱中、下韧带的止点注射增生剂。这种疗法有助于缓解疼痛，恢复关节灵活性，使患者尽快重返赛场。此外，增生疗法还可避免手术后常见的瘢痕组织的形成。

## 长期预后

即使肩关节脱位没有复发，或无须手术治疗，大部分运动员恐怕还是将终止运动生涯。此外，经过手术治疗的肩关节脱位运动员通常无法恢复到损伤前的运动表现水平。增生疗法可能有助于缓解症状，改善治疗效果。

## 042 肩关节半脱位

肩关节的解剖结构使之具有极大的活动范围，但缺乏稳定性。肩关节半脱位指肱骨头和关节窝部分分离（图9.8）。肩关节的不稳定性，尤其是肩关节曾

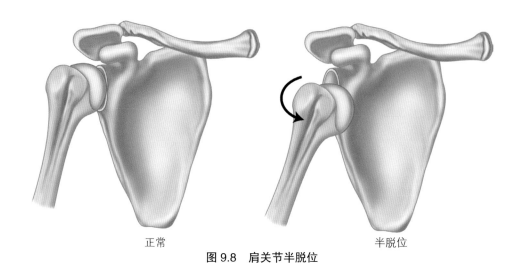

正常　　　　　　　　　　　　　　　　半脱位

**图 9.8　肩关节半脱位**

经发生过脱位，是肩关节半脱位的重要因素。

## 病　因

肩部直接受到重击；摔倒时手臂外展着地；强力迫使手臂处于扭曲状态。

## 症状和体征

有肱骨头进出关节的感觉；肩关节稳定性下降；肩或手臂疼痛、无力或麻木。

## 处理不及时的后果

肩关节半脱位若不及时治疗，可能磨损肩关节内部结构，造成伤害，有时甚至需要手术治疗。此外，不及时治疗还可导致肩关节丧失活动能力、持续疼痛，以及骨关节炎等并发症。

## 紧急处理

按"RICER"步骤缓解炎症和疼痛；使用抗炎药或镇痛药。

**康复和预防**

伤处固定和开始愈合后,应进行肩关节力量训练。康复情况取决于年龄、健康状况、病史和半脱位的严重程度。若肩关节在活动时经常发生半脱位,则需接受大量的康复治疗,甚至手术。

**长期预后**

肩关节半脱位愈合、肩关节完全恢复活动范围后,可正常进行运动。肩关节半脱位的预后取决于损伤严重程度及患者的病史。经常发生肩关节半脱位多半是因为之前的肩关节损伤,患者如在完全康复前过早地返回赛场,可致肩关节变得更不稳定。

## 043 肩锁关节脱位

肩锁关节脱位指的是连接锁骨与肩峰的韧带断裂(图 9.9)。肩锁关节脱位常见于上肢力量训练、各种投掷类运动和接触性运动(尤其是橄榄球和曲棍球)中。三四十岁的运动员容易遭受这类损伤。

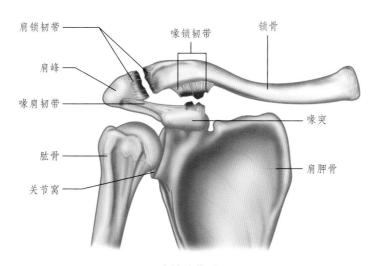

**图 9.9 肩锁关节脱位**

病　因

摔倒时肩部着地；摔倒时外展的手着地；肩部受到直接重击。

症状和体征

肩锁关节疼痛、压痛和肿胀；受损关节畸形；手臂在做跨躯体内收动作（受伤手臂向对侧肩膀靠近的动作）时感觉疼痛或不适。

处理不及时的后果

若不及时治疗或愈合时间不足，可致肩锁关节出现退行性病变、慢性疼痛、僵硬，以及活动受限，严重时需要手术。

紧急处理

用悬带固定受伤手臂；冷敷，休息；使用抗炎药和镇痛药。

康复和预防

较轻的肩锁关节脱位无须手术，但整个康复期一般需要6～8周。此后，应进行恢复关节活动范围的训练，以避免僵硬。维持肩部及上背部肌肉力量和稳定性的训练有助于预防损伤。用护肩保护肩锁关节，尤其在从事接触性运动时，可预防再次受伤。

长期预后

如果愈合时间充足，并得到充分的康复治疗，大多数肩锁关节脱位患者无须手术就能痊愈。如果需要手术治疗，就存在感染和持续疼痛的风险，整个康复过程的时间也更长。

## 044　胸锁关节脱位

胸锁关节脱位是连接锁骨与胸骨的韧带断裂，影响胸锁关节的正常功能（图 9.10）。在接触性运动中，运动员肩部与地面或其他运动员发生猛烈碰撞时可能造成这类损伤。胸锁关节脱位按位置可分为胸锁关节前脱位和胸锁关节后脱位。

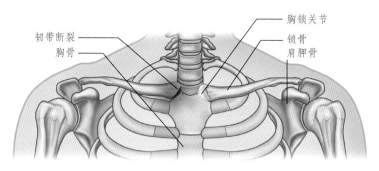

**图 9.10　胸锁关节脱位**

病　因

胸骨受到直接重击；摔倒时肩部或外展的手着地；肩部与地面或其他运动员发生猛烈碰撞。

症状和体征

胸锁关节疼痛、压痛和肿胀；胸骨与锁骨之间异常活动；锁骨向胸骨前、后侧移位。

处理不及时的后果

若不及时治疗，可致肩部周围活动能力丧失、慢性疼痛、僵硬和无力。当锁骨移到胸骨后方时，存在损伤下方重要血管的风险，因此需要手术。

**紧急处理**

关节复位，并用悬带固定。按"RICER"步骤减轻肿胀、创伤和疼痛。

**康复和预防**

这类损伤通常由运动事故引起，往往难以预防。就最常见的胸锁关节前脱位而言，一般经过充足时间康复后的伤者不会出现永久性的并发症；但较严重的损伤可能需要手术。扩大关节活动范围的训练有助于恢复关节的功能。

**长期预后**

如有充足的愈合时间，大多数伤者可完全康复。严重损伤（尤其是胸锁关节后脱位），关节可能长期不稳定，有时需要手术。

## 045  肱二头肌腱断裂

重复劳损，尤其是举起过大重量，可引起肱二头肌腱发炎和微小撕裂。肱二头肌腱在近端连接肱二头肌与肩胛骨，在远端连接桡骨与前臂筋膜。突然受力时，肱二头肌腱易发生断裂（图9.11）。其中，在近端的肱二头肌长头肌腱最

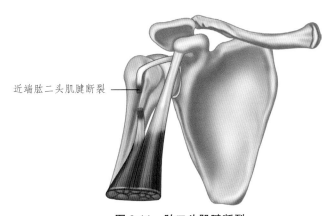

近端肱二头肌腱断裂

**图 9.11  肱二头肌腱断裂**

容易受损。举重或投掷类运动员有可能发生这类损伤，但并不常见，尤其年轻运动员更少见。对于年长运动员，肱二头肌腱断裂的主要原因是肌腱发生退行性病变或有过损伤。

## 病　因

肩袖肌群撕裂造成的肌无力；投掷类运动；举重。

## 症状和体征

上臂肿胀；手掌无法向上翻转；肩部突然剧烈疼痛。

## 处理不及时的后果

一般来说，近端肱二头肌腱断裂几乎不会导致功能丧失，因为肱二头肌有长头肌腱和短头肌腱附着肩部，大多数情况下其中一条断裂后，另一条肌腱可代偿其作用。正因如此，这类损伤很少需要手术，并发症也鲜有发生。但若治疗不当，肱二头肌腱可能再次断裂和功能退化。

## 紧急处理

使用抗炎药和镇痛药缓解疼痛；受伤后，立即按"RICER"步骤处理；之后可用热敷促进血液流动，加快愈合。

## 康复和预防

受损肌腱经过休息和愈合后，可进行柔韧性和力量训练，以使肩关节完全恢复活动范围。避免突然举起超过能力限度的重量和在投掷类运动中对肱二头肌腱施加突然的暴力可预防损伤。

**长期预后**

大多数肱二头肌腱断裂在经过一段时间的休息后即可自愈，无须治疗。对训练繁重的年轻运动员而言，可考虑用手术修复断裂肌腱。远端肱二头肌腱撕裂和断裂更少见，但往往更严重，需要手术。无论哪种损伤，预后都非常好。

# 046　肱二头肌挫伤

肱二头肌挫伤可发生于肌腱撕裂（或断裂）或肌肉创伤后（图 9.12）。重量训练、投掷类运动造成的过度劳损，以及摔倒或肢体碰撞时上臂受到直接创伤，均可导致肱二头肌挫伤。

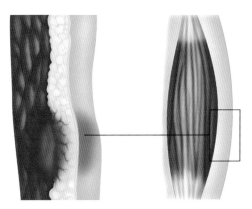

图 9.12　肱二头肌挫伤

**病　因**

上臂肱二头肌部位受到直接重击；肱二头肌腱断裂；肱二头肌或肌腱反复劳损。

**症状和体征**

肱二头肌部位变色；肌肉疼痛或压痛；受累手臂和肩部僵硬、活动受限。

## 处理不及时的后果

肱二头肌挫伤通常无须治疗即可自愈。应在康复前避免重量训练、投掷类运动等需要高强度使用肱二头肌的运动，以及肱二头肌挫伤风险高的接触性运动。

## 紧急处理

按"RICER"步骤处理并配合镇痛药共同缓解炎症和疼痛；用悬带固定、制动。

## 康复和预防

在愈合阶段注意休息并避免让肱二头肌受到压力的活动通常已经足够。为完全恢复肱二头肌的爆发力与弹性，可进行关节活动范围的恢复训练和分级的力量训练。运动前的拉伸活动可有效预防肱二头肌挫伤。

## 长期预后

肱二头肌挫伤通常属于可自愈的轻微损伤，只需给予充足的时间恢复即可，无须手术。肱二头肌不会出现长期的力量不足或活动受限。

## 047　肱二头肌拉伤、胸肌拉伤

肌肉拉伤是最常见的运动损伤，通常因为关节突然超过正常活动范围地伸展，可伤害肌肉和其他软组织。胸肌（包括胸大肌、胸小肌）与肱二头肌在肩部交会（图9.13）。重量训练、投掷运动中突然猛烈扭转肩部，胸肌与肱二头肌突然受到外力冲击（如冰球运动员伸出手臂拦截对方射门），可能导致肱二头肌拉伤、胸肌拉伤发生。

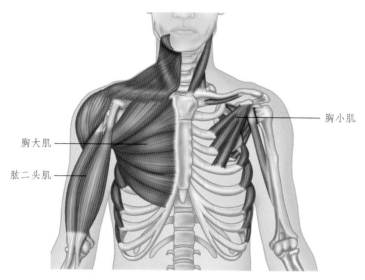

胸小肌

胸大肌

肱二头肌

**图 9.13　肱二头肌和胸肌**

## 病　因

突然的动作造成肌肉撕裂；肌肉承受过大负荷；冰球的拦截射门或橄榄球的擒抱动作。

## 症状和体征

受伤肌肉压痛和疼痛；僵硬；肌肉用力时疼痛。

## 处理不及时的后果

肌肉拉伤通常是有自限性的，经过一段时间的充分休息后可自愈。但若恢复不充分，则可进一步造成肌肉撕裂，增加再次受伤风险，引起肌肉退行性病变。

## 紧急处理

按"RICER"步骤处理，并配合抗炎药缓解炎症和疼痛。之后用热敷促进血液流动、加快愈合。

**康复和预防**

损伤愈合后，可做拉伸训练以完全恢复活动能力，同时做力量训练预防再次受伤。运动前充分拉伸和热身，正确运用运动技术（尤其是做重量训练），可帮助预防损伤。

**长期预后**

胸肌和肱二头肌拉伤很常见，在充分休息后即可自愈，一般不会对运动员构成严重威胁。但严重拉伤或反复拉伤则可引起慢性疼痛，并损害肌肉功能。

# 048　肩峰下撞击综合征

运动员的肩峰下撞击综合征与重复的手臂举过头动作和投掷动作有关（图9.14）。挤压肩峰与肱骨头之间狭窄的肩峰下间隙，可导致局部疼痛和肩袖肌群协调性丧失。相关的组织创伤包括盂唇、肱二头肌长头肌腱和肩峰下滑囊损伤。肩袖肌群受损和功能障碍导致肱骨头在手臂上举时向上移位，进而引起冈上肌腱与肩峰下滑囊等肩峰下间隙中的结构发炎。

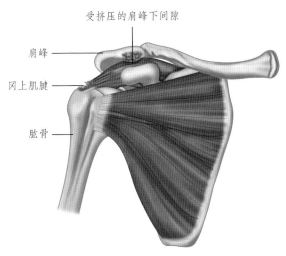

**图9.14　肩峰下撞击综合征**

病　因

网球、游泳、高尔夫和举重等运动中重复的手臂举过头动作；投掷类运动（如棒球）引起肩袖发炎；既有疾病，如类风湿关节炎。

症状和体征

肩部疼痛，手臂难以抬高；侧卧压到受伤手臂时疼痛；手臂做旋转动作（如伸手去够背后的口袋）时疼痛。

处理不及时的后果

若不及时治疗，可加重关节僵化，使关节进一步失去活动能力。在损伤完全康复前返回赛场，可致肩袖的肌腱撕裂。损伤发展成肩峰下撞击综合征前，往往会出现肌腱炎和滑囊炎。

紧急处理

休息、冷敷、使用抗炎药；有时需要向肩峰下间隙注射糖皮质激素缓解炎症。

康复和预防

康复一段时间后，通常需要物理治疗，以恢复受伤肩袖肌群的力量和活动能力。避免或限制导致肩袖发炎的重复性动作，可预防损伤。肩袖肌群的力量训练和轻的重量训练，也有助于预防损伤。

长期预后

一般来说，症状可在6～12周内显著改善。如果6～12个月都没有康复，可通过手术减压。手术后通常需要物理治疗，有时还需调整运动方式，以防复发。

## 049 肩袖肌腱炎

肩袖肌腱炎是肩峰下方的肩袖肌群的肌腱发炎（图 9.15）。虽然这类损伤又称投手肩，但是常见于各类有手臂举过头动作的运动，如网球、排球、游泳和举重等。

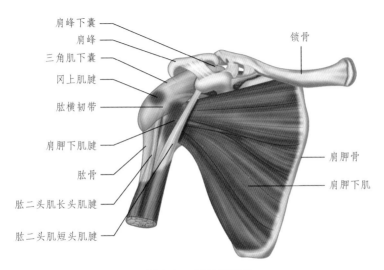

图 9.15 肩袖肌腱炎

病　因

网球、棒球、游泳等运动引起肩袖肌腱炎症；肩峰下囊发炎造成肩峰下间隙炎症、肿胀；之前存在的易患因素，如解剖结构异常。

症状和体征

做手臂举过头动作（如梳头、向上伸）时肌无力或疼痛；肩关节活动时有捻发音或爆裂感；受伤肩部疼痛，尤其是侧卧压在其上时。

### 处理不及时的后果

若不及时治疗，肌腱与滑囊的炎症将加重，从而造成肩袖肌腱炎恶化，活动更加受限，撕裂的肌腱有时可造成疼痛加剧或慢性疼痛。长期发炎还可能导致骨刺形成，骨刺又将加剧疼痛。

### 紧急处理

冷敷，使用抗炎药；中止所有运动和可能引起肩袖疼痛的活动；之后热敷以促进血液流动、加快愈合。

### 康复和预防

经充分休息后，应进行物理治疗，以增强肩袖肌群的力量。有时需要注射糖皮质激素以缓解疼痛和炎症。减少肩袖的使用，在比赛和力量训练的间隙给予充足时间使肩袖恢复，有助于预防损伤。

### 长期预后

经充分休息和物理治疗（及必要时注射糖皮质激素）后，大多数伤者可完全康复。当肩袖肌群发生严重撕裂时，虽然可能需要手术治疗，但伤者通常可恢复至损伤前的运动水平。

## 050  肩部滑囊炎

肩部滑囊炎通常不会孤立发生，往往伴有肩袖肌群撕裂或肩峰下撞击综合征。在肩部滑囊中，体积最大且最常受伤的是肩峰下囊（图 9.16）。

导致滑囊炎的原因有多种，如肩袖肌群功能障碍、胸锁关节和肩锁关节不稳定、骨关节炎、姿势力学对线错误、骨刺和任何会减少肩峰下间隙空间的问题。

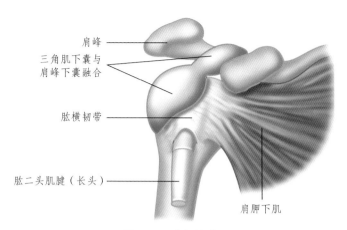

肩峰

三角肌下囊与
肩峰下囊融合

肱横韧带

肱二头肌腱（长头）

肩胛下肌

**图 9.16 肩部滑囊**

## 病 因

投掷类运动、网球、游泳或棒球造成肩部滑囊劳损；摔倒时外展的手臂着地；局部感染。

## 症状和体征

肩部疼痛，尤其在举起手臂时；受伤肩部压痛；肩部乏力、活动受限。

## 处理不及时的后果

若不及时治疗，可致症状恶化，肌腱和滑囊继续增厚，加剧炎症和疼痛。症状有转为慢性的风险，滑囊中的黏液还可能发生感染，有时甚至需要手术。

## 紧急处理

停止一切造成肩部炎症的活动。按"RICER"步骤处理并使用抗炎药缓解炎症和疼痛。之后热敷，以促进血液流动、加快愈合。

**康复和预防**

康复阶段应避免压迫受伤肩部与发炎的滑囊，同时避免进行任何可能引起发炎的活动。在专业医生的指导下，开始肩部康复训练，以恢复肩部力量和活动能力。做好以拉伸为重点的热身活动和整理活动，进行力量训练，保持肩部放松，有助于预防滑囊炎。

**长期预后**

正确治疗和少量康复训练后，肩部滑囊炎即可缓解，若滑囊没有感染，则伤者通常可完全恢复受伤前的运动表现。某些情况下，可用针抽出滑液，以缓解炎症，并检查是否有感染。

## 051　肱二头肌腱炎

肱二头肌腱位于肩部前侧。肱二头肌腱炎是该肌腱过度劳损导致的炎症，常见于高尔夫、举重、赛艇及投掷类运动（图 9.17）。

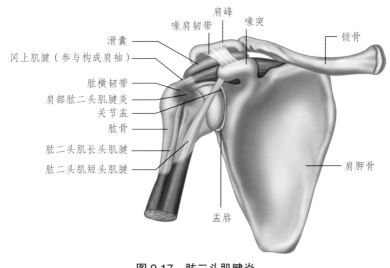

图 9.17　肱二头肌腱炎

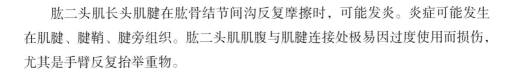

肱二头肌长头肌腱在肱骨结节间沟反复摩擦时，可能发炎。炎症可能发生在肌腱、腱鞘、腱旁组织。肱二头肌肌腹与肌腱连接处极易因过度使用而损伤，尤其是手臂反复抬举重物。

## 病　因

运动技术差，尤其是在举重中；训练时长或强度突然增加；肩峰下撞击综合征。

## 症状和体征

肱二头肌腱被动拉伸、抗阻旋后或屈肘时，肱骨结节间沟有疼痛；沿肌腱走行分布的疼痛和压痛；运动后肱二头肌僵硬。

## 处理不及时的后果

若不及时治疗，通常可致肱二头肌腱炎症不断加剧。肱二头肌活动能力受限，无法在无痛状态下比赛。若损伤尚未完全康复就开始训练，可致肱二头肌腱撕裂和逐渐退化。

## 紧急处理

按"RICER"步骤处理，缓解疼痛和炎症；使用抗炎药和镇痛药。之后热敷，促进血液流动、加快愈合。

## 康复和预防

这类损伤通常是自限性的，经过一段时间的休息后即可自愈。完全恢复后，可进行改善柔韧性和本体感觉的训练，以及力量训练。做充分热身和拉伸，制订有规律的训练和比赛计划，避免突然、无准备地增加运动强度，正确运用运动技术，可以预防损伤。

长期预后

如果有充足的时间让肌腱恢复和炎症消退，伤者一般可完全恢复竞技水平。然而，损伤容易复发。肱二头肌腱炎通常无须手术，有时需要注射糖皮质激素缓解疼痛，但须谨慎使用，因为这会增加肌腱断裂的风险。

## 052 胸肌止点炎

许多运动需要用手臂推开或举起重物（如举重），或用手臂推开其他运动员（如各类接触性运动），而这些动作都会使用胸肌（主要指胸大肌）。卧推等重复性的动作可引起胸肌止点炎（图 9.18），导致不适及活动能力丧失。

病　因

胸大肌承受过大负荷，尤其是做卧推时；接触性运动中，在做推的动作时

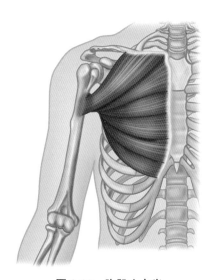

图 9.18　胸肌止点炎

肌肉用力过大；摔倒时外展的单侧或双侧手臂着地。

## 症状和体征

肩部疼痛、肌无力；手臂难以举起；推举重物时疼痛或僵硬。

## 处理不及时的后果

若不及时治疗，可使胸肌止点的炎症加重，胸肌或肌腱可能撕裂，进而加剧疼痛和肌无力，甚至有胸肌和肌腱长期退化的风险。一旦胸肌止点严重撕裂，可能需要手术修复。

## 紧急处理

立即停止任何引起胸肌发炎的运动；按"RICER"步骤缓解炎症和疼痛；之后热敷，促进血液流动、加快愈合。

## 康复和预防

胸肌和相关肌腱必须彻底恢复。若胸肌未发生严重撕裂，用重量训练和极限健身增强胸肌力量将有助于运动员恢复受伤前的竞技水平。损伤康复后，运动员通常可恢复到之前的运动水平。为预防损伤，需注意正确运用重量训练技术，并在增加重量和阻力的过程中注意循序渐进，以免突然对胸肌造成过大压力。

## 长期预后

经正确治疗和充分恢复，并循序渐进地进行胸肌和肩部肌肉的力量训练，受伤运动员通常可完全恢复正常活动。

## 053 冻结肩（粘连性关节囊炎）

冻结肩（粘连性关节囊炎）由肩关节囊周围生成异常带状组织带所致，引起的疼痛可严重限制肩关节活动范围（图9.19）；同时，关节囊中往往缺少起润滑作用的滑液，导致关节的平滑运动受阻。特发性粘连性关节囊炎较常见于女性和糖尿病患者。运动员发生此类损伤多因为肩部受到创伤。

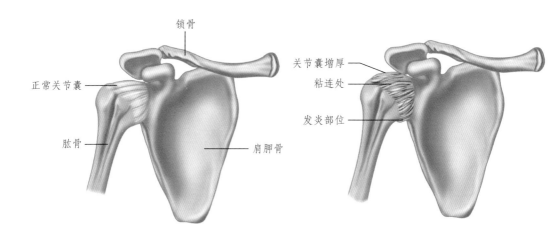

**图9.19 冻结肩**

病 因

肩部受伤后生成瘢痕组织；肩部手术后形成粘连；盂肱关节周围软组织反复撕裂。

症状和体征

肩部有钝痛、酸痛，疼痛通常在夜间加重；肩关节活动受限；受伤手臂移动时伴随疼痛。

## 处理不及时的后果

若无正确治疗或恢复时间不足，冻结肩有持续恶化的趋势。若受损肩部继续运动，可能使粘连增加，进而加剧疼痛，并使肩关节活动范围进一步受限。最终，瘢痕组织可能需通过手术去除。

## 紧急处理

对肩部使用湿热敷，以松解受伤关节；使用肌肉松弛药，放松肩部和手臂肌肉。

## 康复和预防

湿热敷应配合拉伸训练，以逐渐恢复肩关节活动范围，并应配合专业医生指导的物理治疗。每日让肩部做若干次全活动范围的运动，并进行力量训练，可帮助预防冻结肩。一旦发生肩部损伤，应立即寻求专业治疗，以免生成瘢痕组织。

## 长期预后

冻结肩的康复时间由病因、患者年龄、健康状况和肩部病史共同决定。若4～6个月症状仍未好转，则可能需要手术。这类损伤还容易引发持续性的肩关节不适及活动能力受损。

# 康复方案

下列治疗方案是大多数肩部和上臂部软组织损伤（如扭伤、拉伤、肌腱炎）的通用方案。这个治疗方案不适用于肩部和上臂部骨性结构损伤，如骨折和脱位。请注意，每次受伤的病情都是独特的，可能需要采取与下述方法不同的治疗。请咨询医生，以获得量身定制的治疗方案。

**第1步**：目的是缓解伤处的炎症和疼痛。需要限制伤处的所有活动，休息和冷敷。根据损伤的严重程度，这一步可能持续48～72小时，或者直到炎症和疼痛显著缓解。

**第2步**：改善伤处的血运，从而增加氧和营养物质的供给，加快愈合的速度。这一步最好利用热疗、超声波、经皮神经电刺激疗法和按摩来完成。可以引入强度很低的运动，只要不引起任何疼痛即可。根据损伤的严重程度，这一步可能持续3天到3周，或者直到正常运动相对无痛时为止。

**注意**：耐心是成功完成康复所必需的重要品质，在正常运动相对无痛之前，不要开始第3步。

**第3步**：目的是恢复因受伤而丧失的体能素质。实现目的的步骤尤为重要，应遵循以下步骤。

· 通过低强度的运动扩大活动范围。首先弯曲和伸直受伤部位，同时向前、后、左、右移动。当做这些简单动作更加自如时，开始增加一些旋转动作。将受伤部位从一侧转到另一侧，并进行顺时针和逆时针旋转。当你能自如且相对无痛地完成这些动作时，可以开始下一组训练。请记住，这是活动范围训练，而不是拉伸。只需让受伤部位进行全范围的活动，不要用力或施加压力。具体见图9.20。

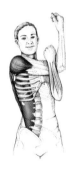
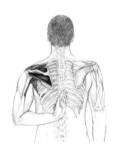

（1）曲臂肩部拉伸。直立，一只手伸过身体中线，肘关节弯曲成直角，将肘关节拉向对侧肩部。

（2）上推肩部拉伸。一只手放在背后，然后沿肩胛骨中间向上推。

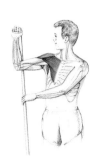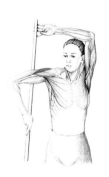

（3）手臂向上旋转拉伸。站立，一只手向外侧伸出，前臂向上，肘关节成直角。手握一根木棍，木棍靠在肘关节后。用另一只手握住木棍下端向前拉。

（4）手臂向下旋转拉伸。站立，一只手向外侧伸出，前臂向下，肘关节成直角。手握一根木棍，木棍靠在肘关节后。另一只握住木棍上端向前拉。

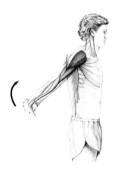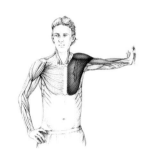

（5）手臂向后肩部拉伸。直立，双手于背后交叉。手臂缓慢地向上抬。

（6）单侧胸部拉伸。站立，一只手臂向后伸展，与地面平行。用手抓住固定物体，然后让肩部和身体远离伸出的手臂。

**图 9.20　肩部和上臂活动范围训练**

- 增强力量和柔韧性。从等长收缩开始比较安全，这是一种力量训练，受伤部位不动，但要发力，收缩肌肉；然后再进行传统的力量训练，会用到肌肉的离心和向心收缩。进行轻柔的静态和被动拉伸训练也很重要。在静态拉伸时重复前一阶段的活动范围训练，开始轻轻地发力和施加柔和的压力，以扩大活动范围，并让伤处为更剧烈的活动做好准备。具体见图 9.21 和图 9.22。

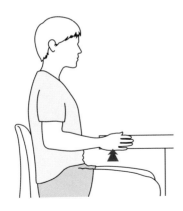

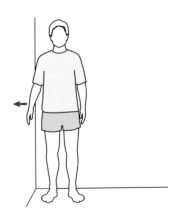

（1）坐下或站立，肘关节弯曲成直角，掌心朝内，手掌抵住固定物体；保持手臂在体侧，用手推物体，坚持 5 秒，然后放松。重复 3~6 次。变式：保持手臂在体侧，手掌向外转，与物体成不同角度，重复推物体动作。

（2）坐下或站立，手臂垂于体侧，一侧距离墙面或固定物体 15 厘米，用该侧手背推墙，保持手臂伸直；坚持 5 秒，然后放松。重复 3~6 次。变式：向前举起手臂，在不同的高度重复手背推墙动作。

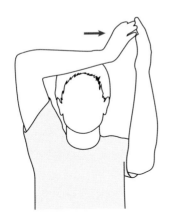

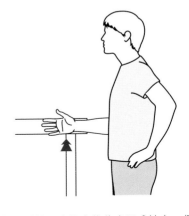

（3）坐下或站立，向前举起一只手臂，弯曲肘关节，让肩部和肘部成直角；保持姿势，用另一只手推举起的手，坚持 5 秒，然后放松。重复 3~6 次。变式：转动举起的手掌向前，然后向后。

（4）侧对墙面或固定物体坐下或站立，保持约 8 厘米的距离，肘关节弯曲成直角，用一只手背推墙，保持手臂在体侧；坚持 5 秒，然后放松。重复 3~6 次。变式：手臂向前、向上移动，肘关节成不同角度，重复手背推墙动作。

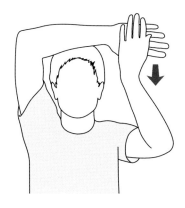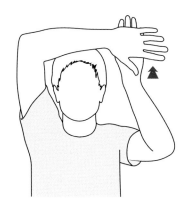

（5）坐下或站立，一只手臂举过头顶，肘关节弯曲成直角，掌心向前；用另一只手掌推举起的手掌，不发生任何位移，坚持5秒，然后放松。重复3～6次。

（6）坐下或站立，一只手臂举过头顶，肘关节弯曲成直角，掌心向前；用另一只手掌推举起的手背，不发生任何位移，坚持5秒，然后放松。重复3～6次。

图 9.21　肩部和上臂力量训练

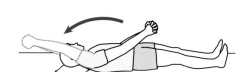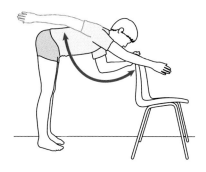

（1）重力辅助肩部活动练习。平躺，头下放一个软的枕头或垫子（确保头部上方和后方有足够空间），双手握在一起；肘关节伸直，向头顶举起手臂，离头尽可能远。重复10～20次。
变式：如果双手很难握在一起，握住一根杆或棍子（如手杖），双手分开与肩同宽。

（2）轻柔屈伸肩部活动练习。站立，从髋部前屈至躯干水平，将一只手放在支撑物上；轻柔地前后摆动另一只手臂，保持手臂伸直。重复10～20次。

205

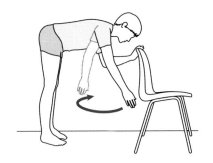

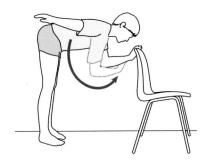

（3）轻柔转动肩部活动练习。站立，从髋部前屈至躯干水平，将一只手放在支撑物上；另一只手臂保持肘关节伸直，轻柔地绕圈转动，圈尽可能大。重复10~20次。

（4）轻柔上肢带骨活动练习。站立，从髋部前屈至躯干水平，将一只手放在支撑物上；保持躯干不动，另一只手臂伸直，向外侧摆动，然后向内侧摆动，弯曲肘关节，手臂越过胸部。重复10~20次。

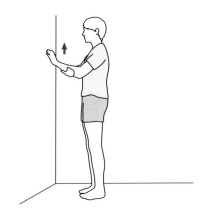

（5）手指爬墙。面向墙站立，距墙面约15厘米，将一只手放在墙上；手指向上爬，尽可能高；当到达极限时，用另一只手扶住手臂，如果需要，帮助它做反向动作。重复10~20次。

**图 9.22　肩部和上臂柔韧性训练**

- 改进平衡性和本体感觉。一旦感到受伤部位的力量恢复了，就可以加入一些平衡性训练。这些训练对帮助恢复伤处周围的受损神经很重要。从简单的平衡性训练开始，比如用手和膝爬行。逐渐进展到像在摇板、健身球或平衡垫上保持俯撑姿势的训练。有一个简单的本体感觉训练是闭上眼睛，用食指指尖指向鼻尖。
- 动态体能训练和增强式训练。这时可以加入动态体能或增强式训练来增强受伤部位的力量，改善本体感觉。与所从事的运动相关的动态拉伸和训练可作为好的开始。技能练习和体能训练是衡量体能水平和受伤部位力量的好方式。增强式训练是另一个有助于恢复的好工具。增强式训练是爆发性运动——肌肉离心收缩后迅速向心收缩，会用到过顶掷球和击掌俯卧撑等动作。这些活动强度很高，所以谨记要轻松地开始，逐渐增加强度，不要过度兴奋，也不要过度训练，避免因为错误的训练再次受伤。具体见图9.23。

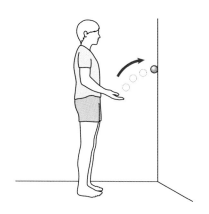

（1）单手投球。用受伤的手对墙抛球，然后接住它。重复10~20次。变式:（1）先下手投球再上手投球;（2）拉远与墙的距离;（3）改变球的大小和重量。

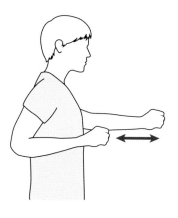

（2）直拳击打。站立，肘关节弯曲成锐角，轻轻握拳，拳心向上，双手交替快速出拳击打前面的空气，出拳时转动拳头拳心向下，收拳时转动拳头拳心向上。每只手击打20~50次。

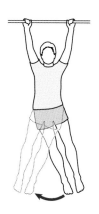

（3）悬垂摆腿。双手吊在横杆上，双腿并拢，膝关节和躯干伸直。双腿向左右两侧摆动。重复3~10次。

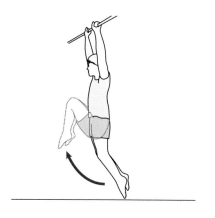

（4）悬垂屈伸。双手吊在横杆上，膝关节弯曲，向胸部抬起;向下伸直膝关节，双腿后踢伸直。重复3~10次。

图 9.23 肩部和上臂动态体能训练和增强式训练

　　**第4步**：预防再次受伤。首先反思自己受伤的原因，是意外吗？还是负荷过重（过度训练）？或是生物力学问题？如果是意外，尽可能避免将来再次发生；如果是负荷过重，要相应地调整训练计划；如果问题出在生物力学方面，要改善肌肉力量的不平衡和柔韧性的不足，并由教练、训练员或生物力学专家指导改进动作技术和姿势。

# 第10章

# 背部和脊柱运动损伤

## 解剖和生理

　　脊柱的结构强壮而有韧性，能够向大多数方向弯曲和旋转。它支撑头部，包围和保护脊髓，也是肋骨和背部肌肉的附着部（图10.1）。

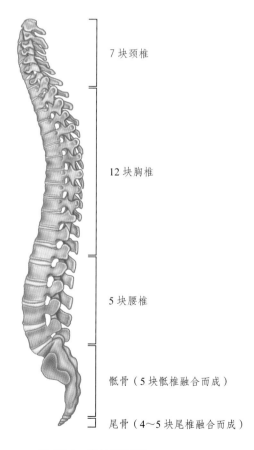

图 10.1　脊柱侧面观

脊柱共有33～34块椎骨：7块颈椎、12块胸椎、5块腰椎、5块骶椎（融合成骶骨）及4～5块尾椎（融合成尾骨）。

### 颈椎（7块）

第1颈椎称为**寰椎**（atlas），它支撑头部，就像希腊神话人物阿特拉斯背负地球。第2颈椎称为**枢椎**，它实际上起着轴的作用，寰椎和头部可在其上进行侧向旋转。第3到第6颈椎无特殊名称，第7颈椎称为**隆椎**，颈后可以看到和摸到其突起。

### 胸椎（12块）

其中有10块胸椎与肋骨相连，胸椎比颈椎更大、更强壮。

### 腰椎（5块）

5块腰椎支撑腰部。它们是最大、最强壮的椎骨，还是背部大肌肉群的附着部，这些大肌肉群支撑上半身的重量。

### 骶椎（5块）

5块骶椎融合成三角形的**骶骨**，是下肢带骨的坚实基础。

### 尾椎（4～5块）

4～5块尾椎融合成三角形的**尾骨**。

椎间盘的周围部分是纤维环，由一圈厚的纤维软骨组成，围绕中间的胶状物质——髓核。椎间盘使脊柱具有柔韧性，还可缓冲外力对脊柱的冲击，保护脊柱。椎间盘后的椎骨中心是椎管，管内容纳脊髓，脊髓从脑干一直下行到第1或第2腰椎（图10.2）。

韧带是富有弹性的带状纤维组织，是骨与骨之间强韧的联结。支持脊柱的韧带有许多：前纵韧带与后纵韧带连接颈椎、胸椎与腰椎的椎骨；棘上韧带附着于椎骨棘突，其颈椎段部分向后扩展成板状弹性膜层，称项韧带。从第2或第3颈椎到第5腰椎或骶骨第1节，黄韧带连接相邻的椎弓板，起于上位椎弓板下缘前面，止于下位椎弓板上缘后面。这些韧带与肌肉、肌腱一起，共同应

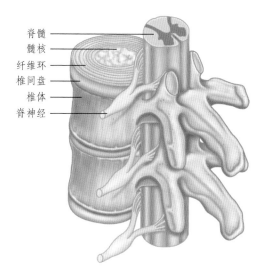

脊髓
髓核
纤维环
椎间盘
椎体
脊神经

图 10.2　椎间盘解剖构造

对脊柱运动时受到的各种外力，尤其是在身体弯曲和提举重物时。

　　脊柱周围的肌肉主要负责稳定脊柱，并使人体保持直立。背部肌肉使上半身和脊柱能够完成屈曲、侧屈、伸展、过伸和旋转动作（图10.3）。

　　背阔肌是背部最宽阔的肌肉。它能将肩膀向下和向后拉，并在手臂固定的情况下把躯干向上拉，因此是攀爬时主要使用的肌肉。攀岩、体操（尤其是吊环和双杠）、游泳和划船等运动需要大量使用背阔肌。菱形肌位于肩胛骨与脊柱之间，因其形状而得名。腰方肌环绕腰部，起于髂嵴和髂腰韧带，向上止于第12肋下缘和第1至第4腰椎横突。腰方肌的主要功能是使躯干侧屈，并对抗躯干被外力拉向相反一侧。

　　肋间肌是相邻肋骨间的薄层肌肉。下方肋骨的肋间外肌可能与腹外斜肌纤维混合交叠成一整块连续的肌肉层。肋间内肌位于深层，与肋间外肌倾斜交错。

　　背部的竖脊肌群又称骶棘肌，由三组平行排列的肌肉构成，从外到内分别是髂肋肌、最长肌与棘肌。最长肌位于中间，可进一步分为胸最长肌、颈最长肌和头最长肌。棘肌是竖脊肌中最内侧的肌肉，可进一步分为胸棘肌、颈棘肌和头棘肌。

　　横突棘肌是竖脊肌群深层三个小肌群的统称。不同于竖脊肌群的并排结构，横突棘肌的小肌群由浅入深排列，依次为半棘肌、多裂肌和回旋肌，它们的肌纤维大体从椎骨横突向上、向内延伸至更高的棘突。多裂肌位于椎骨的棘突和横突之间，比竖脊肌和半棘肌都要深。最深处的是回旋肌。

棘间肌是位于棘间韧带两侧的短肌。同棘间肌一样，横突间肌也是短肌。在颈部与胸部是横突间前肌和横突间后肌，在腰部是横突间外侧肌与横突间内侧肌。

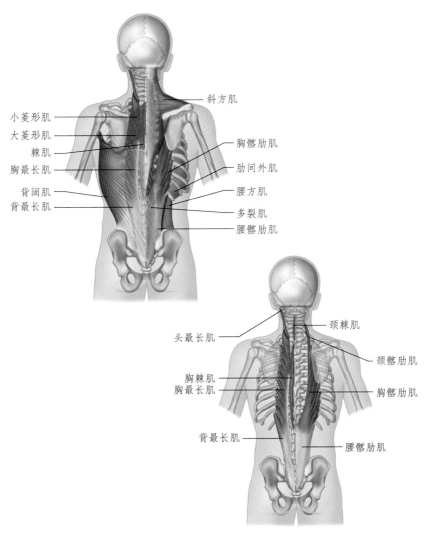

图 10.3　背部肌肉

## 054　背肌拉伤

背肌拉伤常见于腰部（腰椎和骶骨），由相关肌肉或肌腱过度伸展造成（图
10.4）。背肌拉伤是一类常见的运动损伤，可能由提举重物、突然的动作、摔
倒、与其他运动员发生碰撞，或者任何需要背肌参与的活动引起。背肌拉伤通
常累及腰部（腰椎），引起中度到重度疼痛。

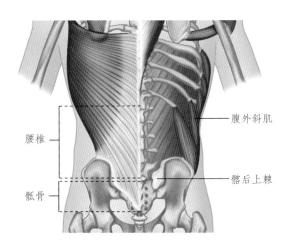

腰椎

骶骨

腹外斜肌

髂后上棘

**图 10.4　背肌拉伤常见部位**

病　因

背肌因提举重物突然拉伤；背肌参与的突然动作；背肌反复受压；错误的
运动技术或错误的姿势。

症状和体征

背部疼痛、僵硬和丧失活动能力。

处理不及时的后果

背肌拉伤通常在适当休息后即可康复。但忽视这类损伤可导致慢性疼痛、

213

僵硬及不适，并伴有肌肉退化。有些严重的拉伤会导致肌肉痉挛和炎症，会加剧疼痛。

### 紧急处理

在硬的平面上躺下休息，并将膝盖抬起；冷敷，使用镇痛药和抗炎药。

### 康复和预防

冷敷缓解炎症后，使用中等强度热疗帮助减轻背部不适。康复所需时间取决于拉伤严重程度、部位和伤者整体健康状况。开始康复后，注意适度使用受伤肌肉，避免肌肉萎缩和流失。之后，可开展背部肌肉力量训练，恢复活动能力，同时避免再次受伤。

### 长期预后

尽管背肌拉伤偶有剧痛，通常还是可以痊愈，不会造成任何活动能力丧失或持续疼痛，但不排除再次受伤的情况，尤其是严重拉伤。在没有组织或肌腱严重撕裂的情况下，这类损伤通常无须手术。

## 055  背部韧带扭伤

脊柱的韧带突然、异常的活动，或承受反复的压力或过大负重时，可能发生扭伤或撕裂（图10.5）。这类损伤见于各类运动，不仅引起疼痛，还造成不同程度的脊柱活动受限。

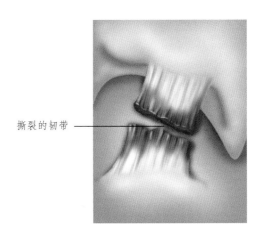

撕裂的韧带 —

**图 10.5 背部韧带扭伤**

病　因

提举重物超过正常承受能力；脊柱突然扭转，如在滑雪或其他运动中摔倒；背部参与突然、异常的动作。

症状和体征

疼痛、僵硬；弯腰困难，伸直背部时疼痛；压痛和炎症。

处理不及时的后果

背部韧带扭伤造成的疼痛和僵直会阻碍身体的正常活动，迫使伤者不得不休息。若在充分康复前继续运动，则可能使韧带进一步撕裂，甚至造成韧带永久性损伤。轻度韧带扭伤也应予以重视，否则伤者可能产生剧痛并丧失活动能力。

紧急处理

立即按"RICER"步骤处理，并使用非甾体抗炎药。

### 康复和预防

轻度至中度的韧带扭伤，伤者经过数日休息后即可恢复大多数日常活动，以帮助恢复脊柱柔韧性，避免肌肉萎缩。但背肌力量训练需在韧带扭伤痊愈后方可开展。运动前热身和拉伸、正确的姿势和运动技术能预防损伤。

### 长期预后

少于5%的背部韧带扭伤患者需要手术，而手术的效果并无保证。严重的韧带扭伤通常需要6～8周或更长时间才能恢复。如果恢复不充分，将增加再次受伤的风险。

## 056　背部挫伤

挫伤是人体软组织受到的闭合性创伤，由肌肉、肌腱或韧带受到重击所致。挫伤可造成瘀伤，并由于伤处淤血导致皮肤变色。背部挫伤见于足球、曲棍球等接触性运动中，这些运动中易出现软组织受到暴力冲击或摔倒时背部着地的情况。

挫伤是皮下组织创伤。由于肌肉组织血管丰富，发力时局部血流量通常很高，破裂血管出血流入皮肤和皮下组织，进而形成瘀伤或瘀斑（图10.6）。毛细血管的钝性外伤会造成血液渗入周边组织。虽然大多数运动造成的挫伤比较轻微，但部分挫伤是骨折、内出血等严重损伤的症状。

### 病　因

在接触性运动中，背部受到其他运动员撞击，造成背部承受过大负荷或过度拉伸；背部受到运动器材（尤其是曲棍球或棍网球的球棍）重击；背部重重地摔在地上。

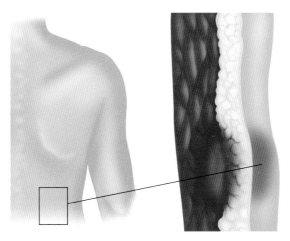

**图 10.6 背部挫伤**

## 症状和体征

伤处疼痛；触痛；皮肤呈青紫色或橙黄色；偶见痛性痉挛和激痛点现象（其实是身体的保护机制）。

## 处理不及时的后果

挫伤可能提示更严重的损伤，如骨折、血肿（肌肉组织内局限性出血）或其他内出血，均应立即就医。轻微挫伤一般可在数日内自行消退，没有并发症。但更严重的挫伤可能需要 3～4 周才能康复。

## 紧急处理

停止活动，冷敷缓解肿胀；必要时可用抗炎药和镇痛药缓解疼痛；调整运动类型。

## 康复和预防

避免对伤处施加压力或造成进一步创伤，同时进行冷敷，通常足以加快恢复。挫伤通常难以预防，但适当的体能训练与良好的饮食（包括摄入充足的维生素C）可减轻挫伤的症状。后续的治疗包括对挫伤局部表面热敷、超声波、按摩，以及适当的拉伸和力量训练。

### 长期预后

尽管背部挫伤可引起剧痛，一般伤者的康复时间还是比肌肉拉伤或韧带扭伤更短。挫伤的严重程度取决于许多因素，包括受伤时肌肉紧张或放松。疼痛通常可在数小时或数天内缓解，皮肤变色也会逐渐减轻。伤者可完全恢复活动（严重挫伤大约需要4周恢复时间），不会出现持续的功能受损。

## 057 椎间盘脱出

椎间盘是分隔椎骨的结缔组织，可以缓冲外力对脊柱的震荡，并让颈部和背部得以平滑地进行屈曲动作，而不会使椎骨互相摩擦。

椎间盘脱出是由于椎间盘的纤维环破裂，其内部的胶状物质渗入周边组织，引发局部炎症，并压迫脊神经（有时压迫脊髓）。椎间盘脱出常见于腰部，但其实任何椎间盘均有脱出的风险（图10.7）。

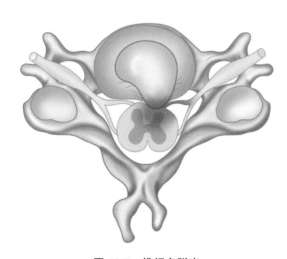

**图10.7　椎间盘脱出**

病　因

举重时运用错误技术；背部压力过大；椎间盘受到暴力创伤。

症状和体征

背部或颈部疼痛；臀部、背部、上肢或下肢麻木或刺痛；肠道或膀胱功能改变（罕见，但应当急救）。

处理不及时的后果

椎间盘脱出需要专业治疗与评估。症状可能提示潜在的疾病，如骨折、肿瘤、感染或神经损伤等，有些病例可能有严重甚至危及生命的并发症。

紧急处理

卧床休息；对患处交替进行冷敷和热敷；使用抗炎药和镇痛药。

康复和预防

医生通常要求伤者休息和制动数日，之后应尽快恢复日常活动，以帮助恢复脊柱的活动能力，避免肌肉萎缩。疼痛缓解后，可结合按摩和物理治疗，并逐渐增加背部训练的强度。进行力量训练和柔韧性训练，正确做好热身，举重时避免过大重量或突然举起大重量，正确运用运动技术可以预防这类损伤。

长期预后

大多数椎间盘脱出无须手术治疗即可康复。尽管大多数情况下伤者可完全恢复力量和活动能力，但椎间盘容易再次受伤，尤其是需要大量使用背部肌肉、韧带和脊柱的运动员。

## 058 椎间盘膨隆

椎间盘膨隆是指椎间盘出现各种形式的退化，突出其正常界限（图 10.8）。当隆起的椎间盘压迫连接椎骨的韧带或脊神经时，就会引起疼痛。此外，当髓核向外顶出时，也可能造成椎间盘膨隆。这类损伤可能没有任何症状，仅能通过磁共振成像（MRI）发现。

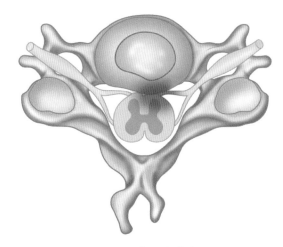

图 10.8　椎间盘膨隆

病　因

年龄因素造成的椎间盘磨损和退化；连接椎骨的韧带过度伸展；用错误的重量训练不断地造成拉伤。

症状和体征

从背部向腿部放射的疼痛（腰椎间盘）；从背部向肩部放射的疼痛（颈椎间盘）；臀部、背部、上肢或下肢麻木或刺痛。

## 处理不及时的后果

椎间盘膨隆可能没有症状，必须借助医学影像才能确诊。但随着病程的发展，膨隆的椎间盘可能开始压迫神经并引起疼痛。椎间盘突然承受压力（如突然的动作或举重），可造成椎间盘破裂或脱出，而这类损伤的疼痛更剧烈，需要休息和康复。

## 紧急处理

停止压迫椎间盘的活动；休息，对患处交替进行冷敷和热敷，以缓解炎症与疼痛。

## 康复和预防

椎间盘膨隆通常是年纪增长的自然结果，但某些病例可进一步发展成椎间盘脱出。从严重程度上说，椎间盘膨隆属于可控性损伤，而更严重的椎间盘脱出则属于不可控性损伤。为预防椎间盘膨隆，应尽可能避免对背部造成不必要的压力。

## 长期预后

较严重的椎间盘膨隆日后可能破裂，继而导致椎间盘内部物质渗入椎管。较轻微的椎间盘膨隆，休息与冷敷通常足以使伤者恢复无痛正常活动的能力。

## 059 椎骨应力性骨折

腰椎上、下关节靠椎弓峡部连接，而这里正是椎弓最脆弱的部位。过度使用腰椎可致椎弓峡部出现裂痕或断裂，严重时使椎骨脱位，即椎骨应力性骨折又称滑椎症（图10.9）。最下方的第5腰椎是脊柱与骨盆接合处，亦是椎骨骨折最常发生的部位。

　　滑椎症是脊柱过度劳损或过度伸展导致的常见运动损伤。它见于体操、举重和橄榄球等运动，尤其常见于正在快速生长发育的青春期运动员。

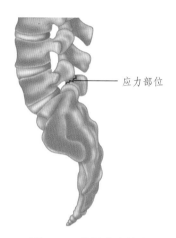

应力部位

**图 10.9　椎骨应力性骨折**

病　因

　　先天性关节间部缺陷；腰椎过度劳损、屈曲、过伸或扭转造成的机械应力；人体青春期快速生长发育。

症状和体征

　　整个腰部疼痛；肌肉痉挛引起背部僵硬；腘绳肌紧张，造成身体姿势改变。

处理不及时的后果

　　若椎骨骨折引起的滑椎症被忽视，则可能恶化并导致运动能力丧失。骨裂需要充足的时间才能愈合，即骨重建。一旦发展成骨折，病情加重，则最终可能需要手术。

## 紧急处理

休息，避免腰椎劳损或对其造成压力；冷敷患处，使用抗炎药和镇痛药，以缓解炎症和疼痛。之后进行热敷，促进血液流动，加速愈合。

## 康复和预防

损伤完全愈合后（根据严重程度不同，需要 6 周或更长时间），应在避免腰椎过度劳损的同时，开展腰椎柔韧性与力量训练。注意，训练应避免在水泥地等硬地面上进行，否则会增加对腰椎的压力。

## 长期预后

有别于大多数应力性骨折，滑椎症一般不会自然痊愈。但对于不严重的病例而言，只要予以充分的休息时间，则骨重建可以修复骨折。如果通过休息与正常的康复过程未能恢复活动能力，并且疼痛长期持续，就可能需要脊柱手术（将腰椎与骶骨融合）。

# 康复方案

下列治疗方案是大多数背部和脊柱软组织损伤（如挫伤、挥鞭伤、斜颈）的通用方案。这个治疗方案不适用于背部和脊柱骨性结构损伤和椎间盘损伤。请注意，每次受伤的病情都是独特的，可能需要采取与下述方法不同的治疗。请咨询医生，以获得量身定制的治疗方案。

**第 1 步**：目的是缓解伤处的炎症和疼痛。需要限制伤处的所有活动，休息和冷敷。根据损伤的严重程度，这一步可能持续 48～72 小时，或者直到炎症和疼痛显著缓解。

**第 2 步**：改善伤处的血运，从而增加氧和营养物质的供给，加快愈合的速度。这一步最好利用热疗、超声波、经皮神经电刺激疗法和按摩来完成。可以引入强度很低的运动，只要不引起任何疼痛即可。根据损伤的严重程度，这一步可能持续3天到3周，或者直到正常运动相对无痛时为止。

注意：耐心是成功完成康复所必需的重要品质，在正常运动相对无痛之前，不要开始第3步。

**第3步**：目的是恢复因受伤而丧失的体能素质。实现目的的步骤尤为重要，应遵循以下步骤。

- 通过低强度的运动扩大活动范围。首先弯曲和伸直受伤部位，同时向前、后、左、右移动。当做这些简单动作更加自如时，开始增加一些旋转动作。将受伤部位从一侧转到另一侧，并进行顺时针和逆时针旋转。当你能自如且相对无痛地完成这些动作时，可以开始下一组训练。请记住，这是活动范围训练，而不是拉伸。只需让受伤部位进行全范围的活动，不要用力或施加压力。具体见图10.10。

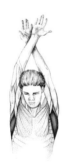
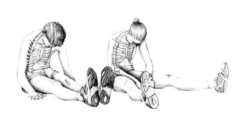

（1）站姿背部拉伸。站立，双手交叉，手臂举过头，尽可能举高。

（2）坐姿前屈背部拉伸。坐在地面，双腿朝前伸直或打开成45度角。保持脚尖指向上方，手臂垂于体侧或放在大腿上。放松背部和颈部，然后让头部和胸部向前落。

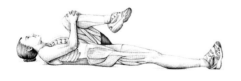
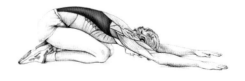

（3）仰卧抱膝触胸拉伸。仰卧，保持一条腿平放在地面。用手抱住另一条腿的膝盖，拉向胸部。

（4）跪姿背部拉伸。跪在地面，手臂伸向前方。头向前落，把臀部推向脚。

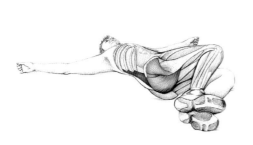

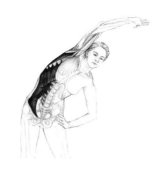

（5）仰卧扭转拉伸。仰卧，双膝并拢，微微抬高。双臂向两侧伸出，让背部和髋部随着膝盖转动。

（6）站姿外侧拉伸。站立，双脚分开与肩同宽，然后身体向一侧弯曲，手臂伸过头顶。不要前屈。

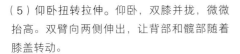

**图 10.10　背部和脊柱活动范围训练**

- 增强力量和柔韧性。从等长收缩开始比较安全，这是一种力量训练，受伤部位不动，但要发力，收缩肌肉；然后再进行传统的力量训练，会用到肌肉的离心和向心收缩。进行轻柔的静态和被动拉伸训练也很重要。在静态拉伸时重复前一阶段的活动范围训练，开始轻轻地发力和施加柔和的压力，以扩大活动范围，并让伤处为更剧烈的活动做好准备。具体见图 10.11。

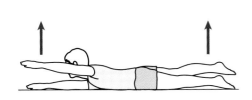

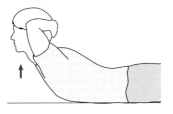

（1）四足游泳。俯卧，髋部下方垫一个枕头，手臂沿头侧向前伸直，向上略微抬高一只手臂和对侧的腿；然后慢慢地放下；用另一侧手臂和腿重复动作。重复 5～10 次。

（2）曲臂躯干伸展。俯卧，双手放在头后，肘关节弯曲；略微抬高头、手臂和躯干；坚持 2 秒，然后慢慢放下。重复 10～15 次。

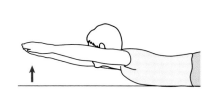

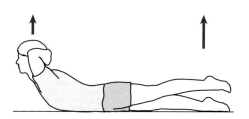

（3）直臂躯干伸展。俯卧，手臂沿头侧向前伸直；略微抬高手臂、头和躯干；坚持 2 秒，然后有控制地放下。重复 10～15 次。

（4）交替抬腿躯干伸展。俯卧，手放在头后，肘关节弯曲；略微抬高头、手臂、躯干和一条腿，保持腿伸直；然后回到起始姿势，再用另一条腿重复动作。重复 10～15 次。

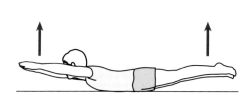

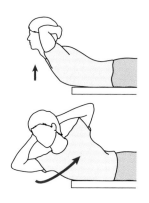

（5）抬腿、手臂躯干伸展。俯卧，手臂沿头侧向前伸直，略微抬高手臂、头、躯干和腿；然后有控制地放下。重复 10～15 次。

（6）扭转躯干伸展。俯卧，胸伸出床或训练椅的边缘，手放在头后，肘关节弯曲，略微抬高头、手臂和躯干，转向一侧；回到起始姿势，然后抬高头、手臂和躯干，转向另一侧。重复 10～15 次。

**图 10.11　背部和脊柱力量训练**

- 改进平衡性和本体感觉。一旦感到受伤部位的力量恢复了，就可以加入一些平衡性训练。这些训练对帮助恢复伤处周围的受损神经很重要。从简单的平衡性练习开始，比如沿直线行走或在平衡木上保持平衡。逐渐过渡到单腿平衡练习，之后可尝试闭眼单腿平衡练习。适应上述练习后，可加入更难的训练，如使用摇板、健身球、平衡垫或泡沫轴的动作。具体见图 10.12。

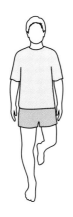

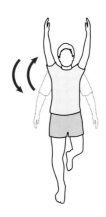

（1）单腿站立，尽可能久地保持平衡，然后放松10秒。重复3～5次。

（2）单腿站立，在不同方向举起和放下手臂，尽可能久地保持平衡，然后放松10秒。重复3次。

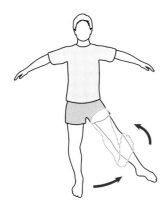

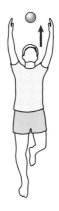

（3）单腿站立，向外侧抬高另一条腿，用这条腿向内画圈，坚持到失去平衡为止，然后放松10秒。重复3次。

（4）单腿站立，向上抛球并接住，保持平衡并完成尽可能多的次数，然后休息10秒。重复3次。变式：向墙面或搭档抛球。

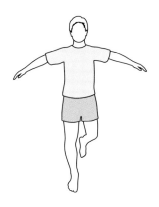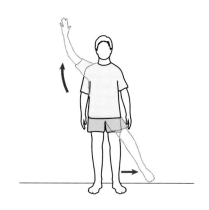

（5）单腿站立，闭上眼睛保持平衡，然后休息10秒。重复3~5次。

（6）单腿站立，将重心微微移向站立的腿，并把同侧的手臂举过头；对侧的腿向外抬起，将其向内、向外移动3次，脚不要碰到地面，然后回到起始姿势。重复5次。

**图 10.12　背部和脊柱平衡性训练**

- 动态体能训练和增强式训练。这时可以加入动态体能或增强式训练来增强受伤部位的力量，改善本体感觉。与所从事的运动相关的动态拉伸和训练可作为好的开始。技能练习和体能训练是衡量体能水平和受伤部位力量的好方式。增强式训练是另一个有助于恢复的好工具。增强式训练是爆发性运动——肌肉离心收缩后迅速向心收缩，会用到各种跳跃动作。这些活动强度很高，所以谨记要轻松地开始，逐渐增加强度，不要过度兴奋，也不要过度训练，避免因为错误的训练再次受伤。具体见图10.13。

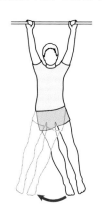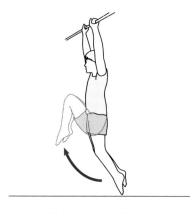

（1）悬垂摆腿。双手吊在横杆上，双腿并拢，膝关节和躯干伸直。双腿向左右两侧摆动。重复3~10次。

（2）悬垂屈伸。双手吊在横杆上，膝关节弯曲，向胸部抬起；向下伸直膝关节，双腿后踢伸直。重复3~10次。

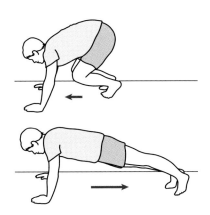

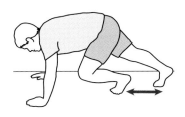

（3）俯身交替收腿。蹲下，把手平放在地板上，手指朝前；用手支撑，两条腿交替向后蹬，然后向前收回。快速重复10~20次。

（4）立卧撑。蹲下，用手和脚趾支撑，肘关节和膝关节伸直；用手支撑，向前跳，膝盖收向胸，然后快速向后跳，回到起始姿势。重复5~20次。

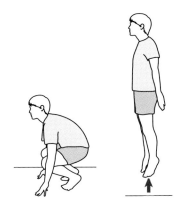

（5）深蹲跳。站立，一只脚稍稍在另一只脚前；蹲下，用手触地面，然后跳起，在空中变换脚的位置，落地时前后脚交替。快速重复5~20次。

**图10.13　背部和脊柱动态体能训练和增强式训练**

**第4步：**预防再次受伤。首先反思自己受伤的原因，是意外吗？还是负荷过重（过度训练）？或是生物力学问题？如果是意外，尽可能避免将来再次发生；如果是负荷过重，要相应地调整训练计划；如果问题出在生物力学方面，要改善肌肉力量的不平衡和柔韧性的不足，并由教练、训练员或生物力学专家指导改进动作技术和姿势。

第11章

# 胸部和腹部运动损伤

## 解剖和生理

　　肋骨不仅保护胸腔内的器官，还在呼吸中起关键作用。附着于肋骨的肌肉负责扩大胸腔，以让空气顺利进入肺部。由于以软骨为附着部，因此肋骨比其他许多骨骼更具柔韧性。肋骨在身体前方附着于胸骨和 / 或肋缘，并在后方与胸椎形成关节。

　　人体共有 12 对肋骨，分为真肋、假肋和浮肋（图 11.1）。第 1～7 对肋骨称为真肋，通过肋软骨直接与胸骨相连；第 8～10 对肋骨称为假肋，与肋软骨相连，但不直接与胸骨相连；第 11、12 对肋骨称为浮肋，末端游离，不与肋软骨和胸骨相连。

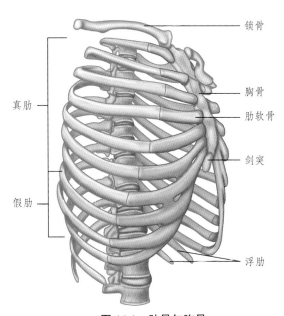

图 11.1　肋骨与胸骨

呼吸对维持生存和运动至关重要。因此，参与呼吸的主要骨骼肌值得注意。呼吸的原理如图 11.2 所示。

膈肌为主要的呼吸肌。膈肌收缩时膈顶下降，从而使胸部向各个方向扩张。膈肌一方面通过增加腹内压帮助脊柱维持稳定，另一方面与腹横肌协作控制躯干动作，并增强人在运动时的呼吸，尤其是在四肢运动时。

肋间肌的最外层负责胸腔的侧向扩张，并在吸气时维持肋骨稳定。更深层的肋间内肌动作与肋间外肌相反，负责运动时的用力呼气。从解剖结构上说，肋间肌与腹内斜肌、腹外斜肌关系密切。

腹肌是参与用力呼气过程的主要肌肉群。这些肌肉能够改变腹内压，以协助肺部排空气体，并传递膈肌产生的压力。人体躯干内部由膈肌、盆底肌和腹壁共同构成一个封闭的圆柱体，腹内压正是在这个圆柱体内产生的压力（图11.3）。腹内压越高，躯干与骨盆就越稳定。

盆底肌是一些肌肉与软组织的统称，它们共同构成了腹腔－骨盆腔的底部。盆底肌参与维持腹内压，并稳定躯干与骨盆，但其主要作用是支撑骨盆内的器官和维持人体正常的排尿机制。

还有其他一些肌群辅助主要呼吸肌群的功能，当训练强度提高时，它们会

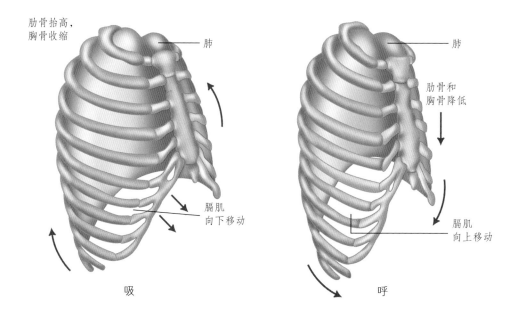

肋骨抬高，
胸骨收缩

肺

肺

肋骨和
胸骨降低

膈肌
向下移动

膈肌
向上移动

吸

呼

图 11.2　呼吸原理

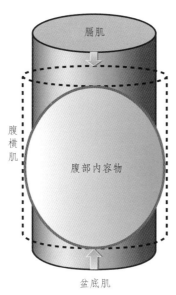

膈肌

腹横肌

腹部内容物

盆底肌

图 11.3　腹内压

被激活，以维持呼吸加强时的身体稳定。例如，斜角肌固定第 1、2 对肋骨在呼气时的位置，对抗腹肌收缩的影响，以辅助深呼吸。

在颈椎保持稳定的前提下，做中等吸气到深吸气，胸锁乳突肌可上提胸骨，扩大胸腔的前后空间。在肩胛骨稳定的前提下，前锯肌可侧向扩大胸腔空间，同样起着辅助呼吸的作用。

用力吸气时，胸肌可上提肋骨，同时斜方肌和前锯肌保持肩胛骨稳定，以防肩胛骨外翻。背阔肌参与用力吸气与呼气过程。竖脊肌可伸展胸椎、上提肋骨，起着辅助呼吸的作用。腰方肌则可稳定第 12 对肋骨，避免其在呼吸过程中向上移动。

前侧的腹壁肌群在肋骨与骨盆之间，它们起着支撑躯干、使身体运动、维持腹腔器官位置和支撑腰部的多重作用。腹壁肌群共有四层肌肉。最深层的腹壁肌肉为腹横肌，其肌纤维走向大致呈水平；中间偏下层为腹内斜肌，其肌纤维走向与更外层的腹外斜肌纤维走向交叉，类似"X"形。这三层之上为腹直肌，肌纤维走向垂直，分布于腹部中线两侧。从外观看来，腹直肌饱满的状态即在训练良好的运动员身上所见的"六块腹肌"（图 11.4）。

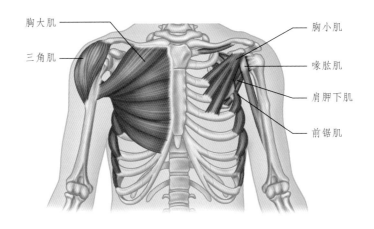

胸大肌　胸小肌
三角肌　喙肱肌
　　　　肩胛下肌
　　　　前锯肌

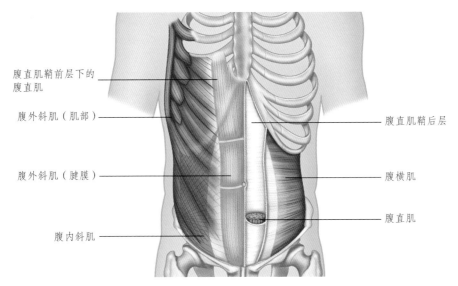

腹直肌鞘前层下的
腹直肌

腹外斜肌（肌部）　　　　　　　　腹直肌鞘后层

腹外斜肌（腱膜）　　　　　　　　腹横肌

　　　　　　　　　　　　　　　　腹直肌

腹内斜肌

**图 11.4　胸部与腹部肌肉前面观**

# 060　肋骨骨折

橄榄球、曲棍球等接触性运动，或任何可能造成摔倒或胸部钝性伤的运动均存在较高的致肋骨骨折风险。此外，极限运动、马术和武术等运动也可能导致这类损伤。人体摔倒或受到钝性伤后的肋骨疼痛和压痛，尤其当出现呼吸困难的症状时，应当总是怀疑肋骨骨折并立即就医。肋骨或肋软骨组件骨折后，它们对胸腔的支撑与保护作用减弱，从而可能影响胸腔的扩张能力，使吸气不充分，摄氧量不足。任何一根肋骨均可能骨折，而受损的通常不止一根肋骨（图11.5）。

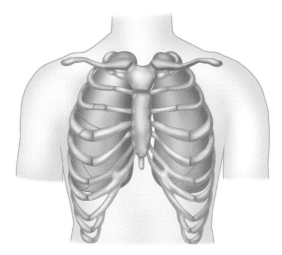

图 11.5 肋骨骨折

## 病　因

胸部正面、侧面或背面受到重击；摔倒时胸部正面、侧面或背面着地；用力咳嗽，常见于包括骨质疏松症在内的骨病患者。

## 症状和体征

骨折处疼痛、压痛，胸骨或肋骨受到按压或挤压时可感觉到；疼痛和呼吸困难，尤其在吸气时；伤者在呼吸过程中可能出现胸廓不规则运动及肿胀。

## 处理不及时的后果

伤者如未及时治疗，不仅疼痛剧烈，还可能因为呼吸微弱而造成肺部感染。吸气不足也可导致血氧浓度降低。骨断端可能与胸廓分离，损害下方脆弱的肺组织，引发气胸或其他损伤，甚至可能累及心脏。此外，胸腔整体的稳定性也会因肋骨骨折而受损。

### 紧急处理

若怀疑肋骨骨折，则应立即就医。冷敷和使用抗炎药，可缓解疼痛。在获得专业治疗前，可能需按住受累部位以使其稳定，但该操作不宜过久，否则深呼吸受限将不利于肺组织健康。

### 康复和预防

休息对于肋骨骨折伤者的康复至关重要。每小时至少应进行一次深的腹式呼吸，以确保肺组织尽可能充分地参与呼吸，并避免肺炎。此外，还应在完全康复前注意保护好伤处。由于胸部必须时刻参与呼吸，无法做到完全休息，因此肋骨骨折所需的康复时间较长，为6~8周。恢复活动后，还应再穿戴缓冲垫1~2周。

增强胸肌和背肌、佩戴合身的护具有助于保护肋骨。预防肋骨骨折最重要的是避免肋骨受到创伤。

### 长期预后

经充分休息后，肋骨骨折通常可痊愈。肋骨首次骨折完全康复后，发生骨折的风险与此前无异。骨折肋骨的数量可能会影响整体康复所需的时间。若肋骨骨折伴有心、肺等部位的并发损伤，则康复所需时间将长得多。

## 061 连枷胸

肋骨形成一个笼状结构，保护着胸腔内的重要器官。多处肋骨骨折，会导致肋骨的某些部分与胸廓分离，胸壁不再是一个整体，造成连枷胸（图 11.6）。这种损伤非常严重，不仅可能危及胸腔内脆弱的器官，还可能影响肋骨及胸壁

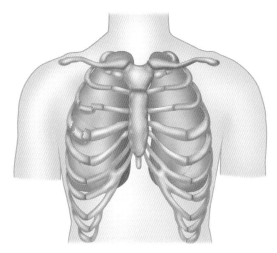

图 11.6　连枷胸

在呼吸中所起的作用，因此应立即送医急救。单根肋骨的多处发生断裂时，也会影响胸廓的完整性，并使胸壁丧失其支撑。当多根肋骨同时骨折时，伤势将变得更严重。当肋软骨随着肋骨骨折而断裂时，也可能发生连枷胸。这类损伤发生后，胸腔扩张能力变弱，呼吸变得不规律和不充分。呼吸过程中胸壁出现矛盾运动是连枷胸的常见症状，即吸气时胸壁塌陷和呼气时胸壁扩张。

## 病　因

肋骨受到钝性创伤；胸部正面、侧面或背面受到直接重击，或摔倒时着地；胸腔受到挤压伤；未治疗的肋骨骨折受到其他创伤。

## 症状和体征

呼吸过程中胸壁反常运动，胸壁某部位看似不与其他部位同步运动，或与正常呼吸的胸壁升降方式相反；疼痛和压痛；呼吸困难；伤处有擦伤甚至肿胀；肋骨骨折部位的胸壁失去稳定性。

## 处理不及时的后果

连枷胸伤者折断的肋骨游离出来，可伤及下方脆弱的心肺组织，导致气胸（气体进入胸膜腔，导致肺部分或完全塌陷）或血胸（血液积聚在胸膜腔内）。连枷胸引起疼痛和胸壁稳定性丧失，因而影响肺活量和呼吸。当肺部无法正常通气时，会出现缺氧（血氧含量和组织氧含量下降）、肺不张，可导致肺炎和其他呼吸道并发症。

## 紧急处理

因为可能出现的并发症，连枷胸伤者须送急诊。冷敷和使用抗炎药或止痛药，可缓解疼痛。在获得专业治疗前，可能需通过按住受伤部位以使其稳定。但该操作不宜持续过久，否则会限制肺的正常通气。

## 康复和预防

休息是连枷胸康复过程中最重要的环节，保护伤处也很重要。伤者应慢慢恢复活动，并坚持用护具保护受伤部位。待骨折愈合后，伤处的周边肌肉也需要循序渐进和谨慎的康复训练。增强胸肌和背肌可以保护肋骨。运动中用护具保护肋骨的侧面，并避免肋骨受到创伤，可以预防连枷胸。

## 长期预后

经充分休息与康复后，连枷胸可以完全康复。但某些病例需要手术固定断裂的肋骨。当多根肋骨骨折或每根肋骨多处骨折时，所需的康复时间将更长。若伤及肋骨下方的组织或支持性组织，则整体康复时间也将更长。

## 062 腹肌拉伤

腹肌拉伤由肌纤维过度伸展和 / 或撕裂导致，常见于各类运动。肌纤维撕裂比较轻微，但在严重情形下，肌肉可能会断裂。

## 病　因

腹肌过度伸展；肌肉在收缩时被迫伸展；躯干突然做猛烈动作；直接创伤。

## 症状和体征

伤处疼痛；腰部疼痛；肌肉痉挛，偶见挫伤。

## 处理不及时的后果

腹肌拉伤较常见，通常在休息后即可好转，但若持续进行高强度训练且未给受伤腹肌充分康复时间，则可能加重肌肉和肌腱的损伤，进而延长疼痛和活动受限时间。

## 紧急处理

按"RICER"步骤处理；使用抗炎药和镇痛药。

## 康复和预防

休息和充足的愈合时间足够让腹肌拉伤的运动员完全恢复受伤前的运动能力。可进行旨在增强腹肌力量的针对性训练，如慢速、重复性的腹肌与脊柱训练。注意正确运用运动技术，并在运动前充分拉伸，可预防腹肌拉伤。

## 长期预后

腹肌拉伤的严重程度大体上可分为轻、中、重三类，每种的康复方式类似，但所需时间不一。总体上，伤者都可完全恢复正常运动。无严重并发症时，腹肌拉伤无须手术。

## 康复方案

下列治疗方案是大多数胸部和腹部软组织损伤（如扭伤、拉伤、肌腱炎）的通用方案。这个治疗方案不适用于胸部和腹部骨性结构损伤，如骨折。请注意，每次受伤都是独特的，可能需要采取与下述方法不同的治疗。请咨询医生，以获得量身定做的治疗方案。

**第1步：** 目的是缓解伤处的炎症和疼痛。需要限制伤处的所有活动，休息和冷敷。根据损伤的严重程度，这一步可能持续48～72小时，或者直到炎症和疼痛显著缓解。

**第2步：** 改善伤处的血运，从而增加氧和营养物质的供给，加快愈合的速度。这一步最好利用热疗、超声波、经皮神经电刺激疗法和按摩来完成。可以引入强度很低的运动，只要不引起任何疼痛即可。根据损伤的严重程度，这一步可能持续3天到3周，或者直到正常运动相对无痛时为止。

注意：耐心是成功完成康复所必需的重要品质，在正常运动相对无痛之前，不要开始第3步。

**第3步：** 目的是恢复因受伤而丧失的体能素质。实现目的的步骤尤为重要，应遵循以下步骤。

- 通过低强度的运动扩大活动范围。首先弯曲和伸直受伤部位，同时向前、后、左、右移动。当做这些简单动作更加自如时，开始增加一些旋转动作。将受伤部位从一侧转到另一侧，并进行顺时针和逆时针旋转。当你能自如且相对无痛地完成这些动作时，可以开始下一组训练。请记住，这是活动范围训练，而不是拉伸。只需让受伤部位进行全范围的活动，不要用力或施加压力。具体见图11.7。

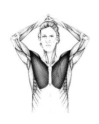

（1）双手过头胸部拉伸。直立，十指交扣。手臂弯曲，双手放在头顶，同时把肘关节和手向后推。

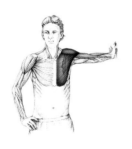

（2）单侧胸部拉伸。站立，一只手臂向后伸展，与地面平行。用手抓住固定物体，然后让肩部和身体远离伸出的手臂。

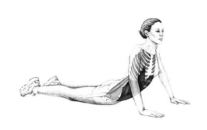

（3）腹部拉伸。俯卧，双手放在肩旁。保持髋部着地，看向前方，手臂伸直撑起上半身。

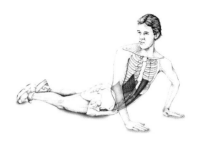

（4）旋转腹部拉伸。俯卧，双手放在肩旁。保持髋部着地，看向前方，手臂伸直撑起上半身。然后缓慢的弯曲一只手臂，同侧肩部向地面转动。

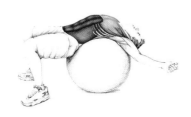

（5）健身球腹部拉伸。坐在健身球上，慢慢把球向臀部的方向推，同时背往后仰。让背和肩部落在球上，张开手臂，垂在两侧。

**图 11.7　胸部和腹部活动范围训练**

· 增强力量和柔韧性。从等长收缩开始比较安全，这是一种力量训练，受伤部位不动，但要发力，收缩肌肉；然后再进行传统的力量训练，会用到肌肉的离心和向心收缩。进行轻柔的静态和被动拉伸训练也很重要。

在静态拉伸时重复前一阶段的活动范围训练，开始轻轻地发力和施加柔和的压力，以扩大活动范围，并让伤处为更剧烈的活动做好准备。具体见图 11.8。

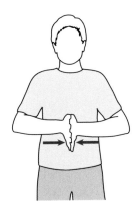

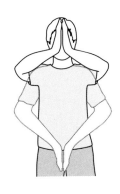

（1）坐下或站立，手臂放在身体前方，肘关节弯曲，手指朝前，合掌、用力推，坚持 5 秒，然后放松。重复 3～6 次。

（2）重复上一个动作，把手举到面前，然后落到腹部前方。

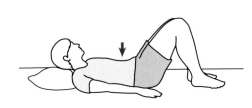

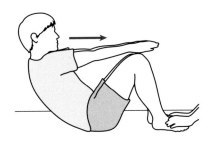

（3）深层腹肌控制。仰卧，屈膝，头下垫一两个枕头，向内收紧腹肌，骨盆略微后倾，让脊柱完全贴紧地面；保持正常呼吸；用手查看腹肌是否收紧，在肋骨和骨盆间形成一个凹陷，确保腹肌不向外凸起。重复5～10 次。

（4）仰卧起坐。仰卧，屈膝，手放在大腿上，脚踩紧地面或由搭档按住，抬起头、肩和躯干，让手刚刚过膝，保持下巴内收；慢慢回到起始姿势，放松。重复 5～10 次。

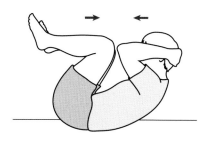 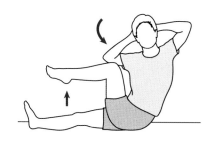

（5）屈膝两头起。仰卧，腿伸直，手抱住头后，屈膝抬向胸部，同时抬起头、手臂和躯干，让膝盖触碰肘部；缓慢回到起始姿势。重复10～15次。

（6）仰卧对角交替收膝。仰卧，腿伸直，手抱住头后，弯曲一侧膝盖，收向胸部，同时抬起头、手臂和躯干，转动躯干，让弯曲的膝盖触碰对侧肘部；有控制地回到起始姿势；用另一侧重复动作。重复10～15次。

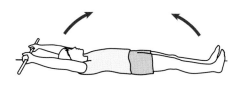 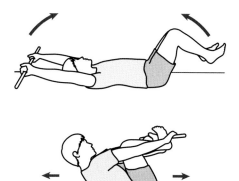

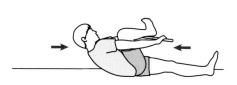

（7）复合腹部强化。仰卧，腿伸直，手臂伸过头，双手握住一根木棍，弯曲一侧膝盖，收向胸部，同时手臂抬起，越过头，把木棍送到弯曲的膝盖下，然后有控制地回到起始姿势；用另一侧重复动作。重复10～15次。

（8）超级腹部强化。仰卧，腿伸直，手臂伸过头，双手握住一根木棍，弯曲膝盖，收向胸部，同时手臂抬起，越过头；把木棍送到脚下，伸直膝盖，保持腿在空中，然后有控制地回到起始姿势。重复10～15次。

图11.8 胸部和腹部力量训练

- 改进平衡性和本体感觉。一旦感到受伤部位的力量恢复了，就可以加入一些平衡性训练。这些训练对帮助恢复伤处周围的受损神经很重要。从简单的平衡性训练开始，比如用手和膝爬行。逐渐进展到像在摇板、健身球或平衡垫上保持俯撑姿势的训练。
- 动态体能训练和增强式训练。这时可以加入动态体能或增强式训练来增强受伤部位的力量，改善本体感觉。与所从事的运动相关的动态拉伸和训练可作为好的开始。技能练习和体能训练是衡量体能水平和受伤部位力量的好方式。增强式训练是另一个有助于恢复的好工具。增强式训练是爆发性运动——肌肉离心收缩后迅速向心收缩，会用到过顶掷球和击掌俯卧撑等动作。这些活动强度很高，所以谨记要轻松地开始，逐渐增加强度，不要过度兴奋，也不要过度训练，避免因为错误的训练再次受伤。具体见图 11.9。

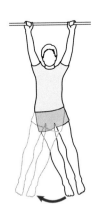

（1）悬垂摆腿。双手吊在横杆上，双腿并拢，膝关节和躯干伸直。双腿向左右两侧摆动。重复 3～10 次。

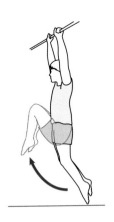

（2）悬垂屈伸。双手吊在横杆上，膝关节弯曲，向胸部抬起；向下伸直膝关节，双腿后踢伸直。重复 3～10 次。

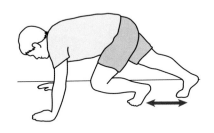

（3）俯身交替收腿。蹲下，把手平放在地板上，手指朝前；用手支撑，两条腿交替向后蹬，然后向前收回。快速重复 10～20 次。

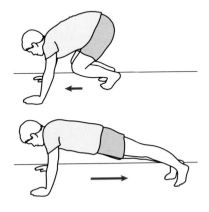

（4）立卧撑。蹲下，用手和脚趾支撑，肘关节和膝关节伸直；用手支撑，向前跳，膝盖收向胸，然后快速向后蹬腿，回到起始姿势。重复 5～20 次。

图 11.9　胸部和腹部动态体能训练和增强式训练

　　**第 4 步**：预防再次受伤。首先反思自己受伤的原因，是意外吗？还是负荷过重（过度训练)？或是生物力学问题？如果是意外，尽可能避免将来再次发生；如果是负荷过重，要相应地调整训练计划；如果问题出在生物力学方面，要改善肌肉力量的不平衡和柔韧性的不足，并由教练、训练员或生物力学专家指导改进动作技术和姿势。

## 第12章

# 髋部、骨盆和腹股沟运动损伤

## 解剖和生理

下肢带骨由一对髋骨构成，不仅为脊柱与骨盆内器官提供稳定而强壮的支撑，还起着连接脊柱与下肢的作用（图12.1）。

两块髋骨在前侧以耻骨联合相接，耻骨联合是一个由强壮的韧带和纤维软骨盘强化的稳定关节。两块髋骨与后方的骶骨与尾骨组合成一个盆状结构，即骨盆。出生时，每块髋骨由髂骨、坐骨和耻骨三骨构成。三骨最终融合，在它们的融合处形成一个半球深窝，称为髋臼，这是与股骨头接合处。尽管成人髋骨是一整块骨头，但解剖学上还是习惯把它分为三个部分。

髂骨是一块向外展开的大型骨，构成了髋骨最大、最高的部分。双手放于髋部时，可触摸到髂嵴。髂嵴在前侧止于髂前上棘，在后侧止于髂后上棘。髂

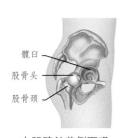

髋臼
股骨头
股骨颈

右腿髋关节侧面观

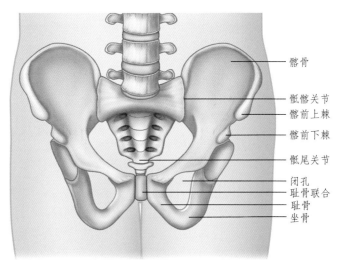

髂骨
骶髂关节
髂前上棘
髂前下棘
骶尾关节
闭孔
耻骨联合
耻骨
坐骨

**图 12.1 下肢带骨前面观**

后上棘虽然难以触摸到，但其位置就在骶区的皮肤凹陷处，大致位于第 2 骶后孔的高度。

　　坐骨是髋骨的后、下部分，大致呈拱形。坐骨底部是粗糙、肥厚的坐骨结节，它承载着坐下时人体的全部重量。耻骨是髋骨的前、下部分，由两块耻骨支构成。

　　臀部和髋部肌肉如图 12.2 所示。构成臀部的大型肌肉是三块臀肌：臀大肌（人体最大的肌肉）、臀中肌和臀小肌。臀大肌是浅层肌肉，与阔筋膜张肌一起移行于髂胫束——阔筋膜的外侧增厚部分。在站立时，臀大肌起支撑作用，把骨盆稳定在股骨上；在伸腿时，臀大肌维持膝关节的伸展。此外，臀大肌还是强大的髋伸肌。臀中肌和臀小肌使股骨在髋关节处外展，并稳定骨盆，防止脚从地面抬起时（如走路）骨盆倾斜。

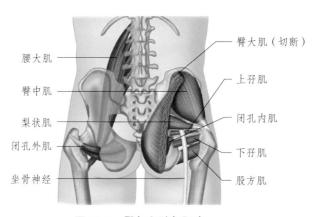

左侧标注（自上而下）：腰大肌、臀中肌、梨状肌、闭孔外肌、坐骨神经
右侧标注（自上而下）：臀大肌（切断）、上孖肌、闭孔内肌、下孖肌、股方肌

**图 12.2　臀部和髋部肌肉**

　　梨状肌是一块小的三角形肌肉，起于骶骨前面，经坐骨大孔出骨盆，止于股骨大转子。梨状肌协助髋关节外旋，在髋屈时外展大腿，并帮助让股骨头稳定在髋臼中。

　　髂腰肌和腿部内收肌群如图 12.3 所示。腹股沟是大腿内侧及躯干与腿部连接的区域。这里的肌肉包括耻骨肌、短收肌、长收肌、股薄肌和大收肌。这些肌肉负责把腿部拉向人体中线并可使之抬起，它们附着在骨盆和股骨上，有的止点较高，有的止点则更靠近膝盖。

　　髂腰肌实际上由髂肌和腰大肌两块肌肉组成，髂肌起于髂骨，腰大肌起于腰椎。两者经一条共同的肌腱附着在股骨顶端。髂腰肌是髋关节主要的屈肌，

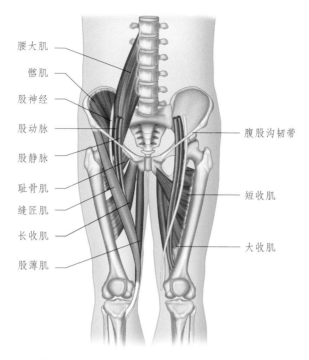

图 12.3　髂腰肌、腿部内收肌群和骨盆前面观

髂腰肌和股直肌的功能是把股骨拉向腹部，或反过来使腹部拉向腿部（如仰卧起坐）。跑步、自行车、足球运动员，远足爱好者，以及常需要跳跃的人，均有髋屈肌拉伤的风险。

## 063　髋屈肌拉伤

髋屈肌位于髋部前侧，功能是使大腿抬起或在下肢固定的情况下使腰部向前、下弯曲（图 12.4）。自行车、跑步、踢腿和跳跃运动中都需要大量使用这个肌群。当肌肉承受新的负荷或不间断的重复压力，就可能过度拉伸或撕裂。

病　因

髋屈肌反复受到压力而未能获得充足的休息时间；在未充分热身或没有足

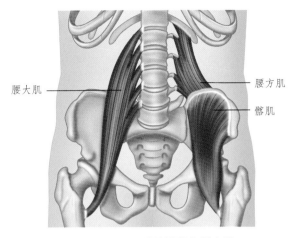

图 12.4　深层髋屈肌和腰方肌

够力量的情况下承受过大负荷；跑步、骑自行车或进行其他运动时姿势错误；髋关节强力的过伸。

## 症状和体征

髋部前侧腹股沟上部疼痛；大腿活动时髋关节疼痛；髋屈肌炎症、压痛。

## 处理不及时的后果

髋屈肌拉伤后若未及时治疗，可能会发展成慢性损伤，导致肌肉僵硬，可能引起其他损伤。受伤肌肉还可能继续撕裂，最终使附着部完全断裂。

## 紧急处理

停止加重髋屈肌伤势的活动；在受伤后的 48～72 小时冷敷伤处；使用抗炎药；之后改为热敷和按摩，以此促进血液循环、加速愈合。

## 康复和预防

训练对伤者康复和损伤预防至关重要。强壮、柔韧的肌肉适应性更强。拉伸髋屈肌、腹肌、腰部肌肉、股四头肌和腘绳肌，有助于减轻髋屈肌的负荷。加强髂腰肌、髋部其他肌肉、股四头肌、腰部肌肉和腹肌的力量，可帮助髋屈肌更好地应对突如其来的压力。

## 长期预后

尽管存在慢性疼痛与肌肉僵硬的风险，但髋屈肌拉伤通常可在充分休息与主动恢复（拉伸和力量训练）后完全康复。

## 064 髂嵴挫伤

髂嵴挫伤（图 12.5）一般是髂嵴及覆盖其上的肌肉的瘀伤，通常是由直接的重击引起。这类损伤最常见于橄榄球，在其他接触性运动中也会发生。

髂嵴挫伤通常是骨骼或肌肉的瘀伤，严重时可能出现骨裂或骨折。髂嵴（双手放于髋部能触摸到的突起）是髋屈肌群、腹肌和臀肌（负责旋转髋部）的附着部。当肌肉的附着处受伤时，肌肉参与的任何动作都将引起疼痛。

### 病 因

髋部受到直接冲击。

### 症状和体征

髂嵴疼痛、压痛；髋部运动时有疼痛，髋部承重时偶有疼痛（因为髂嵴附着的肌肉参与承重）；局部炎症、瘀伤和肿胀。

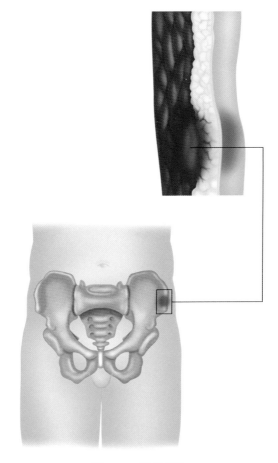

图 12.5　髂嵴挫伤

处理不及时的后果

　　若未及时治疗，疼痛与炎症可发展成慢性症状，并导致步态失调。若还发生骨裂或骨折，不及时治疗则将导致骨折畸形愈合，由此增加再次受伤的风险。

紧急处理

　　制动；立即冷敷；X线检查是否存在骨裂或骨折。

### 康复和预防

在运动中佩戴合适的护具，加强髋部周边支撑肌群的力量训练，都可起到缓冲和保护作用。遗憾的是，目前还没有多少措施可以预防摔倒和髋部的碰撞。

伤者在康复阶段需充分休息，直到疼痛缓解为止，然后才可逐步恢复活动。在完全无痛前，任何引起疼痛的活动都应该暂停。

### 长期预后

髂嵴挫伤很少造成长期残疾，大多数运动员在治疗和康复训练后可完全恢复运动功能。除非有严重的骨折，否则一般不需要手术。

## 065 撕脱骨折

撕脱骨折（图12.6）是肌腱或韧带附着部的骨质被猛烈牵拉，导致骨质分离。这类损伤通常因肌肉收缩时强力扭转，或肌肉做出爆发性的过伸或过屈动作。儿童发生撕脱骨折的风险较成人更高，这是因为成人肌腱或韧带通常在骨质撕脱之前已经撕裂，而儿童较软的骨质容易撕脱。撕脱骨折常见于13～17岁的男孩，但韧带－骨连接处也是中年人常见的受伤部位。

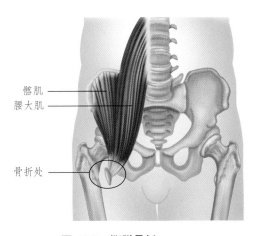

图 12.6 撕脱骨折

任何肌腱或韧带附着部均可发生撕脱骨折，而骨盆周围是高发部位。撕脱骨折最常见于主要肌腱附着的生长中的骨性突起。在儿童的生长板处，长骨仍在生长，因此较为脆弱，更易发生撕脱骨折。髂前上棘、髂前下棘与坐骨结节是三个最常发生撕脱骨折的骨性突起，相关的肌肉是缝匠肌、股直肌与腘绳肌。

## 病　因

肌腱或韧带因为强力扭转、伸展或屈曲而受到过大压力；某个关节受到直接冲击，造成韧带强力拉伸。

## 症状和体征

伤处疼痛、肿胀、压痛；局部突然疼痛，可能沿肌肉向下辐射。

## 处理不及时的后果

若未及时治疗，撕脱骨折可发展成肌肉及关节的长期功能障碍。骨折愈合不充分或畸形愈合可能导致其他肌肉受伤。

## 紧急处理

按"RICER"步骤处理；固定相关关节；使用抗炎药；立即就医。

## 康复和预防

受伤初期肌肉和关节应充分休息，之后加强肌肉与支撑韧带的力量训练，可以帮助恢复，预防再次受伤。循序渐进地恢复完整活动对防止再次受伤相当重要。

长期预后

经过正确的治疗，大多数简单的撕脱骨折可完全康复。少数病例可能需要手术修复骨折，特别是儿童生长板处的撕脱骨折。

## 066  腹股沟拉伤

正如任何拉伤一样，腹股沟拉伤（图 12.7）是大腿内侧内收肌群或其肌腱发生的过度伸展甚至撕裂。需要急转的运动，如足球、曲棍球等，最常发生腹股沟拉伤。这类损伤从轻微的肌肉过度伸展，到严重的肌纤维撕裂都有可能。同其他拉伤一样，腹股沟拉伤从轻到重分为一到三度。

因为腹股沟所在的位置及其功能，需要强力内收和外展腿部的运动比较容易发生这类损伤。伤处通常是肌腹－肌腱连接处，距离耻骨约 5 厘米。

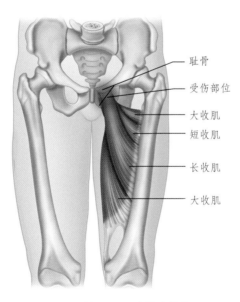

耻骨

受伤部位

大收肌

短收肌

长收肌

大收肌

图 12.7  腹股沟拉伤

病  因

髋部内收肌群强力伸展或收缩。

一度：轻度疼痛；内收肌群僵硬，但几乎不影响运动表现。

二度：严重程度更高的疼痛；有一些肿胀、压痛，关节活动范围受限；行走或慢跑时有疼痛。

三度：剧烈疼痛；明显肿胀，负重时有疼痛，有时在休息或夜间出现疼痛。

若未及时治疗，腹股沟拉伤会造成步态失调和慢性疼痛，可能导致其他部位受伤。轻微的肌肉撕裂可加重，最终发生肌纤维完全撕裂。

按"RICER"步骤处理；使用抗炎药；三度拉伤的伤者应就医。

轻微拉伤经初步治疗后，伤者可开展渐进式的拉伸和力量训练。更严重的拉伤则需更长的休息时间，并慢慢地恢复活动，在每次运动前做更多的热身。

为预防腹股沟拉伤，应在活动前做好热身，拉伸内收肌群，提高柔韧性，加强内收肌群、外展肌群、腹肌及髋屈肌群的力量训练，保持肌肉力量的平衡发展。

大多数腹股沟拉伤可以痊愈。仅最严重的拉伤——肌纤维完全撕裂，需要手术修复。

## 067 耻骨炎

耻骨炎（图 12.8）是耻骨联合及附近肌肉的炎症，属于慢性损伤，通常是因为肌肉力量不平衡、骨骼或肌肉受到重复性压力或损伤后未及时治疗。足球、曲棍球、短跑或任何需要跑、踢及快速侧向移动的运动员均容易发生这类损伤。

耻骨炎的受损部位是耻骨联合及其间的纤维软骨盘。虽然耻骨联合的稳定性不受影响，但是会有压痛。耻骨炎还会累及内收肌群与髋屈肌群。耻骨联合反复受到压力，或因重大创伤使受力方向改变，均可造成该部位结构变化，进而使附着于耻骨联合的肌肉力学对线改变。

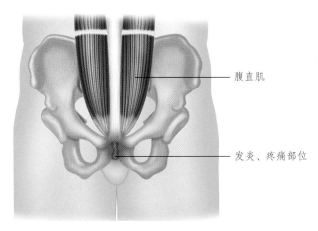

腹直肌

发炎、疼痛部位

**图 12.8 耻骨炎**

病 因

耻骨联合因跑、踢等动作反复受到压力；未治愈的创伤导致耻骨联合受力异常。

症状和体征

耻骨附近的内收肌群或下腹部疼痛；疼痛随着跑步、踢腿或蹬腿转向等动作加剧。

## 处理不及时的后果

若未及时治疗，耻骨炎可导致疼痛加剧和功能障碍。疼痛将使伤者在进行某些活动时姿势错误，造成其他部位受伤。

## 紧急处理

冷敷，停止任何可能加重伤势的活动；使用抗炎药。

## 康复和预防

待疼痛缓解后，可逐渐展开体育活动，恢复整个下肢带骨的柔韧性。若任何活动引起疼痛，则应停止。加强内收肌群与髋屈肌群的力量训练，有助于耻骨联合更有效地应对压力。进行跑、踢或其他直接冲击耻骨联合的活动前，进行适当的热身也很重要。

## 长期预后

经过正确的治疗，耻骨炎很少有后遗症。伤者可完全恢复关节的活动范围和肌肉力量。若疼痛与活动受限没有缓解，则应重新评估病情。

# 068 应力性骨折

肌肉疲劳引起骨表面反复受力或受到异常压力时，会导致应力性骨折。跑步、跳跃和其他高冲击运动可导致骨裂，甚至骨折。任何反复受到压力或冲击的骨均可能发生应力性骨折。

足部、小腿和髋部是最常发生应力性骨折的部位。当肌肉疲劳，无法再吸收冲击时，压力直接传给骨骼。久而久之，压力会在骨上造成小裂缝。某些肌肉的疲劳还会造成肌肉力量失去平衡，导致骨骼承受异常的压力，从而引发微小的骨折。耻骨、股骨颈及近端股骨干的应力性骨折常见于有氧舞蹈或长距离慢跑的运动员。股骨结构见图12.9。

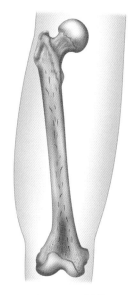

图 12.9　股骨

病　因

高冲击运动造成的重复性压力；跑道路面变化造成骨受到异常压力；肌肉力量不平衡使骨受到异常压力。

症状和体征

大范围疼痛；负重时疼痛；开始跑步时疼痛严重，进行到中途时疼痛减轻甚至消失，但在最后阶段或跑步结束后疼痛又加剧。

处理不及时的后果

若未及时治疗，应力性骨折可能加重，发展为完全性骨折；伤处的疼痛与自然防御机制又会引起其他部位的损伤。

**紧急处理**

最重要的就是休息；使用抗炎药。

**康复和预防**

应力性骨折的伤者在康复过程中，应慢慢恢复活动。骨折完全愈合通常需要 4～8 周，这段时间正好可用来找出造成应力性骨折的训练不当之处。康复期间，还需注意坚持不对伤处造成冲击的全身训练。

为预防应力性骨折，应在平常训练前正确热身，并使用良好的运动装备和器材（如避免穿破旧的跑鞋等）。训练强度的增加应循序渐进，平常还需注意摄入富含钙质的食物，帮助骨损伤修复和骨质生长。

**长期预后**

经过正确的治疗和康复训练，大多数应力性骨折可完全愈合，不会造成长期影响。极少数情况需手术植入钢钉固定骨折部位。

# 069 梨状肌综合征

梨状肌综合征（图 12.10）是坐骨神经受梨状肌压迫而引起的坐骨神经痛。运动姿势或步态不正确往往导致梨状肌紧张、僵硬，而这种状态的梨状肌又会压迫下方的坐骨神经，从而造成坐骨神经痛的症状。这种疼痛通常从臀中区开始，一直向下辐射至大腿后侧。就性别患病风险而言，女性患梨状肌综合征的概率是男性的 6 倍。

**病　因**

行走或慢跑时步态、姿势错误；臀部肌肉力量过弱和 / 或内收肌群过紧。

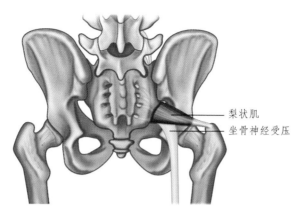

梨状肌
坐骨神经受压

图 12.10　梨状肌综合征

症状和体征

沿坐骨神经的疼痛；走路上楼梯或上坡时疼痛；久坐后疼痛加剧。

处理不及时的后果

若未及时治疗，可发展成慢性疼痛；紧张的梨状肌还可能发炎，刺激肌腱和肌腱附着点。

紧急处理

按"RICER"步骤处理；使用抗炎药；进行热敷和按摩，促进血液流动，加快恢复。

康复和预防

康复过程中，逐渐恢复活动和坚持拉伸髋部肌肉很关键。可从低强度或较短时间的训练开始。应找出造成梨状肌综合征的因素。加强臀肌的力量训练，增加内收肌群的柔韧性，均有助于缓解梨状肌所受的压力，防止梨状肌紧张。训练中保持良好的拉伸习惯，也有利于保持梨状肌的柔韧性。

长期预后

经过正确的治疗，梨状肌综合征很少造成后遗症。极少数病例需要注射糖皮质激素或用其他有创性方法来减轻症状。

## 070  髂腰肌腱炎

髂腰肌腱炎（图 12.11）通常是由于过度使用或不正确使用运动器械所致。髂腰肌及其肌腱可能因为反复的屈髋动作发炎，常见于跑步、跳跃，以及有大量屈髋和深蹲动作的力量训练。除肌腱外，偶尔髂腰肌滑囊也会发炎。

病  因

跑、跳及踢等动作中反复屈髋；髂腰肌受到创伤但未及时治疗。

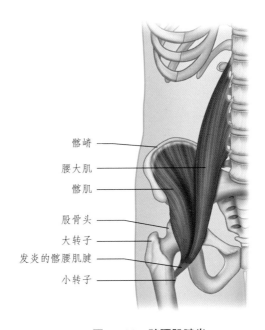

髂嵴
腰大肌
髂肌
股骨头
大转子
发炎的髂腰肌腱
小转子

图 12.11  髂腰肌腱炎

## 症状和体征

髋部运动有疼痛；腹股沟上部压痛；伤势呈发展趋势，疼痛将随着髋部活动而加剧。

## 处理不及时的后果

若不及时治疗，而且继续导致损伤的活动，肌腱炎最终可发展成髂腰肌撕裂，也可能进展成滑囊炎。

## 紧急处理

按"RICER"步骤处理；使用抗炎药；之后进行热敷和按摩，促进血液循环，加速恢复。

## 康复和预防

一旦疼痛在很大程度上得到缓解，就应开始相关肌肉的力量和柔韧性训练。增强髋伸肌群（臀大肌和腘绳肌）的柔韧性可加快恢复，并降低再次受伤的风险。训练前充分热身，并注意髋屈肌群与髋伸肌群的力量平衡发展，有助于预防这类损伤。

## 长期预后

髂腰肌腱炎通常仅需初步治疗和康复训练即可痊愈。若疼痛持续甚至加重，则需咨询专业医生的意见。

# 071 内收肌群肌腱炎

内收肌腱或腱鞘过度劳损引起的内收肌群肌腱炎（图 12.12）会造成腹股沟的疼痛。冲刺跑、橄榄球、跨栏和马术可造成内收肌群的过度劳损，进而引起内收肌群肌腱炎。腹股沟拉伤等损伤如未及时治疗，也可发展成内收肌群肌腱炎。

内收肌群包括耻骨肌、长收肌、短收肌、股薄肌、大收肌，它们及其肌腱均可能发炎。内收肌群肌腱炎引起的疼痛与腹股沟拉伤的类似，但发作较慢，属于慢性疼痛。

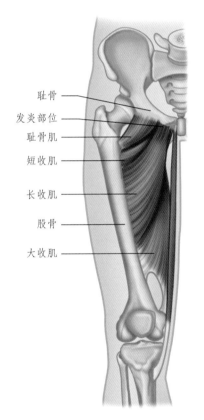

耻骨
发炎部位
耻骨肌
短收肌
长收肌
股骨
大收肌

图 12.12 内收肌群肌腱炎

病　因

内收肌群反复受压；旧伤，如腹股沟拉伤等；臀肌紧张。

## 症状和体征

腹股沟疼痛；双腿对抗阻力并拢时疼痛；跑步（尤其冲刺跑）时疼痛。

## 处理不及时的后果

若不及时治疗，内收肌群肌腱炎可能导致髋关节其他肌肉受伤和力量不平衡，还可能导致一条或多条内收肌撕裂。

## 紧急处理

冷敷，停止引起疼痛的活动；使用抗炎药。之后热敷和按摩，促进血液流动，加快恢复。

## 康复和预防

内收肌群肌腱炎的康复可以从逐渐恢复活动开始，并进行受累肌肉的拉伸与力量训练。初期，运动前可对伤处热敷，然后进行充分热身，以确保肌肉做好运动准备。加强内收肌群的力量训练并注意拉伸作用方向相反的外展肌群，可以帮助预防内收肌群肌腱炎复发。给予充足的时间让腹股沟拉伤及其他髋部损伤完全康复，也有助于预防内收肌群受伤。

## 长期预后

经正确治疗，内收肌群肌腱炎基本不会造成长期影响。若髋部疼痛与活动受限没有缓解，则应向专业医生求助。

## 072 弹响髋综合征

弹响髋综合征（图 12.13）是髋关节在做屈曲和伸展时出现弹响，可能伴有疼痛，最常见的原因是肌腱与骨性突起发生摩擦。这类综合征不一定会出现疼痛，常见于舞蹈演员。

关节外弹响髋的原因是髂胫束或臀大肌腱挛缩紧张，与股骨大转子发生摩擦。做跳跃后落地、跑步、攀岩或深蹲等动作时，这些肌腱被迫与股骨大转子的突起发生摩擦，导致肌肉与肌腱发炎。

内部弹响髋的原因可能是髂腰肌腱与髋部的髂耻隆起发生摩擦。少数弹响髋病例是由髋关节软骨撕裂（髋关节盂唇撕裂）引起。

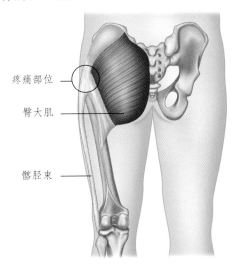

疼痛部位

臀大肌

髂胫束

图 12.13　弹响髋综合征

病　因

髂胫束、臀肌或髂腰肌紧张；髋关节盂唇撕裂。

症状和体征

髋部弹响；可能有疼痛（常见的是感觉不适）。

## 处理不及时的后果

若不及时治疗，弹响髋综合征可能引起相关组织发炎，甚至滑囊炎。发炎的肌肉变得紧张，可能对其他肌肉造成压力。

## 紧急处理

按"RICER"步骤处理；使用抗炎药。

## 康复和预防

康复宜从加强髋部肌肉的拉伸和力量训练开始。所有髋部肌肉力量的平衡与良好的柔韧性，将有助于预防弹响髋综合征。开始任何有屈髋和伸髋动作的训练前，均有必要对髋部肌肉进行正确热身，以确保髋部肌肉做好充分准备。此外，伤者在休息过程中也有必要维持体能水平，但锻炼活动不得加重伤势。

## 长期预后

弹响髋综合征通常只需要初步治疗与康复训练即可痊愈，而很少需要额外治疗。极少数病例需要手术。

# 073　大转子滑囊炎

大转子滑囊炎（图12.14）是股骨大转子上的滑囊在跑步时反复受压而发炎。大转子是股骨上外侧的一个骨性突起，也是许多髋部和大腿肌肉的附着部。大转子滑囊位于臀大肌和大转子后外侧之间，还有其他一些肌肉从这里穿行而过，容易与骨发生摩擦，引起滑囊炎。此外，髂胫束紧张也可引起大转子滑囊炎。大转子的位置靠近体表，因此容易因外力冲击而受伤。

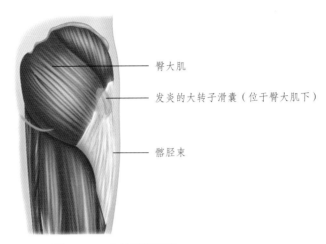

臀大肌

发炎的大转子滑囊（位于臀大肌下）

髂胫束

**图 12.14　大转子滑囊炎**

病　因

参与跑步等反复用到髋关节的活动；股骨大转子上的滑囊受到冲击或创伤；髂胫束活动受限。

症状和体征

髋部骨性突起处压痛；大转子滑囊肿胀；屈髋或伸髋时疼痛。

处理不及时的后果

若不及时治疗，大转子滑囊炎可导致慢性疼痛，持续的刺激甚至可能引起滑囊撕裂。

紧急处理

休息，停止一切可能加重症状的活动；冷敷；使用抗炎药。

## 康复和预防

停止可能加重症状的活动是缓解疼痛与炎症的第一步。经过一段时间的休息后，伤者可以逐步恢复运动。停止重新引起疼痛的活动。让髋部肌肉的力量和柔韧性平衡发展，这有助于预防大转子滑囊炎。开始训练前，有必要对髋部肌肉进行正确热身。

## 长期预后

经过正确治疗和康复，大转子滑囊炎基本不会造成长期影响。只有某些极端病例可能需要手术。

## 康复方案

下列治疗方案是大多数髋部、骨盆和腹股沟软组织损伤（如扭伤、拉伤、肌腱炎）的通用方案。这个治疗方案不适用髋部、骨盆和腹股沟部骨性结构损伤，如骨折和脱位。请注意，每次受伤的病情都是独特的，可能需要采取与下述方法不同的治疗。请咨询医生，以获得量身定制的治疗方案。

**第1步**：目的是缓解伤处的炎症和疼痛。需要限制伤处的所有活动，休息和冷敷。根据损伤的严重程度，这一步可能持续48～72小时，或者直到炎症和疼痛显著缓解。

**第2步**：改善伤处的血运，从而增加氧和营养物质的供给，加快愈合的速度。这一步最好利用热疗、超声波、经皮神经电刺激疗法和按摩来完成。可以引入强度很低的运动，只要不引起任何疼痛即可。根据损伤的严重程度，这一步可能持续3天到3周，或者直到正常运动相对无痛时为止。

注意：耐心是成功完成康复所必需的重要品质，在正常运动相对无痛之前，不要开始第3步。

**第3步**：目的是恢复因受伤而丧失的体能素质。实现目的的步骤尤为重要，应遵循以下步骤。

- 通过低强度的运动扩大活动范围。首先弯曲和伸直受伤部位，同时向前、后、左、右移动。当做这些简单动作更加自如时，开始增加一些旋转动作。将受伤部位从一侧转到另一侧，并进行顺时针和逆时针旋转。当你能自如且相对无痛地完成这些动作时，可以开始下一组训练。请记住，这是活动范围训练，而不是拉伸。只需让受伤部位进行全范围的活动，不要用力或施加压力。具体见图 12.15。

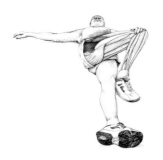

（1）扭转拉伸。仰卧，一条腿跨过另一条腿。把上方的脚放在另一条腿的膝盖外侧，用对侧的手把抬起的膝盖拉向地面。

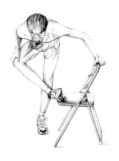

（2）站姿单侧臀部拉伸。站立在椅子或桌子旁，将远离桌子或椅子的脚放在它上面。放松站立的腿，向前倾，弯曲另外一条腿，身体向地面降低。

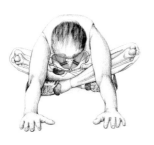

（3）坐姿腿交叉前屈拉伸。腿交叉坐下，保持背部中立，然后轻轻向前倾。

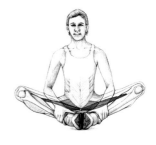

（4）坐姿内收肌群拉伸。坐下，脚掌并拢，把脚向腹股沟拉。握住脚踝，用肘部把膝盖向地面推。保持背部直立。

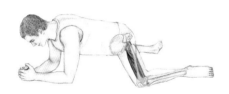

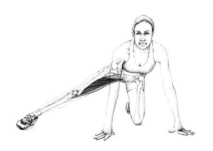

（5）青蛙趴。俯身跪下，膝盖和脚趾朝向外侧。身体前倾，膝盖向外移动。

（6）跪姿大腿内侧拉伸。一侧膝盖跪下，另一条腿伸向外侧，脚趾朝前。双手放在地面，缓慢地让伸出的脚远离身体移动。

**图 12.15　髋部、骨盆和腹股沟活动范围训练**

- 增强力量和柔韧性。从等长收缩开始比较安全，这是一种力量训练，受伤部位不动，但要发力，收缩肌肉；然后再进行传统的力量训练，会用到肌肉的离心和向心收缩。进行轻柔的静态和被动拉伸训练也很重要。在静态拉伸时重复前一阶段的活动范围训练，开始轻轻地发力和施加柔和的压力，以扩大活动范围，并让伤处为更剧烈的活动做好准备。具体见图 12.16。

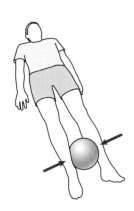

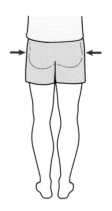

（1）无负重等长运动。坐下或躺在地面，双腿伸直，在两脚间放一颗球或固体，双腿用力夹；坚持 5 秒，然后放松。重复 3~6 次。用不同大小的球改变动作的活动范围。

（2）等长臀部收缩。俯卧或仰卧，收缩臀部肌肉；保持收缩 5 秒，然后放松。重复 3~6 次。

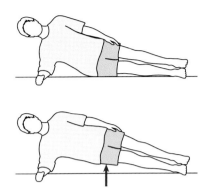

（3）侧向平板支撑。侧躺，身体竖直，用肘部和前臂支撑；抬起髋部，用前臂和脚的侧面支撑；坚持 2 秒，然后缓慢放下髋部。重复 5～10 次。

**图 12.16　髋部、骨盆和腹股沟力量训练**

- 改进平衡性和本体感觉。一旦感到受伤部位的力量恢复了，就可以加入一些平衡性训练。这些训练对帮助恢复伤处周围的受损神经很重要。从简单的平衡性训练开始，比如沿直线行走或在平衡木上保持平衡。逐渐进展到单腿动作，如单脚保持平衡或尝试闭眼做动作。当你能自如完成上述练习时，加入更难的训练，如使用摇板、健身球、平衡垫或泡沫轴的动作。具体见图 12.17。

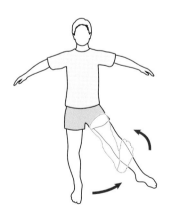

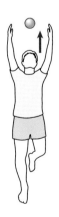

（1）用受伤的腿单腿站立，向外侧抬高另一条腿，用这条腿画圈，坚持到失去平衡为止，然后放松 10 秒。重复 3 次。

（2）用受伤的腿单腿站立，向上抛球并接住，保持平衡并完成尽可能多的次数，然后休息 10 秒。重复 3 次。变式：向墙面或搭档抛球。

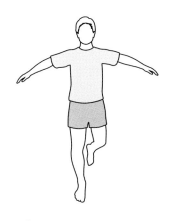

（3）用受伤的腿单腿站立，闭上眼睛保持平衡，然后休息10秒。重复3～5次。

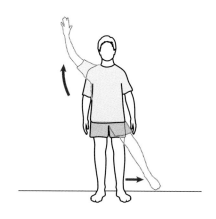

（4）站立，将重心微微移向受伤的腿，并把同侧的手臂举过头；对侧的腿向外抬起，将其向内、外各移动3次，脚不要碰到地面，然后回到起始姿势。重复5次。

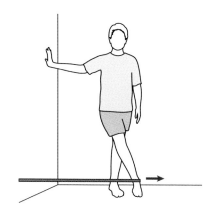

（5）动态阻力练习。在一只脚踝套上绳索或弹力带，侧对器械，用另一条腿站立；用套住的腿从前侧穿过另一条腿，对抗阻力，然后有控制地回到起始姿势。重复5～10次。

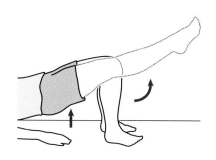

（6）单腿臀桥。仰卧，头下垫一个枕头，屈膝，手臂放在体侧，收紧腹肌，骨盆略向后倾；抬起臀部；伸直一侧膝关节，把脚抬向空中，保持大腿伸直；屈膝把脚放下；用另一条腿重复动作；然后缓慢地放下髋部。重复5～10次。

**图12.17　髋部、骨盆和腹股沟平衡性训练**

· 动态体能训练和增强式训练。这时可以加入动态体能或增强式训练来增强受伤部位的力量，改善本体感觉。与所从事的运动相关的动态拉伸和训练可作为好的开始。技能练习和体能训练是衡量体能水平和受伤部位力量的好方式。增强式训练是另一个有助于恢复的好工具。增强式训练是爆发性运动——肌肉离心收缩后迅速向心收缩，会用到各种跳跃动作。这些活动强度很高，所以谨记要轻松地开始，逐渐增加强度，不要过度兴奋，也不要过度训练，避免因为错误的训练再次受伤。具体见图12.18。

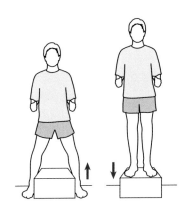

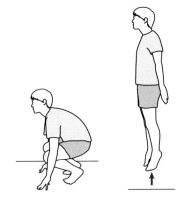

（1）练习台分腿跳。两腿分开站在一个21～31厘米高的练习台两侧，两脚同时跳上练习台，然后跳下回到起始姿势。重复5～20次。变式：跳起时脚跟在练习台上空并拢，然后落地回到起始姿势。

（2）深蹲跳。站立，一只脚稍稍在另一只脚前；蹲下，用手触地面，然后跳起，在空中变换脚的位置，落地时前后脚交替。快速重复5～20次。

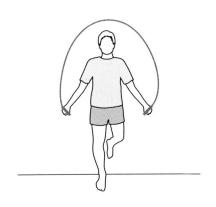

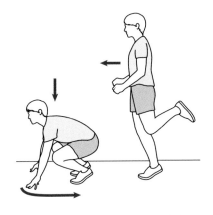

（3）跳绳。先双脚跳绳，然后单脚交替跳绳。跳20～50次。

（4）折返跑。冲刺跑到标志物，触摸地面，冲刺跑回起点。重复10～30次。变式：a. 在不同方向放置标志物；b. 为标志物编号，让搭档喊出你需要跑向的标志物。

**图 12.18　髋部、骨盆和腹股沟动态体能训练和增强式训练**

　　**第 4 步**：预防再次受伤。首先反思自己受伤的原因，是意外吗？还是负荷过重（过度训练）？或是生物力学问题？如果是意外，尽可能避免将来再次发生；如果是负荷过重，要相应地调整训练计划；如果问题出在生物力学方面，要改善肌肉力量的不平衡和柔韧性的不足，并由教练、训练员或生物力学专家指导改进动作技术和姿势。

# 第13章

# 腘绳肌与股四头肌运动损伤

## 解剖与生理

股骨（图 13.1）位于大腿，是人体最重、最长和最强壮的长骨。股骨头远侧是股骨颈，它以一定的倾角连接股骨干。股骨近端到远端并不是沿大腿中线行进。在髋部，左右两侧股骨头被骨盆分开，但在膝关节处，股骨远端较为靠近。因此，股骨干是倾斜的，而且女性更明显，因为她们的骨盆更宽。

在股骨远端有圆形的股骨内侧髁、外侧髁与胫骨连接形成膝关节。

与上肢相比，下肢为稳定性、力量，以及站立、行走、跑步和跳跃时的负重牺牲了一些活动能力。在这些活动中，身体运动对髋关节施加的力远大于身体重量施加的力。除了具有这样的力量外，髋关节还具有很大的活动范围，其

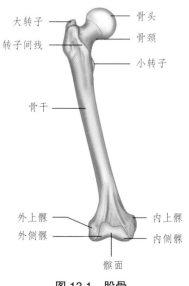

大转子 —
转子间线 —
骨干 —
外上髁 —
外侧髁 —
髁面

— 骨头
— 骨颈
— 小转子
内上髁
内侧髁

**图 13.1 股骨**

杵臼关节的结构让股骨可以自由运动。股骨可以在髋关节处绕其轴线做90度环转运动。髋关节必须能承受高强度体能训练时的极端冲击力。

髋部和大腿的肌肉除了发挥稳定的作用，还具有很强的运动能力和力量；按照它们的部位和功能，可以分为四组——前侧肌群、内收肌群、外展肌群和后侧肌群。

大腿前侧肌群的作用为屈髋，包括：

· 髂腰肌，由腰大肌和髂肌组成。

· 股四头肌，由股直肌、股中间肌、股外侧肌和股内侧肌组成。

股四头肌的四块强大肌肉相互重叠、融合，股四头肌腱环绕髌骨并附着于髌骨上缘，绕过髌骨在其下方形成髌韧带，止于胫骨粗隆。由于股骨是倾斜的，所以股四头肌也是倾斜的，因为它的四部分包绕股骨（图 13.2）。

大腿内收肌群位于大腿内侧，包括：

· 长收肌、短收肌、大收肌、耻骨肌和股薄肌。

内收肌群在股四头肌和大腿内侧之间的空隙，在大腿内侧以股薄肌为界。

大腿外展肌群位于大腿外侧，包括：

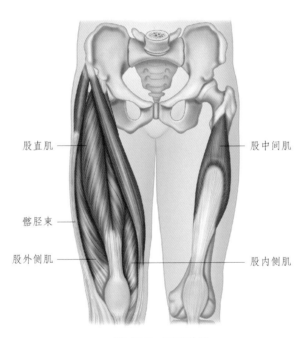

图 13.2　股四头肌

· 梨状肌、上孖肌、下孖肌、阔筋膜张肌、缝匠肌、臀中肌和臀小肌。

髂胫束是一条无弹性的胶原带，从骨盆外侧延伸到膝盖下方。它起于髂嵴，与阔筋膜张肌和臀大肌结合，然后下行止于胫骨外侧髁。同时，髂胫束的深层纤维还附着于大腿后外侧的股骨粗线上。阔筋膜张肌参与髋关节屈曲、外展和内旋，并帮助稳定膝关节。

大腿后侧肌群的功能是髋伸，包括：

· 臀大肌（人体最大的肌肉）。

· 腘绳肌，由股二头肌、半腱肌与半膜肌组成（图 13.3）。

腘绳肌的作用是伸展髋关节和屈曲膝关节。跑步过程中，腘绳肌可牵制向前摆动的腿部，并防止躯干在髋关节处屈曲。

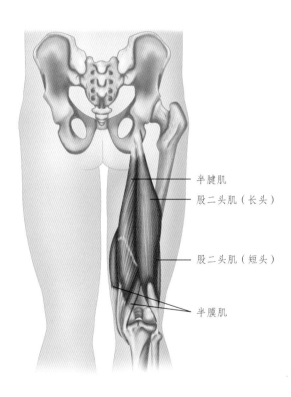

半腱肌

股二头肌（长头）

股二头肌（短头）

半膜肌

图 13.3　腘绳肌

## 074 股骨骨折

由于股骨非常强壮，又有许多肌肉支撑，因此只有极大的力量才会导致股骨骨折（图 13.4）。橄榄球、曲棍球及其他高冲击运动可能造成股骨骨折。股骨颈相对容易骨折，因为该部位的直径较小，还是由密度较低的骨松质构成。股骨颈骨折通常由受到高强度的冲击力，或从高处坠落时受到地面强大的反作用力所致。股骨干也可能骨折，通常由交通事故造成的巨大冲击力，或受到过强的剪力所致。

病　因

股骨直接受到横向的高强度冲击，如车祸、橄榄球的攻击性擒抱等；股骨受到纵向的高强度冲击，如从高处坠落；髋部上部直接受到冲击。

症状和体征

剧痛；腿部畸形甚至腿长缩短；肿胀、变色；腿部无法活动或承重。

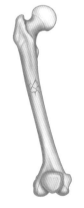 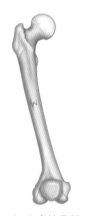 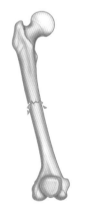

（1）粉碎性骨折　　　　（2）青枝骨折　　　　（3）嵌插骨折

图 13.4　股骨骨折

若不及时治疗，股骨骨折可发展成终身残疾；肌肉和血管的内伤可引起失血，进而导致休克甚至死亡。

冷敷并固定；立即送急诊治疗。

由于骨折愈合和肌肉恢复的时间很长，因此股骨骨折需要较长的康复时间。可能需要手术复位，并用夹板或钢钉固定，进而增加康复时间。康复期间，通常需要物理治疗帮助伤者恢复关节的活动范围和肌肉的力量。

预防股骨骨折需要一定的安全常识和避免可能对股骨造成高强度冲击的活动。加强股四头肌、腘绳肌、内收肌群和外展肌群的力量训练也可为股骨提供额外保护。

经过及时治疗和修复骨折，配合康复训练加强支撑肌群的力量，股骨骨折通常不会造成长期的活动受限。股骨骨折要完全康复，可能需要长达9个月的时间。

## 075 股四头肌拉伤

股四头肌等承重的肌肉或其肌腱受到强力拉伸甚至撕裂时会产生疼痛并使伤者难以休息。股四头肌参与支撑髋部和膝盖，承受负重。股四头肌强力收缩或承受异常压力时可能拉伤（图 13.5）。股四头肌拉伤分为一到三度，其中三度最为严重。

股四头肌的任何一块肌肉均有可能拉伤，但股直肌最容易受伤。冲刺跑、跳跃和重量训练等活动中产生的力可使肌肉发生微小撕裂。在橄榄球、曲棍球等高冲击运动中，肌肉在负重的情况下用力伸展时，可能造成肌肉从肌腹–肌腱连接处或骨的附着部分离，甚至完全撕裂。

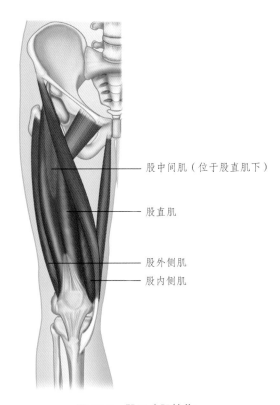

股中间肌（位于股直肌下）

股直肌

股外侧肌

股内侧肌

图 13.5　股四头肌拉伤

病　因

股四头肌强力收缩或伸展。

症状和体征

一度：轻度疼痛与压痛；无肿胀或轻微肿胀；肌肉力量正常。

二度：更明显的疼痛与压痛；中度肿胀，可能有瘀伤；明显的肌肉力量丧失。

三度（完全撕裂）：剧痛；畸形、肿胀和瘀伤；肌肉无法收缩。

## 处理不及时的后果

一度或二度拉伤若不及时治疗，肌肉会继续撕裂，加重伤势。三度拉伤若不及时治疗，可导致肌肉丧失活动能力和柔韧性。

## 紧急处理

按"RICER"步骤处理；使用抗炎药；伤势严重时固定。之后进行热敷，促进血液流动，加快恢复。

## 康复和预防

充分休息后，可谨慎恢复活动。避免引起疼痛的活动。需要进行股四头肌的拉伸和力量训练。让股四头肌与腘绳肌的力量平衡发展，在训练前恰当热身，逐渐增加训练强度，对预防拉伤有效。

## 长期预后

股四头肌拉伤很少造成长期疼痛或活动能力丧失。仅有肌肉完全撕裂，无法靠制动和休息恢复的极少数病例需要手术。

## 076 腘绳肌拉伤

腘绳肌拉伤指的是腘绳肌的过度伸展或撕裂（图 13.6）。这类损伤相当常见，尤其是在有冲刺跑或爆发性加速的运动中。主要风险因素是腘绳肌与股四

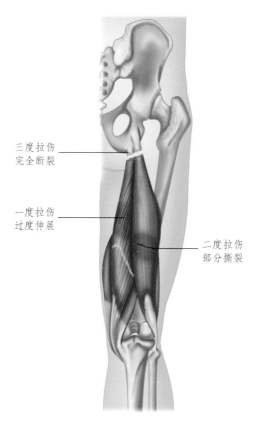

三度拉伤
完全断裂

一度拉伤
过度伸展

二度拉伤
部分撕裂

**图 13.6　右腿腘绳肌拉伤后面观**

头肌的力量不平衡，股四头肌力量过强。

　　腘绳肌中的任何一块肌肉均有可能拉伤。通常情况下，离膝盖最近的股二头肌肌腹可能发生微小撕裂，但也可能发生完全撕裂甚至断裂。当腘绳肌对抗过大的力，尤其是在离心收缩时，可能会过度伸展、微小撕裂，甚至完全断裂。

病　因

　　腘绳肌与股四头肌力量不平衡；腘绳肌收缩时强力伸展；肌肉负荷过大。

## 症状和体征

一度：轻度疼痛与压痛；无肿胀或轻微肿胀；肌肉力量正常。

二度：更明显的疼痛与压痛；中度肿胀，可能有瘀伤；步态受影响，跛行。

三度（完全撕裂）：剧痛；明显肿胀和瘀伤；无法承重。

## 处理不及时的后果

若不及时治疗，拉伤引起的疼痛与肌肉紧张将加重。腘绳肌紧张还可导致腰部及髋部的问题。拉伤可能发展成肌肉完全撕裂。

## 紧急处理

一度：冷敷；使用抗炎药。

二度、三度：按"RICER"步骤处理；使用抗炎药；若怀疑发生断裂或伤者无法独立行走，应立即就医。之后热敷与按摩，促进血液流动，加快恢复。

## 康复和预防

待损伤造成的疼痛缓解后，可对腘绳肌进行拉伸，以加快恢复和预防再次受伤。需要加强腘绳肌的力量训练，让其与股四头肌的力量保持平衡。并在训练前适当热身，逐渐增加训练强度。

## 长期预后

腘绳肌拉伤痊愈后几乎不会留下任何长期影响。肌肉完全断裂的病例可能需要手术修复，康复的时间也更长。

## 077 大腿挫伤

大腿挫伤（图 13.7）指的是股四头肌或腘绳肌靠近股骨的深层肌肉的瘀伤。挫伤会引起疼痛和肌肉活动受限。股四头肌或腘绳肌受到冲击时，冲击力和股骨之间的肌肉会被挤压，导致肌肉出血、炎症，最终形成瘢痕组织，削弱肌肉的功能。肌肉炎症和出血引起的肿胀和瘀伤还会压迫周边肌纤维，进而降低肌肉的柔韧性。

大腿挫伤常见于橄榄球、曲棍球等高冲击运动，而大腿受到的任何直接创伤均可造成挫伤。

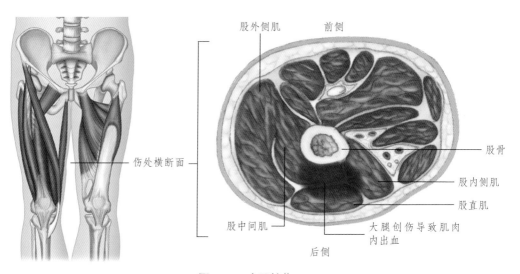

图 13.7　大腿挫伤

病　因

钝面（如地面、头盔、脚）对肌肉的冲击。

症状和体征

伤处疼痛和压痛，有时可见肿胀和瘀伤；大腿肌肉负重及伸展时疼痛。

### 处理不及时的后果

若不及时治疗，大腿挫伤可引起骨化性肌炎，即肌肉组织内生成骨质或钙化沉积物。挫伤未经治疗而继续运动，可能导致肌肉断裂。

### 紧急处理

休息、冷敷，使用抗炎药。之后热敷和按摩，促进血液流动，加快恢复。

### 康复和预防

待疼痛缓解后，应恢复受伤肌肉的力量与柔韧性。轻柔的拉伸有助于改善柔韧性，并帮助预防瘢痕组织形成。受伤肌肉康复过程中，在可承受的情况下可适当锻炼周边肌肉，以促进血液循环和限制瘢痕组织形成。训练中佩戴合适的护具，避免大腿受到直接冲击可预防大腿挫伤。

### 长期预后

经过正确治疗，大腿挫伤将痊愈，一般没有并发症。受伤肌肉经康复训练后，力量与柔韧性将恢复正常。

## 078　髂胫束摩擦综合征

髂胫束摩擦综合征指的是股骨大转子上方和 / 或股骨外侧髁的髂胫束受到过度牵拉或摩擦，导致炎症（图 13.8），膝关节和髋关节在做屈曲或伸展时有明显的疼痛。有时还伴有滑囊炎。

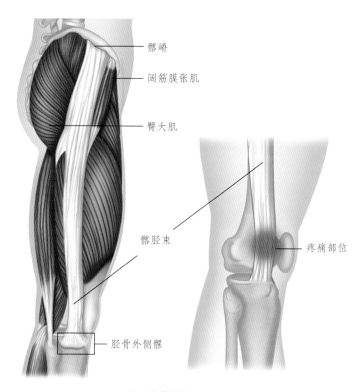

髂嵴

阔筋膜张肌

臀大肌

髂胫束

疼痛部位

胫骨外侧髁

13.8 髂胫束摩擦综合征

病 因

髂胫束紧张或受到摩擦；阔筋膜张肌收缩（如跑步）时，髋关节与膝关节反复屈曲和伸展；髂胫束和阔筋膜张肌紧张；肌肉力量不平衡。

症状和体征

股骨外侧髁疼痛；屈膝和伸膝时疼痛。

处理不及时的后果

疼痛和炎症会导致髂胫束与阔筋膜张肌紧张，若不及时治疗，则可能发展成慢性疼痛，并使膝关节和髋关节进一步受伤。

**紧急处理**

按"RICER"步骤处理；使用抗炎药。之后热敷和按摩，促进血液流动，加速恢复。

**康复和预防**

在疼痛不那么严重的情况下，可逐渐训练髂胫束的柔韧性，以加快恢复。待疼痛缓解后，可进行加强大腿及髋部肌肉力量及柔韧性的训练，以增进平衡性，预防再次受伤。找出跑步中的姿势问题并加以改正，也有利于预防损伤。

**长期预后**

经过正确治疗，髂胫束摩擦综合征将完全康复，不会造成任何长期影响。但疼痛与炎症在恢复日常活动后仍有可能复发。为此，需及时发现运动中的不良体态问题并加以修正，以防损伤持续复发。

## 079 股四头肌腱炎

股四头肌腱炎（图13.9）是由股四头肌反复受压或在未经训练强化的状态下被迫承受过大压力所致。股四头肌腱在负重时伸展，就可能发生微小的撕裂。在髌骨正上方出现疼痛，尤其当膝盖伸直时。

**病　因**

股四头肌腱在跑、跳等动作中反复受压；跨栏、橄榄球等需要反复加速、减速的运动；股四头肌损伤未及时获得治疗。

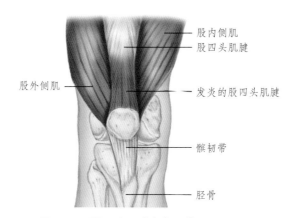

股内侧肌

股四头肌腱

股外侧肌

发炎的股四头肌腱

髌韧带

胫骨

图 13.9　股四头肌腱炎右腿前面观

## 症状和体征

髌骨正上方疼痛；跳跃、跑步、屈膝或下楼梯时，疼痛加剧。

## 处理不及时的后果

若不及时治疗，股四头肌腱炎可造成肌肉僵硬、挛缩，肌腱也会变得脆弱，进而导致肌腱断裂。这类损伤还可使步态或跨栏着地姿势发生变化，有造成其他损伤的风险。

## 紧急处理

休息、冷敷；使用抗炎药；调整训练计划。

## 康复和预防

康复计划应包含股四头肌的拉伸和力量训练。游泳等运动可在康复期有效减轻股四头肌腱受到的压力。直到疼痛完全消退、股四头肌力量复原后，方可逐恢复正常的训练计划。保持股四头肌的柔韧性与力量可预防这类损伤。

## 长期预后

大多数股四头肌腱炎可完全痊愈，不会造成任何长期影响，仅个别极端病例需要手术。

## 康复方案

下列治疗方案是大多数腘绳肌和股四头肌软组织损伤（如挫伤、挥鞭伤、斜颈）的通用方案。这个治疗方案不适用于大腿的骨性结构损伤，如骨折。请注意，每次受伤的病情都是独特的，可能需要采取与下述方法不同的治疗。请咨询医生，以获得量身定制的治疗方案。

**第1步**：目的是缓解伤处的炎症和疼痛。需要限制伤处的所有活动，休息和冷敷。根据损伤的严重程度，这一步可能持续48～72小时，或者直到炎症和疼痛显著缓解。

**第2步**：改善伤处的血运，从而增加氧和营养物质的供给，加快愈合的速度。这一步最好利用热疗、超声波、经皮神经电刺激疗法和按摩来完成。可以引入强度很低的运动，只要不引起任何疼痛即可。根据损伤的严重程度，这一步可能持续3天到3周，或者直到正常运动相对无痛时为止。

注意：耐心是成功完成康复所必需的品质，在正常运动相对无痛之前，不要开始第3步。

**第3步**：目的是恢复因受伤而丧失的体能素质。实现目的的步骤尤为重要，应遵循以下步骤。

- 通过低强度的运动扩大活动范围。首先弯曲和伸直受伤部位，同时向前、后、左、右移动。当做这些简单动作更加自如时，开始增加一些旋转动作。将受伤部位从一侧转到另一侧，并进行顺时针和逆时针旋转。当你能自如且相对无痛地完成这些动作时，可以开始下一组训练。请记住，这是活动范围训练，而不是拉伸。只需让受伤部位进行全范围的活动，不要用力或施加压力。具体见图13.10。

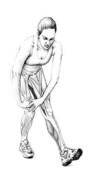

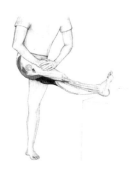

（1）站姿腘绳肌拉伸。站立，一条腿膝关节弯曲，另一条腿向前伸直。身体向前倾。保持背部中立，双手放在弯曲的膝盖上。

（2）站姿抬腿腘绳肌拉伸。直立，抬起一条腿放在物体上。保持抬起的腿伸直，脚趾朝上。然后另一只脚向内转，身体向前倾，同时保持背部中立。

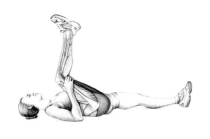

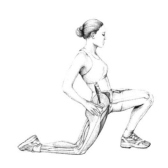

（3）仰卧腘绳肌拉伸。仰卧，略弯曲一条腿。将另一条腿的膝盖拉向胸，然后缓慢、轻柔地伸直抬起的腿。

（4）跪姿股四头肌拉伸。单膝跪地。如果需要，可以扶住物体保持平衡。髋部向前推。

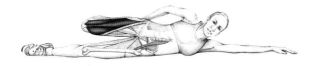

（5）侧卧股四头肌拉伸。侧卧，将上方的腿拉向臀部后侧。保持膝盖并拢，髋部向前推。

**图 13.10 腘绳肌与股四头肌活动范围训练**

增强力量和柔韧性。从等长收缩开始比较安全，这是一种力量训练，受伤部位不动，但要发力，收缩肌肉；然后再进行传统的力量训练，会用到肌肉的离心和向心收缩。进行轻柔的静态和被动拉伸训练也很重要。在静态拉伸时重复前一阶段的活动范围训练，开始轻轻地发力和施加柔和的压力，以扩大活动范围，从而让伤处为更剧烈的活动做好准备。具体见图13.11。

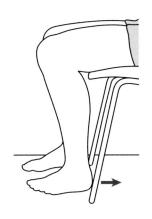

（1）中间范围等长运动。坐在椅子上，膝关节和髋关节成直角，受伤腿的脚跟抵住椅腿，用脚跟推椅腿5秒，然后放松。重复3～6次。

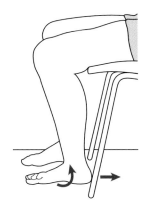

（2）腘绳肌外侧中间范围等长运动。坐在椅子上，膝关节和髋关节成直角，受伤腿的脚跟抵住椅腿，脚向外翻，用脚跟推椅腿5秒，保持脚外翻，然后放松。重复3～6次。

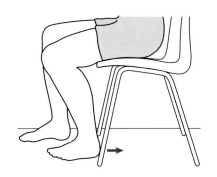

（3）内侧范围等长运动。靠前坐在椅子边缘，膝关节成锐角，受伤腿的脚跟抵住椅腿，脚跟推椅腿5秒，然后放松。重复3～6次。

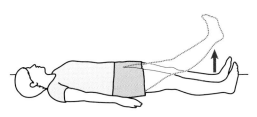

（4）直腿举腿。坐在地面，双腿伸直，或者仰卧，锁定膝关节，保持双脚略向外打开，在保持膝关节伸直的前提下尽可能抬高腿；坚持3秒，然后腿慢慢放下，彻底放松。重复5～10次。

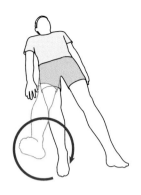 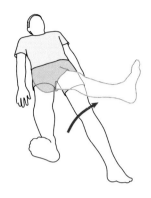

（5）直腿举腿和髋旋转。仰卧，或者背靠支撑坐下，双腿伸直，脚略向外打开，收紧大腿肌肉，尽可能伸直膝关节；向上、外抬起一条腿，保持脚外展，膝关节锁定；用腿在空中画 3 个圈，然后回到起始姿势，放松。重复 5～10 次。

（6）直腿举腿和髋内收、外展。仰卧，膝关节伸直、锁定；抬起一条腿，保持膝关节锁定，向内侧越过另一条腿，再向外打开，回到中点，然后慢慢放下，放松。重复 5～10 次。

**图 13.11　腘绳肌与股四头肌力量训练和柔韧性训练**

- 改进平衡性和本体感觉。一旦感到受伤部位的力量恢复了，就可以加入一些平衡性训练。这些训练对帮助恢复伤处周围的受损神经很重要。从简单的平衡性训练开始，比如用手和膝爬行。逐渐进展到像在摇板、健身球或平衡垫上保持俯撑姿势的训练。有一个简单的本体感觉训练是闭上眼睛，用食指指尖指向鼻尖。沿直线行走或在平衡木上保持平衡。逐渐进展到单腿动作，如单脚保持平衡或尝试闭眼做动作。当你能自如完成上述练习时，加入更难的训练，如使用摇板、健身球、平衡垫或泡沫轴的动作。具体见图 13.12。

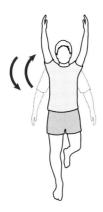

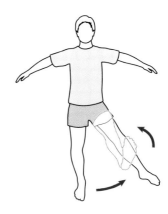

（1）用受伤的腿单腿站立，在不同方向举起和放下手臂，尽可能久地保持平衡，然后放松 10 秒。重复 3 次。

（2）用受伤的腿单腿站立，向外侧抬高另一条腿，用这条腿画圈，坚持到失去平衡为止，然后放松 10 秒。重复 3 次。

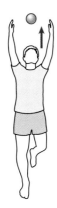

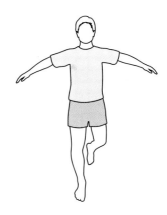

（3）用受伤的腿单腿站立，向上抛球并接住，保持平衡并完成尽可能多的次数，然后休息 10 秒。重复 3 次。变式：向墙面或搭档抛球。

（4）用受伤的腿单腿站立，闭上眼睛保持平衡，然后休息 10 秒。重复 3～5 次。

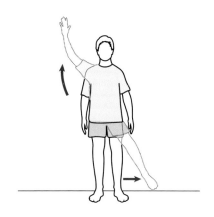

（5）站立，将重心微微移向受伤的腿，并把
同侧的手臂举过头；对侧的腿向外抬起，将其
向内、向外移动3次，脚不要碰到地面，回到
起始姿势。重复5次。

**图13.12　腘绳肌与股四头肌平衡性训练**

· 动态体能训练和增强式训练。这时可以加入动态体能或增强式训练来增
强受伤部位的力量，改善本体感觉。与所从事的运动相关的动态拉伸和
训练可作为好的开始。技能练习和体能训练是衡量体能水平和受伤部位
力量的好方式。增强式训练是另一个有助于恢复的好工具。增强式训练
是爆发性运动——肌肉离心收缩后迅速向心收缩，会用到各种跳跃动
作。这些活动强度很高，所以谨记要轻松地开始，逐渐增加强度，不要
过度兴奋，也不要过度训练，避免因为错误的训练再次受伤。具体见图
13.13。

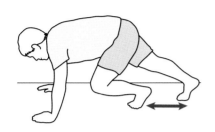

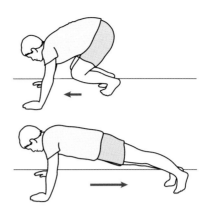

（1）俯身交替收腿。蹲下，把手平放在地板上，手指朝前；用手支撑，两条腿交替向后蹬，然后向前收回。快速重复10～20次。

（2）立卧撑。蹲下，用手和脚趾支撑，肘关节和膝关节伸直；用手支撑，向前跳，膝盖收向胸，然后快速向后蹬腿，回到起始姿势。重复5～20次。

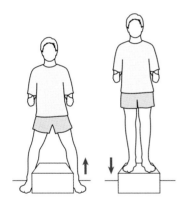

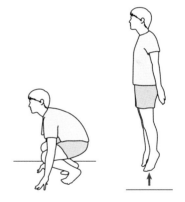

（3）练习台分腿跳。两腿分开站在一个21—31厘米高的练习台两侧，两脚同时跳上练习台，然后跳下回到起始姿势。重复5～20次。变式：跳起时脚跟在练习台上空并拢，然后落地回到起始姿势。

（4）深蹲跳。站立，一只脚稍稍在另一只脚前；蹲下，用手触地面，然后跳起，在空中变换脚的位置，落地时前后脚交替。快速重复5～20次。

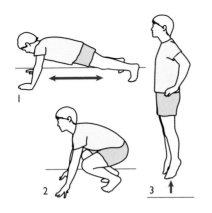

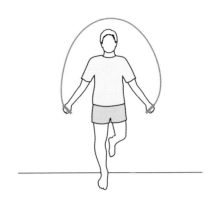

（5）波比跳。从站姿开始，快速蹲下，手撑住地面；将重心移向双手，双腿向后蹬，伸直膝关节；弯曲膝盖向前跳，再向上跳，在空中伸直膝关节。快速重复5～20次。

（6）跳绳。先双脚跳绳，然后单脚交替跳绳。跳20～50次。

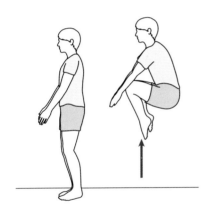

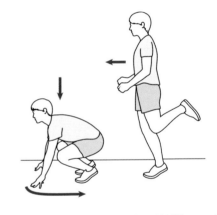

（7）抱膝跳。从站姿开始，向上跳，屈膝，尽可能让膝盖靠近胸。重复5～10次。

（8）折返跑。冲刺跑到标志物，触摸地面，冲刺跑回起点。重复10～30次。变式：a. 在不同方向放置标志物；b. 为标志物编号，让搭档喊出你需要跑向的标志物。

**图13.13　腘绳肌与股四头肌动态体能训练和增强式训练**

　　**第4步**：预防再次受伤。首先反思自己受伤的原因，是意外吗？还是负荷过重（过度训练）？或是生物力学问题？如果是意外，尽可能避免将来再次发生；如果是负荷过重，要相应地调整训练计划；如果问题出在生物力学方面，要改善肌肉力量的不平衡和柔韧性的不足，并由教练、训练员或生物力学专家指导改进动作技术和姿势。

# 第14章
# 膝关节运动损伤

## 解剖和生理

膝关节（图 14.1～图 14.3）是大腿骨与小腿骨的连接处，由髌股关节与股胫关节组成。股骨内侧髁和外侧髁构成股胫关节的顶部，与下方的胫骨头连接。髌骨是一块籽骨，位于膝关节前侧表面、股骨内侧髁和外侧髁之间的滑车沟中。在膝关节外侧下方，腓骨头与胫骨连接构成上胫腓关节。

膝关节靠强壮的纤维组织——韧带保持稳固。膝关节有四条主要韧带：外侧副韧带、内侧副韧带、后交叉韧带与前交叉韧带。副韧带的作用是阻止膝盖外翻和内翻。外侧副韧带位于膝盖外侧，连接股骨与腓骨头；内侧副韧带位于膝盖内侧，连接股骨与胫骨。

后交叉韧带位于膝关节后侧的纤维关节囊内，连接股骨与胫骨，可阻止胫

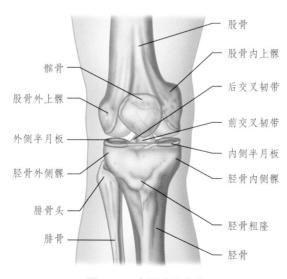

图 14.1　右腿膝关节前面观

骨后移。前交叉韧带与后交叉韧带位于同一关节囊内，连接股骨与胫骨，控制胫骨的旋转，阻止胫骨前移。

还有其他一些韧带帮助增加膝关节的稳定性。膝横韧带在外侧半月板与内侧半月板前方，连接二者。腘斜韧带与腘弓状韧带使膝关节的韧带结构完整，有助于稳定膝关节的后外侧。

膝关节还有一个特殊结构——半月板，是新月形的楔状纤维软骨，附着于胫骨顶部平面。半月板的功能是维持关节面的健康，减少胫骨与股骨的摩擦，分散体重，吸收震动。半月板让膝关节保持在适当的平面上平滑移动。但半月板容易磨损、撕裂，常在运动中受伤。

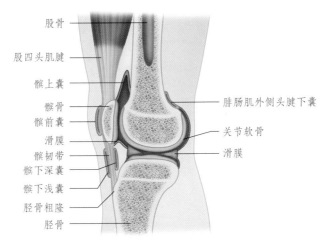

图 14.2　膝关节正中矢状切面

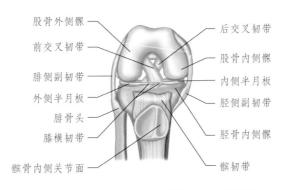

图 14.3　右腿膝关节屈曲 90 度前面观

有许多肌腱强化膝关节囊。股四头肌腱起于股四头肌，下行至髌骨，环绕髌骨，在其下方形成髌韧带，止于胫骨。腘绳肌腱经过膝关节囊的后侧，止于胫骨。小腿后侧的腓肠肌腱起于腓肠肌，向上止于股骨内、外上髁。膝关节囊内侧由缝匠肌、股薄肌与半腱肌的肌腱末端相互重叠形成的鹅足强化。

整个膝关节囊的内侧面覆衬了滑膜。滑膜分泌滑液，有润滑关节和保护软骨的作用。股骨和胫骨的关节面覆盖着关节软骨，起着润滑关节和吸收冲击的作用。

滑膜囊是内含滑液的结缔组织小囊。滑膜囊缓冲膝关节的骨骼、肌腱、韧带之间的摩擦，对它们起保护作用。膝关节周围有许多滑膜囊，有的直接与关节滑膜相连。临床上重要的滑膜囊是膝关节前侧的髌上囊、髌下浅囊、髌下深囊、膝关节后侧的腘肌囊，以及膝关节内侧的鹅足囊。

膝关节周围的肌肉负责屈伸膝关节，保持膝关节的稳定。这些肌肉有腘绳肌、股四头肌和小腿后侧的肌肉。

腘绳肌在大腿的后侧，作用是屈膝关节。

股四头肌沿大腿前侧延伸，作用是伸膝关节，其中的股直肌还可以屈髋关节。当膝关节伸展时，在动作的最后，股骨在胫骨上有轻微的内旋，这是膝关节内侧关节面的形状造成的。最后的内旋动作将膝关节"锁定"在韧带紧张的位置，前交叉韧带和副韧带都紧绷，因此膝关节强壮而稳定，能够承受身体的重量。

当从直腿姿势屈膝时，首先需要轻微地外旋股骨，解除"锁定"；这个动作由腘肌完成，它是小腿后侧的深层肌肉。

大腿内侧的主要肌肉包括耻骨肌、股薄肌和内收肌群，内收肌由短收肌、长收肌和大收肌组成。大腿外侧的主要肌肉有阔筋膜张肌及臀肌的一部分，臀肌包括臀大肌、臀中肌和臀小肌。小腿的主要肌肉包括前侧的胫骨前肌、后侧的腓肠肌与比目鱼肌（图 14.4）。

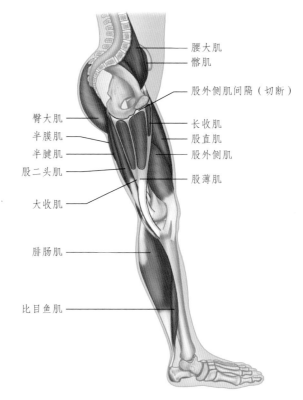

腰大肌

髂肌

股外侧肌间隔（切断）

臀大肌

半膜肌

半腱肌

股二头肌

大收肌

长收肌

股直肌

股外侧肌

股薄肌

腓肠肌

比目鱼肌

**图 14.4　腿侧面观**

## 080　内侧副韧带扭伤

　　内侧副韧带扭伤通常由膝关节外侧受力所致（图 14.5），如橄榄球中的擒抱。施加在膝关节外侧的力使膝关节内侧打开，进而拉伸内侧副韧带。拉伸幅度决定了韧带是正常伸展、部分撕裂，还是完全撕裂。

病　因

　　膝关节外侧受力。

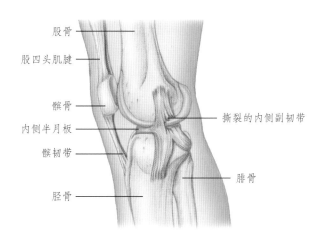

**图 14.5　内侧副韧带扭伤**

## 症状和体征

膝内侧疼痛；肿胀、压痛；膝关节不稳定，负重时疼痛。

## 处理不及时的后果

仅极少数病例的韧带可自行修复。若不及时治疗，韧带扭伤可进一步加重。膝关节疼痛及不稳定可能不会缓解。如受伤膝关节继续运动，可导致其他韧带因膝关节不稳而发生损伤。

## 紧急处理

按"RICER"步骤处理；固定；使用抗炎药。

## 康复和预防

若扭伤的严重程度较轻，简单休息后即可逐步恢复活动。较重的扭伤可能需要在康复期的力量训练阶段和恢复活动的早期使用支具。严重的扭伤可能需要更长时间的制动和休息。随着膝关节的活动范围与力量的逐渐恢复，可使用健身单车和其他运动设备训练。要预防这类损伤，应在开始任何膝关节有受伤风险的运动前，确保有足够的大腿肌肉力量训练和体能训练。

长期预后

内侧副韧带扭伤通常可完全康复，但有些病例会有膝关节内侧松弛后遗症。极少数病例需要手术修复扭伤的韧带。半月板撕裂也可造成内侧副韧带严重扭伤，可能需要手术。

## 081　前交叉韧带扭伤

在有大量转向和撞击的运动中，前交叉韧带容易扭伤（图14.6），如橄榄球、棍网球和其他需要快速移动的运动。

最常见的损伤机制是在足固定的状态下发生膝关节强力扭转，此时产生的扭力可使前交叉韧带撕裂，从少量纤维撕裂到完全断裂均可发生。膝关节受到重击也可能是前交叉韧带扭伤的原因，而且往往还累及半月板及其他韧带。急性疼痛和膝肿胀是前交叉韧带扭伤的主要症状。

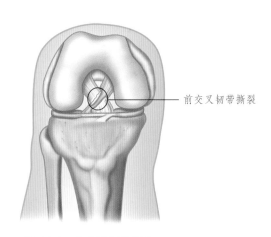

前交叉韧带撕裂

**图14.6　前交叉韧带扭伤**

## 病　因

在足固定的状态下发生膝关节强力扭转；在足固定的状态下，膝关节受到重击。

## 症状和体征

急性疼痛，可能很快消失；膝关节肿胀；膝关节不稳定，尤其是胫骨。

## 处理不及时的后果

若不及时治疗，前交叉韧带扭伤可能无法正确愈合。膝关节不稳定可能造成其他韧带受伤。膝关节不稳定和慢性疼痛又将导致关节活动范围受限。

## 紧急处理

按"RICER"步骤处理；固定；立即转诊至专业运动医生。

## 康复和预防

待膝关节恢复一定程度的稳定性和力量且疼痛逐渐消退后，可循序渐进地引入原地骑行等康复训练。膝关节活动范围及力量训练是康复过程的重要组成部分。待膝关节力量完全恢复正常后，方可从事游泳及其他非承重类活动。为预防这类损伤，平常需注意保护前交叉韧带，而加强股四头肌、腘绳肌和小腿后侧肌肉力量正是有效的保护措施之一。此外，在从事高冲击运动前进行正确的体能训练，也可有效保护前交叉韧带。

长期预后

前交叉韧带完全撕裂一般需要手术重新接合韧带。轻度的前交叉韧带扭伤通常无须手术就可以痊愈。完全恢复活动可能需要更长的时间，且部分活动受限。

## 082 半月板撕裂

半月板撕裂（图 14.7）可能是由膝盖强力扭转所致，也可能伴随韧带扭伤等其他损伤发生形成膝关节三联损伤。膝关节三联损伤是指，当膝外侧受到重击时，内侧副韧带、前交叉韧带与半月板同时损伤。该损伤常见于需要在足固定的状态下进行快速转向的运动。

内侧半月板比外侧半月板的受伤概率更高，主要由于内侧半月板更加紧实地附着于胫骨上，因此活动性较差。

病　因

膝关节强力扭转，最常见的是膝关节在屈曲时强力扭转；有时会伴随韧带扭伤。

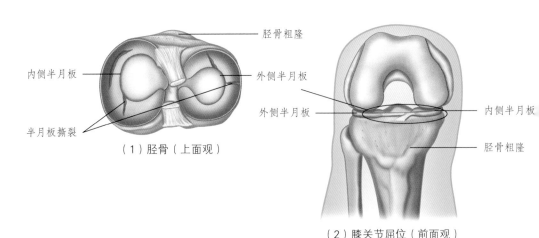

（1）胫骨（上面观）

（2）膝关节屈位（前面观）

图 14.7　半月板撕裂

## 症状和体征

膝关节疼痛；肿胀；膝关节交锁。

## 处理不及时的后果

半月板撕裂可致膝关节面和髌骨下的软骨过早磨损，进而引起关节炎和关节内积液。软骨碎片和受损半月板的不平整边缘会造成膝关节交锁。

## 紧急处理

按"RICER"步骤处理；使用抗炎药。

## 康复和预防

半月板撕裂的康复过程中，需注意加强膝关节周围肌肉的力量训练，以防再次受伤。强壮的股四头肌和腘绳肌可帮助支撑膝关节，防止膝关节发生扭转而受伤。还应该经常拉伸肌肉，因为肌肉紧张也可能让膝关节受伤。在手术修复半月板之后，应鼓励伤者进行可承受的重量训练，但需要循序渐进。

## 长期预后

半月板撕裂通常需要关节镜手术修复。手术会切除不平整的边缘，留下完整的半月板主体。大多数半月板撕裂术后可完全康复，不会造成长期影响。

# 083　膝关节滑囊炎

膝关节滑囊炎（图14.8）可能导致疼痛，尤其是在膝关节负重时。滑囊的主要作用是为关节提供缓冲和润滑，以减少摩擦，因此当滑囊发炎时，膝关节

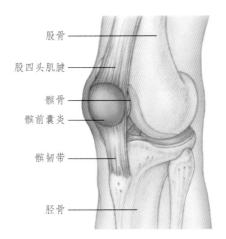

股骨

股四头肌腱

髌骨

髌前囊炎

髌韧带

胫骨

图 14.8　膝关节滑囊炎

负重、屈曲和伸展时容易引起疼痛。

每个膝关节平均有 14 个滑囊。髌上囊距离体表近，因而常发生损伤，反复跪下或髌骨受到冲击容易损伤髌上囊。因为在跳跃、落地动作时，与髌韧带反复摩擦，髌下的滑囊最常发炎。鹅足囊的受伤风险不高，但可能因为膝关节内部负荷过重受伤，如步态错误、穿不合脚或破损的跑鞋。此外，膝关节积液也可导致滑囊肿胀，如腘窝囊肿。

病　因

滑囊受到反复压力或创伤；滑囊与肌腱或骨反复摩擦。

症状和体征

疼痛、压痛；肿胀；跪下或下楼梯时膝关节疼痛、僵硬。

处理不及时的后果

滑囊破裂后，内部的滑液流出，滑囊的缓冲作用将丧失。同时，滑液在膝关节内积聚，也会削弱膝关节的活动能力。

**紧急处理**

按"RICER"步骤处理；使用抗炎药。

**康复和预防**

加强膝关节周围肌肉的力量训练，有助于更好地支撑膝关节；同时，增强膝关节的柔韧性，也可帮助释放肌腱施加于滑囊的部分压力。如果需要用跪姿或蹲姿，应经常休息，以预防滑囊炎。康复期间，为预防滑囊炎复发，应找出引起损伤的潜在因素，如不合适的运动器材或错误的姿势。

**长期预后**

经过正确治疗，滑囊炎很少造成长期影响。必要时可抽出膝关节积液。

# 084　滑膜皱襞综合征

滑膜皱襞是膝关节胚胎发育残留的一层纤维薄膜。胚胎期，滑膜皱襞将膝关节分隔成三个区室，随着这三个区室逐渐合为一个保护性的腔体，滑膜皱襞也变为膝关节的组成部分（图14.9）。

滑膜皱襞本身很少出问题，但可能因为在髌骨与股骨之间受到摩擦或挤压而发炎，常见于膝盖负重屈曲时。发炎的滑膜皱襞又会引起更多摩擦，产生恶性循环，由此产生的一系列症状即为滑膜皱襞综合征。

**病　因**

膝关节屈曲时遭受创伤；反复受压，尤其是在膝内侧负重状态下，如骑行。

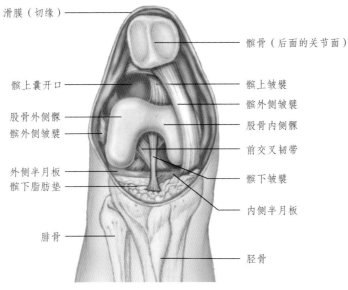

滑膜（切缘）

髌骨（后面的关节面）

髌上囊开口

髌上皱襞

髌外侧皱襞

股骨外侧髁

股骨内侧髁

髌外侧皱襞

前交叉韧带

外侧半月板

髌下皱襞

髌下脂肪垫

内侧半月板

腓骨

胫骨

**图 14.9　膝关节滑膜皱襞**

症状和体征

疼痛；滑膜皱襞压痛。

处理不及时的后果

若不及时治疗，滑膜皱襞将持续发炎，膝关节屈曲动作受限。疼痛还可导致步态或跑步姿势改变，进而造成其他过劳损伤。

紧急处理

减少活动；按"RICER"步骤处理；使用抗炎药。

康复和预防

增强股四头肌与腘绳肌的力量，可减轻滑膜皱襞所受的压力；改善这些肌肉的柔韧性，也将缓解刺激滑膜皱襞的压力。训练时使用合适的器械，尤其是跑鞋，可以减轻刺激，使膝关节回到正确的力学对线。

长期预后

疼痛缓解后，就可以恢复正常活动。极少病例需要关节镜手术切除滑膜皱襞。目前切除滑膜皱襞未见任何不良反应，伤者可完全恢复正常活动。

## 085 胫骨结节骨软骨炎

胫骨结节骨软骨炎（奥斯古德－施拉特病）是由髌韧带反复牵拉胫骨粗隆导致，常见于经常运动的青少年（图 14.10）。男性（尤其是 10～15 岁男孩）受伤的概率较女性高，左膝比右膝的风险略高。股四头肌紧张或膝关节反复屈伸时，便可能导致炎症和疼痛。另一种相似的疾病，髌骨缺血性坏死（辛丁－拉森－约翰逊病），也可引起髌骨下极部位疼痛和压痛，治疗方法与胫骨结节骨软骨炎类似。

发育中的骨骼并不像成熟骨那样坚硬，因此髌韧带牵拉胫骨的力便有可能造成胫骨发生微小的撕脱骨折，进而导致炎症和疼痛。人体产生更多骨质，以修复和保护伤处，导致膝关节下方形成一个骨性突起，表现为典型的胫骨隆起。青春期，骨的快速生长会加剧病情，因为骨增长的速度往往超过其上附着的肌肉生长的速度，进而导致肌肉紧张，肌腱承受更大负担。进行跑步、跳跃和踢腿等活动时，股四头肌必然持续地收缩和舒张，刺激韧带在胫骨的附着部。

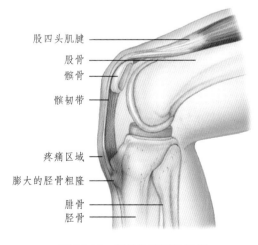

股四头肌腱
股骨
髌骨
髌韧带

疼痛区域
膨大的胫骨粗隆
腓骨
胫骨

**图 14.10 胫骨结节骨软骨炎**

## 病　因

骨快速生长造成股四头肌紧张；膝关节旧伤；股四头肌反复收缩。

## 症状和体征

疼痛，在深蹲和膝关节完全伸直时疼痛加剧，休息时疼痛缓解；胫骨粗隆部位肿胀；膝关节下方的皮肤发红和发炎。

## 处理不及时的后果

若不及时治疗，这类损伤将持续引起疼痛和炎症，使股四头肌萎缩。极少数未经治疗的胫骨结节骨软骨炎可发展成胫骨完全撕脱骨折。

## 紧急处理

按"RICER"步骤处理；使用抗炎药。

## 康复和预防

休息和之后的股四头肌拉伸和力量训练对绝大多数胫骨结节骨软骨炎患者效果良好。康复过程中，需要尽量避免引起疼痛、加重病情的活动。循序渐进地增加训练强度，并正确热身，有助于预防该病。

## 长期预后

随着骨骼发育成熟、变得更加强壮，症状会自行消失。疼痛和炎症消失后，几乎不会造成任何长期影响。少数病例需要注射糖皮质激素辅助康复。

## 086 剥脱性骨软骨炎

剥脱性骨软骨炎是因为邻近关节面的小片骨质血液供应不足，发生缺血性坏死，这会让关节软骨变得破碎，脱落游离（图14.11）。游离于关节内的软骨碎片可引发疼痛与炎症，患者可能感觉关节不稳定、关节交锁或弹响。虽然剥脱性骨软骨炎会发生于许多关节，但最常见于膝关节，尤其是10～20岁的男性。

### 病 因

骨端和软骨缺血；关节受到冲击，导致骨端的软骨撕裂或断裂；软骨因为反复摩擦而破碎、脱落。

### 症状和体征

酸痛、大范围疼痛、肿胀，尤其在运动时；休息时关节僵硬；关节弹响或肌无力；若软骨碎片脱落后游离于关节内，则会出现暂时性的关节交锁。

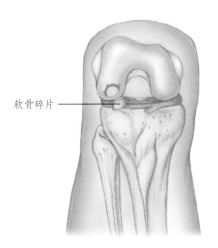

软骨碎片

**图14.11 剥脱性骨软骨炎**

### 处理不及时的后果

若不及时治疗，游离的软骨碎片将持续损害关节面，最终发展成退行性骨关节炎。游离的软骨碎片还可导致关节其他软骨撕裂或不平整。

### 紧急处理

休息，转诊至相关专科医生；制动；使用抗炎药。

### 康复和预防

加强膝关节周围肌肉的力量训练将有助于膝关节在活动中获得更好的支撑。避免膝关节长时间反复运动。及时治疗膝关节的轻度损伤可有效降低局部缺血的风险。避免引起疼痛的活动，循序渐进地恢复完整的训练计划。

### 长期预后

若破碎软骨未脱落，则可能自行修复。如果软骨碎片游离于关节中而身体无法清除它，就可能需要手术。年轻运动员一般可完全康复并恢复正常训练，但年纪较大的运动员常出现退行性骨关节炎的并发症。

## 087　髌股关节疼痛综合征

髌股关节疼痛综合征是髌股关节本身及周围软组织的疼痛（图 14.12），常在久坐或下坡跑之后加重，可能是因为髌骨在股骨上的移动方式错误或肌腱紧张。

股四头肌拉力线与髌韧带拉力线之间的夹角称为"Q 角"。髌骨的正常活动轨迹移位，可引起发炎和疼痛。紧张的肌腱也可对髌骨造成压力，引起炎症，进而引发疼痛。

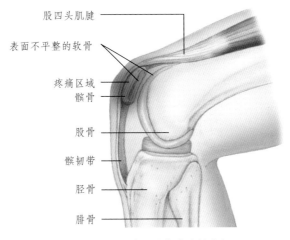

股四头肌腱

表面不平整的软骨

疼痛区域

髌骨

股骨

髌韧带

胫骨

腓骨

图14.12　髌股关节疼痛综合征

## 病　因

跑步姿势不正确或跑鞋不合脚；股四头肌力量不足或紧张；慢性髌骨脱位。

## 症状和体征

髌骨及其下方疼痛，在久坐或下楼梯时加剧；屈膝时，关节有弹响或摩擦音；膝关节中心钝痛、酸痛。

## 处理不及时的后果

若不及时治疗，髌股关节疼痛综合征相关的炎症可能不断恶化，导致周边结构出现永久性损伤。若髌韧带发炎，则有最终断裂的风险。髌骨下软骨也可能发炎。

## 紧急处理

休息，减少训练强度与时长；冷敷，使用抗炎药。

### 康复和预防

康复从恢复股四头肌的力量和柔韧性开始。疼痛消失后，可恢复运动，逐渐增加运动强度，限制让膝关节反复受压的活动，在运动前正确热身，以防损伤复发。

强壮、柔韧的股四头肌与腘绳肌，避免过度使用膝关节，以及训练前正确热身，将有助于预防髌股关节疼痛综合征。

### 长期预后

经过充分治疗，髌股关节疼痛综合征几乎不会造成长期影响。若保守治疗无效，则可能需要手术。

## 088 髌腱炎

需要反复跳跃的运动（如篮球、排球）可引发髌腱炎（跳跃者膝，图14.13），是肌腱因长时间受力而产生的炎症和疼痛，疼痛部位通常位于髌骨下方。

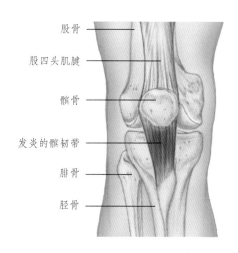

股骨

股四头肌腱

髌骨

发炎的髌韧带

腓骨

胫骨

**图 14.13　髌腱炎**

髌腱炎累及股四头肌腱在髌骨上极的附着部，以及髌韧带在髌骨下极和胫骨粗隆的附着部。疼痛集中于髌韧带，但也可能发生于髌韧带在胫骨粗隆的止点。髌韧带参与伸直膝关节的动作，并且是跳跃落地时首先受到冲击的部位。当股四头肌收缩时，髌韧带被迫伸展以减缓膝关节的屈曲。反复的压力可导致肌腱发生微小创伤，进而发炎。当肌腱在正常轨迹以外活动时，膝关节的反复屈曲和伸展动作也将对肌腱造成压力。

## 病　因

反复做跳跃和落地动作；跑步、踢腿等活动；未及时治疗的髌韧带微小损伤。

## 症状和体征

髌韧带疼痛、发炎，尤其在膝关节反复或异常的伸展或跪下时加重；髌韧带周围肿胀、压痛。

## 处理不及时的后果

正如大多数肌腱炎一样，未及时治疗的髌腱炎将引起更严重的炎症，造成恶性循环。最终可能发展成髌韧带断裂，周边组织也可能受到伤害。

## 紧急处理

按"RICER"步骤处理；使用抗炎药。

## 康复和预防

拉伸股四头肌、腘绳肌和小腿后侧肌肉有助于缓解髌韧带所受压力。康复阶段，需要找出髌腱炎的致病因素。充分热身和适当的体能训练可以有效预防髌腱炎。恢复活动初期，可能需要在膝关节下方穿戴支撑带，以更好地支撑髌韧带。预防损伤还需要加强股四头肌的力量训练，并让膝关节周围肌肉的力量平衡发展。

## 长期预后

经过治疗和康复，髌腱炎可完全恢复而不造成长期影响。但不排除髌韧带弱化后旧伤复发，但这类情形多见于较年长的运动员。

## 089 髌骨软骨软化症

髌骨软骨软化症（跑者膝）是髌骨下方的软骨变软和退化，通常是由过度使用膝关节、膝关节受到创伤或异常的力所致。对于年长的人而言，髌骨软骨软化症也可能是关节炎的并发症。其主要症状为髌骨下疼痛，膝关节伸直时有摩擦感。

髌骨下方由厚厚的透明软骨保护，这些软骨由胶原纤维和水分组成。若膝关节过度使用或承受异常负荷造成的微小创伤反复发生，则软骨会受损和软化。这种退化使关节软骨表面变得凹凸不平，进而导致炎症和疼痛。临床上将髌骨软骨软化症分为四期：局部软化、出现裂隙、软骨完全缺损、软骨下骨暴露。

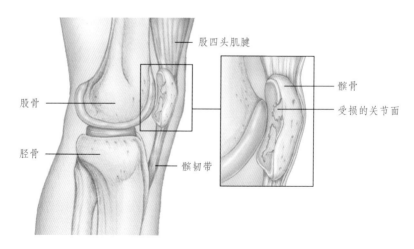

**图 14.14 髌骨软骨软化**

## 病　因

过度使用膝关节导致关节软骨反复受到微小创伤；髌骨错位；髌骨之前发生过骨折或脱位。

## 症状和体征

久坐后、上下楼梯或从坐姿站起时疼痛加剧；髌骨压痛；膝关节伸展时有摩擦感。

## 处理不及时的后果

软骨退化，表面变得不平整，与其他骨表面摩擦造成伤痕，进而引起更严重的炎症。表面不平整的软骨还可能撕裂，成为关节腔内的游离体。

## 紧急处理

休息、冷敷；使用抗炎药。

## 康复和预防

疼痛缓解前限制膝关节的活动，在康复阶段逐步恢复训练。拉伸股四头肌，加强其力量训练，有助于缓解髌骨所受的压力。除非疼痛完全消失，否则不应做加剧疼痛的动作，如深屈膝。为预防髌骨软骨软化症，应避免让膝盖受到异常压力，并保持股四头肌与腘绳肌的强壮和柔韧。

## 长期预后

常规治疗通常对髌骨软骨软化症效果良好。仅极少数病例需要手术纠正髌骨错位。

## 090　髌骨脱位

髌骨脱位是髌骨部分从股骨内侧髁与外侧髁之间的滑车沟中滑出，但未限制膝关节的活动（图14.15），常发生于减速过程中，如跑步减速到步行。常见症状有疼痛和肿胀。肌肉力量不平衡或原发髌骨畸形（如髌骨位置偏高）的运动员，更容易发生的髌骨脱位。

若股外侧肌比股内侧肌更强壮，则肌肉力量不平衡造成的张力不平衡会让髌骨与股骨髁失去正常的对合关系。此外，股骨外侧髁和髌骨可能挫伤。髌骨脱位是因为肌肉强力收缩，如脚固定时突然转向、跳跃后落地或蹬地。

病　因

股四头肌内、外侧力量不平衡；髌骨侧面受到冲击；扭曲膝关节。

症状和体征

髌骨下方有压迫感；髌骨后方疼痛、肿胀；屈膝或伸膝时疼痛。

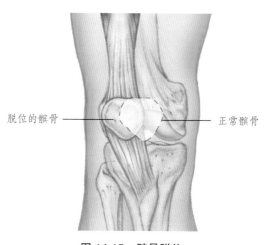

脱位的髌骨　　　　　　　　　　　　　正常髌骨

**图 14.15　髌骨脱位**

## 处理不及时的后果

持续的髌骨半脱位可致髌骨骨折、软骨撕裂，并使肌腱受压。若不及时治疗，急性髌骨脱位可发展成慢性脱位。

## 紧急处理

按"RICER"步骤处理；使用抗炎药。

## 康复和预防

康复期间可进行不会加重伤势的活动，如游泳、骑行等，应避免跑步。加强股内侧肌的力量训练，拉伸股外侧肌，有助于纠正导致髌骨脱位的肌肉力量不平衡。刚开始恢复活动时，可能需要佩戴支具保持髌骨的位置。保持膝关节周围肌肉强壮和柔韧，并避免髌骨受到直接冲击，可预防这类损伤。

## 长期预后

休息、康复训练和抗炎药对髌骨脱位效果良好。仅有少数病例需要手术，以预防髌骨错位或不稳定造成的再次脱位。

# 康复方案

下列治疗方案是大多数膝关节软组织损伤（如扭伤、拉伤、肌腱炎）的通用方案。这个治疗方案不适用于膝关节骨性结构损伤，如骨折和脱位。请注意，每次受伤的病情都是独特的，可能需要采取与下述方法不同的治疗。请咨询医生，以获得量身定制的治疗方案。

**第1步**：目的是缓解伤处的炎症和疼痛。需要限制伤处的所有活动，休息和冷敷。根据损伤的严重程度，这一步可能持续48～72小时，或者直到炎症和疼痛显著缓解。

　　**第 2 步**：改善伤处的血运，从而增加氧和营养物质的供给，加快愈合的速度。这一步最好利用热疗、超声波、经皮神经电刺激疗法和按摩来完成。可以引入强度很低的运动，只要不引起任何疼痛即可。根据损伤的严重程度，这一步可能持续 3 天到 3 周，或者直到正常运动相对无痛时为止。

　　**注意**：耐心是成功完成康复所必需的重要品质，在正常运动相对无痛之前，不要开始第 3 步。

　　**第 3 步**：目的是恢复因受伤而丧失的体能素质。实现目的的步骤尤为重要，应遵循以下步骤。

- 通过低强度的运动扩大活动范围。首先弯曲和伸直受伤部位，同时向前、后、左、右移动。当做这些简单动作更加自如时，开始增加一些旋转动作。将受伤部位从一侧转到另一侧，并进行顺时针和逆时针旋转。当你能自如且相对无痛地完成这些动作时，可以开始下一组训练。请记住，这是活动范围训练，而不是拉伸。只需让受伤部位进行全范围的活动，不要用力或施加压力。具体见图 14.16。

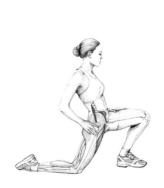

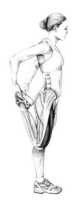

（1）跪姿股四头肌拉伸。单膝跪地。如果需要，可以扶住物体保持平衡。髋部向前推。

（2）站姿股四头肌拉伸。直立，用单腿保持平衡。把另一只脚拉向臀后，保持膝盖对齐，同时髋部向前推。可以扶住物体保持平衡。

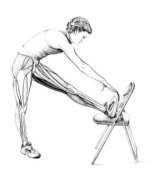

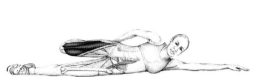

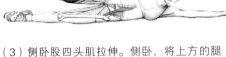

（3）侧卧股四头肌拉伸。侧卧，将上方的腿拉向臀部后侧。保持膝盖并拢，髋部向前推。

（4）站姿抬腿腘绳肌拉伸。直立，抬起一条腿放在物体上。保持抬起的腿伸直，脚趾朝上。然后另一只脚向内转，身体向前倾，同时保持背部中立。

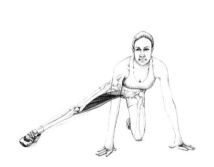

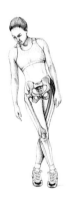

（5）跪姿大腿内侧拉伸。一侧膝盖跪下，另一条腿伸向外侧，脚趾朝前。双手放在地面，缓慢地让伸出的脚远离身体移动。

（6）交叉腿外展肌群拉伸。直立，一只脚放在另一只脚后。身体向后侧脚的方向倾斜。

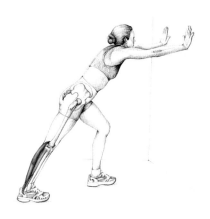

（7）手推墙小腿后侧拉伸。面向墙站立，双
手推墙。在感觉舒适的前提下，一只脚尽量
远离墙面，两脚脚趾朝前，脚跟着地。保持
后侧的腿伸直，身体向墙面倾斜。

**图 14.16　膝关节活动范围训练**

· 增强力量和柔韧性。从等长收缩开始比较安全，这是一种力量训练，受伤
部位不动，但要发力，收缩肌肉；然后再进行传统的力量训练，会用到肌
肉的离心和向心收缩。进行轻柔的静态和被动拉伸训练也很重要。在静态
拉伸时重复前一阶段的活动范围训练，开始轻轻地发力和施加柔和的压力，
以扩大活动范围，并让伤处为更剧烈的活动做好准备。具体见图 14.17。

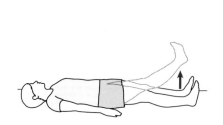

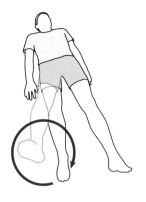

（1）直腿举腿。坐在地面，双腿伸直，或者
仰卧，锁定膝关节，保持双脚略向外打开，
在保持膝关节伸直的前提下尽可能抬高腿；
坚持 3 秒，然后腿慢慢放下，彻底放松。重
复 5～10 次。

（2）直腿举腿和髋旋转。仰卧，或者坐下，
背靠支撑，双腿伸直，脚略向外打开，收紧
大腿肌肉，尽可能伸直膝关节；向上、外抬
起一条腿，保持脚外展，膝关节锁定；用腿
在空中画三个圈，然后回到起始姿势，放松。
重复 5～10 次。

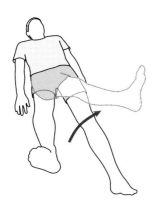

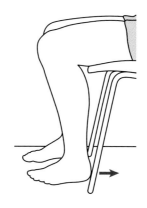

（3）直腿举腿和髋内收、外展。仰卧，膝关节伸直、锁定；抬起一条腿，保持膝关节锁定，向内侧越过另一条腿，再向外打开，回到中点，然后慢慢放下，放松。重复5～10次。

（4）中间范围等长运动。坐在椅子上，膝关节和髋关节成直角，受伤腿的脚跟抵住椅腿，用脚跟推椅腿5秒，然后放松。重复3～6次。

**图 14.17　膝关节力量训练和柔韧性训练**

- 改进平衡性和本体感觉。一旦感到受伤部位的力量恢复了，就可以加入一些平衡性训练。这些训练对帮助恢复伤处周围的受损神经很重要。从简单的平衡性练习开始，沿直线行走或在平衡木上保持平衡。逐渐进展到单腿动作，如单脚保持平衡或尝试闭眼做动作。当你能自如完成上述练习时，加入更难的训练，如使用摇板、健身球、平衡垫或泡沫轴的动作。具体见图 14.18。

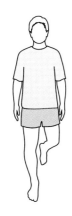

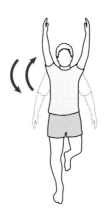

（1）用受伤的腿单腿站立，尽可能久地保持平衡，然后放松10秒。重复3～5次。

（2）用受伤的腿单腿站立，在不同方向举起和放下手臂，尽可能久地保持平衡，然后放松10秒。重复3次。

325

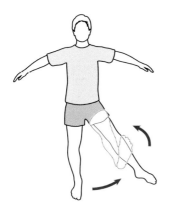

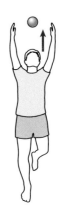

（3）用受伤的腿单腿站立，向外侧抬高另一条腿，用这条腿画圈，坚持到失去平衡为止，然后放松 10 秒。重复 3 次。

（4）用受伤的腿单腿站立，向上抛球并接住，保持平衡并完成尽可能多的次数，然后休息 10 秒。重复 3 次。变式：向墙面或搭档抛球。

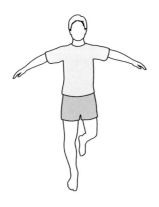

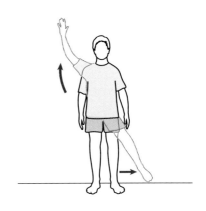

（5）用受伤的腿单腿站立，闭上眼睛保持平衡，然后休息 10 秒。重复 3～5 次。

（6）站立，将重心微微移向受伤的腿，并把同侧的手臂举过头；对侧的腿向外抬起，将其向内、外各移动 3 次，脚不要碰到地面，然后回到起始姿势。重复 5 次。

图 14.18　膝关节平衡性训练

- 动态体能训练和增强式训练。这时可以加入动态体能或增强式训练来增强受伤部位的力量，改善本体感觉。与所从事的运动相关的动态拉伸和训练可作为好的开始。技能练习和体能训练是衡量体能水平和受伤部位力量的好方式。增强式训练是另一个有助于恢复的好工具。增强式训练是爆发性运动——肌肉离心收缩后迅速向心收缩，会用到各种跳跃动作。这些活动强度很高，所以谨记要轻松地开始，逐渐增加强度，不要过度兴奋，也不要过度训练，避免因为错误的训练再次受伤。具体见图14.19。

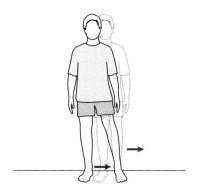 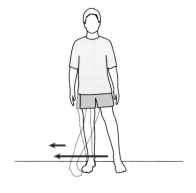

（1）侧步行走。向侧面走一步，另一只脚跟上。每一侧各走 20～30 步。缓慢开始，逐渐加速。

（2）交叉侧步行走。向侧面走一步；另一只脚从前方越过前脚。缓慢开始，逐渐加速。每一侧各走 20～30 步。变式：后脚从后方越过前脚。

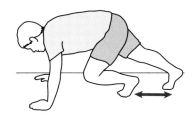 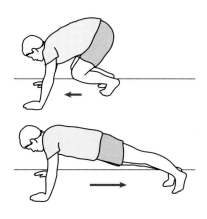

（3）俯身交替收腿。蹲下，把手平放在地板上，手指朝前；用手支撑，两条腿交替向后蹬，然后向前收回。快速重复 10～20 次。

（4）立卧撑。蹲下，用手和脚趾支撑，肘关节和膝关节伸直；用手支撑，向前跳，膝盖收向胸，然后快速向后蹬腿，回到起始姿势。重复 5～20 次。

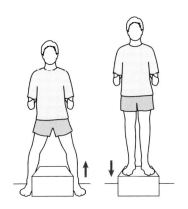

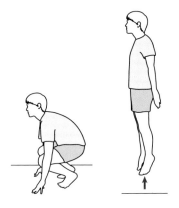

（5）练习台分腿跳。两腿分开站在一个
21～31厘米高的练习台两侧，两脚同时跳
上练习台，然后跳下回到起始姿势。重复
5～20次。变式：跳起时脚跟在练习台上空
并拢，然后落地回到起始姿势。

（6）深蹲跳。站立，一只脚稍稍在另一只脚
前；蹲下，用手触地面，然后跳起，在空中
变换脚的位置，落地时前后脚交替。快速重
复5～20次。

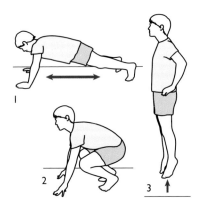

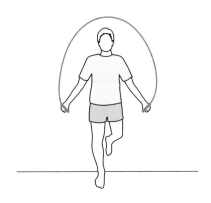

（7）波比跳。从站姿开始，快速蹲下，手撑
住地面；将重心移向双手，双腿向后蹬，伸
直膝关节；弯曲膝盖向前跳，再向上跳，在
空中伸直膝关节。快速重复5～20次。

（8）跳绳。先双脚跳绳，然后单脚交替跳绳。
跳20～50次。

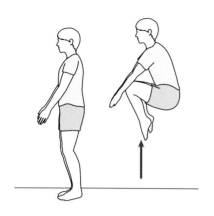

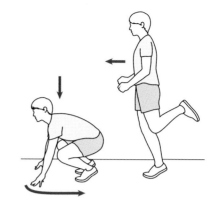

（9）抱膝跳。从站姿开始，向上跳，屈膝，尽可能让膝盖靠近胸。重复5～10次。

（10）折返跑。冲刺跑到标志物，触摸地面，冲刺跑回起点。重复10～30次。变式：a.在不同方向放置标志物；b.为标志物编号，让搭档喊出你需要跑向的标志物。

图14.19　膝关节动态体能训练和增强式训练

　　第4步：预防再次受伤。首先反思自己受伤的原因，是意外吗？还是负荷过重（过度训练）？或是生物力学问题？如果是意外，尽可能避免将来再次发生；如果是负荷过重，要相应地调整训练计划；如果问题出在生物力学方面，要改善肌肉力量的不平衡和柔韧性的不足，并由教练、训练员或生物力学专家指导改进动作技术和姿势。

# 第15章
# 小腿运动损伤

## 解剖和生理

　　胫骨在小腿内侧，是小腿最大的骨。在胫骨近端，胫骨内侧髁和外侧髁与股骨远端接合构成膝关节。胫骨前侧表面的不平整部位是胫骨粗隆。胫骨远端内侧可摸到内踝。胫骨是小腿的承重骨，因此在跑、跳等动作中承受冲击力。

　　腓骨位于小腿外侧，与胫骨平行，形似一根细棍。腓骨并不承重，却是重要的肌肉附着部。腓骨远端可摸到膨大的外踝（图 15.1）。

　　除腘肌外，小腿所有其他肌肉都止于足部；可以根据部位将它们分为前

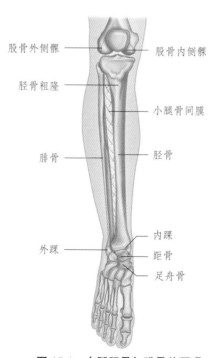

图 15.1　右腿胫骨与腓骨前面观

群、后群和外侧群。此外，小腿后群肌还可细分为浅层、中层和深层（图15.2、图15.3）。

小腿**前群肌**容纳于**前骨筋膜鞘**中，功能是伸踝关节（足背屈）和伸脚趾。前群肌有4块肌肉。**胫骨前肌**的作用是使足背屈和足内翻。**拇长伸肌**和**趾长伸肌**位于前群中间，作用是伸脚趾；另外，它们都经过踝关节，也具有使足背屈的功能。**第三腓骨肌**与趾长伸肌一起使足背屈，也协助外侧群肌使足外翻。

小腿**后群肌**（容纳于后骨筋膜鞘中）位于小腿后侧，作用是使足跖屈和伸脚趾。后骨筋膜鞘内的肌肉像洋葱皮一样排列，分为三层。

浅层是踝关节的跖屈肌，由**腓肠肌**和**比目鱼肌**（也称为小腿三头肌），以及跖肌组成。比目鱼肌位于这一层的最深处，起自胫骨的比目鱼肌线和胫骨后面，因其形状而得名。腓肠肌是小腿后侧肌肉的主体，构成膝关节的肌后壁，其外侧头起自股骨外上髁，内侧头起自股骨内上髁。跖肌的肌腹起自腓肠肌外侧头

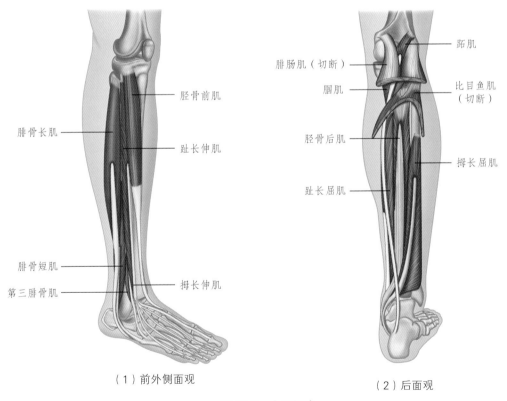

（1）前外侧面观　　　　　　　　　　（2）后面观

图 15.2　小腿肌肉

的内侧，但很快缩小成细长的肌腱（人体最长的肌腱）。腓肠肌、跖肌与比目鱼肌的肌腱融合成跟腱，止于跟骨结节。三块肌肉的功能是使足跖屈，腓肠肌和跖肌还可屈膝关节。

中层由**拇长屈肌**和**趾长屈肌**组成。它们可使足跖屈；拇长屈肌屈拇趾的远节趾骨，支撑内侧纵弓；趾长屈肌屈其余4根脚趾的远节趾骨，支撑外侧纵弓。

**胫骨后肌**和**腘肌**组成深层。腘肌起自更大的胫骨后肌上方，胫骨后肌起自胫骨、腓骨和小腿骨间膜的后面。胫骨后肌的功能是跖屈踝关节，与胫骨前肌一起维持内侧长弓，使足内翻。

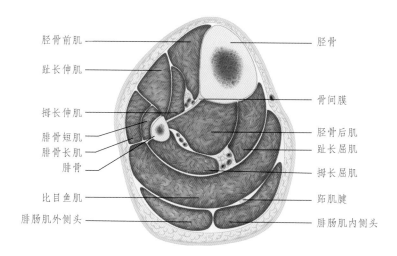

图 15.3　小腿肌肉被筋膜分隔

**外侧骨筋膜鞘**内的是**腓骨肌群**：**腓骨长肌**起自腓骨上半部，**腓骨短肌**起自腓骨下半部。它们可使足跖屈，但主要功能是使足外翻。

跟腱是人体中最大的肌腱，约15厘米长，2厘米厚。它的名称源于古希腊神话人物阿喀琉斯。跟腱起于小腿后侧肌肉的肌腹－肌腱连接处，止于跟骨结节。跟腱囊将跟腱与跟骨隔开，跟皮下囊又将跟腱与皮肤隔开（图 15.4）。小腿后侧肌肉收缩时，跟腱使足跖屈。但跟腱也容易在运动中受伤。

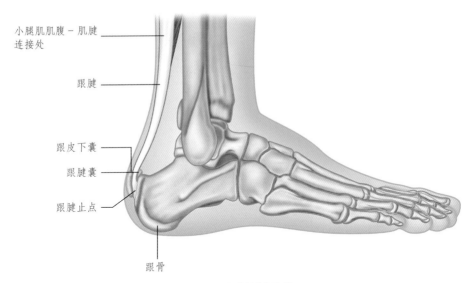

小腿肌肌腹 - 肌腱
连接处

跟腱

跟皮下囊

跟腱囊

跟腱止点

跟骨

图 15.4　跟腱外侧面观

## 091　胫骨骨折、腓骨骨折

胫骨与腓骨的外层为骨密质，内部为骨松质。骨密质比骨松质更紧密、坚硬，可承受重压。当外层的骨密质破裂时，就发生骨折，分为不完全骨折与完全骨折两种。

虽然胫骨或腓骨均可能单独发生骨折，但两者同时骨折更常见（图 15.5）。大多数骨折位于骨近端（靠近膝关节）或骨远端（靠近踝关节）。由于胫骨上的皮肤及其他组织较薄，因此常见开放性骨折，即骨折断端刺破皮肤。

病　因

胫骨或腓骨骨干受到冲击或承受过大负荷，如从高处落地；胫骨或腓骨受到旋转或间接的力冲击，如橄榄球中的擒抱；足固定或负重时，胫骨或腓骨扭转。

症状和体征

疼痛，无法行走或承重，腿常常无法移动；骨折部位畸形或开放性骨折；

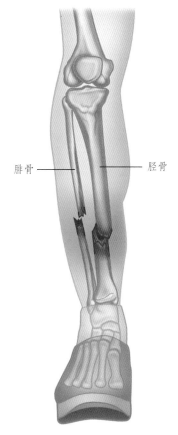

腓骨　　　　　　　　　　胫骨

图 15.5　胫骨、腓骨骨折

肿胀和压痛。

## 处理不及时的后果

若不及时治疗，将造成小腿长期不稳定。骨折引起的血管损伤会导致内出血和肿胀，进而造成足循环问题。若神经受损，还可能导致足下垂或小腿和足感觉丧失等严重问题。

## 紧急处理

固定腿部；若为开放性骨折，应止血；立即就医。

## 康复和预防

骨折愈合后，需要恢复小腿肌肉的力量和柔韧性。根据骨折部位和制动的范围大小进行膝关节与踝关节活动范围的康复训练。恢复活动的过程必须循序渐进，以预防再次受伤。强壮的小腿肌肉和胫骨前肌可保护胫骨与腓骨。

## 长期预后

经过正确复位和充分愈合，骨折几乎不会带来任何长期问题。仅某些病例需钢钉帮助固定骨折部位。此外，少数有血管或神经严重损伤的病例需要手术。

# 092 小腿后侧肌肉拉伤

运动前热身不充分是小腿后侧肌肉拉伤的原因之一。小腿后侧肌肉参与短跑起跑、跳跃、改变运动方向或从深蹲站起。这些爆发性的动作需要小腿后侧肌肉强力收缩。运动中脚的位置不当或小腿后侧肌肉的离心收缩超过其力量水平，可能导致肌肉拉伤（图 15.6）。

短跑起跑与改变运动方向时，小腿后侧肌肉与肌腱的连接处特别容易撕裂。离心收缩是肌肉在拉长状态下的收缩，如跳跃落地时。当肌肉疲劳或力量不足以承受负荷时，离心收缩可能引起肌肉撕裂。

## 病　因

腓肠肌或比目鱼肌强力收缩；强力的离心收缩；蹬地或落地时脚位置不当。

## 症状和体征

小腿后侧肌肉（通常是中段）疼痛；踮着脚尖时疼痛；偶尔屈膝时疼痛；小腿肿胀或瘀伤。

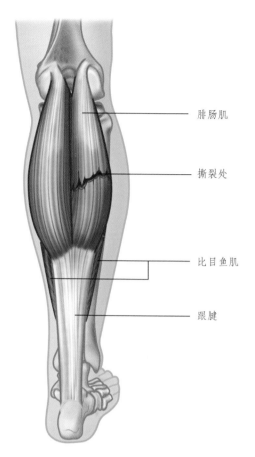

腓肠肌

撕裂处

比目鱼肌

跟腱

图 15.6　小腿后侧肌肉拉伤

处理不及时的后果

　　若不及时治疗，任何肌肉拉伤都有可能发展成肌肉完全断裂。由于小腿后侧肌肉参与人的站立和行走，因此拉伤的疼痛将导致活动能力丧失。损伤引起的跛行或步态改变体可能导致其他部位受伤。

紧急处理

　　按"RICER"步骤处理；使用抗炎药；之后热敷和按摩，促进血液流动，加快恢复。

康复和预防

待疼痛缓解后，对小腿轻度拉伸有助于促进愈合。小腿后侧肌肉的力量训练和拉伸也有助于防止再次受伤。运动前适当热身可预防肌肉撕裂。强壮、柔韧的肌肉不易拉伤，并且恢复更快。

长期预后

经过正确治疗与充分休息，小腿后侧肌肉拉伤几乎不会造成任何长期影响。只有肌肉与肌腱完全分离的极少数病例，才需要手术将肌肉与肌腱重新接合。

# 093　跟腱拉伤

跟腱拉伤（图 15.7）可能有剧痛，并需要大量的恢复时间。由于跟腱参与行走，并在负重时维持人体平衡，因此跟腱拉伤将导致活动能力丧失。跟腱拉伤常见于短跑、跳跃等爆发性运动，以及橄榄球和重量训练等需要对抗阻力的

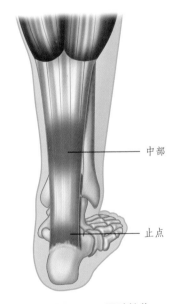

中部

止点

图 15.7　跟腱拉伤

运动。

依严重程度的不同，跟腱拉伤可分为三度：

一度：跟腱过度伸展或少于 25% 的跟腱纤维撕裂；

二度：25%～75% 的跟腱纤维撕裂；

三度：75%～100% 的跟腱纤维撕裂。

## 病　因

小腿后侧肌肉发生突然、强力的收缩，尤其当尚未热身或肌肉僵硬时；足受力过大，迫使踝关节向上做背屈动作。

## 症状和体征

跟腱疼痛，一度拉伤有轻度不适，三度拉伤有剧痛，导致活动能力丧失；肿胀、压痛；踮着脚尖时疼痛；踝关节无法屈曲；休息后小腿后侧肌肉和脚跟僵硬。

## 处理不及时的后果

若不及时治疗，轻度的跟腱撕裂可发展为完全断裂。发炎的肌腱持续摩擦脚跟，进而可能引发滑囊炎和肌腱炎。

## 紧急处理

按"RICER"步骤处理；使用抗炎药。之后热敷和按摩，促进血液流动，加快恢复。对于三度拉伤，需要制动并就医。

## 康复和预防

休息至关重要，恢复日常活动也必须循序渐进。小腿后侧肌肉的力量训练和拉伸有助于恢复和防止再次受伤。运动（尤其是短跑等需要小腿后侧肌肉强力收缩的运动）前热身可预防跟腱拉伤。

## 长期预后

由于肌腱血液供应较少，因而康复时间比肌肉更长。但是只要经过充分的休息与康复训练，跟腱可以恢复正常功能。严重的跟腱断裂需要手术修复。

# 094　跟腱炎

跟腱连接跟骨后侧，小腿肌肉收缩和伸展时，跟腱从跟骨之上滑过。跟腱炎可引起剧痛，因为全身重量都压在跟腱上，而这个部位还经常受到鞋的压迫。跟腱反复受压会发炎，炎症又将进一步刺激跟腱，进而加重炎症。

篮球、跑步、排球及其他跑跳类运动可引发跟腱炎。小腿后侧肌肉反复收缩、穿不合脚的鞋子或足过度旋前，也有可能导致跟腱炎。

## 病　因

跟腱在跑、跳运动中反复受到压力；鞋不合脚或跑步时脚落地方式不当；未及时治疗的跟腱或小腿后侧肌肉损伤。

## 症状和体征

跟腱疼痛、压痛；肿胀；小腿后侧肌肉收缩时疼痛；跑、跳动作困难。

## 处理不及时的后果

若不及时治疗，跟腱炎可导致跟腱退化，最后跟腱断裂。跟腱炎还可导致跟腱及其连接的肌肉紧张，进而有撕裂的风险。

## 紧急处理

休息，减少或停止可能使病情恶化的活动；冷敷；使用抗炎药。之后进行热敷和按摩，促进血液流动，加快恢复。

## 康复和预防

休息一段时间（5～10天）后，可开始轻柔拉伸和低强度的力量训练。运动前可热敷跟腱，以充分热身。充分热身并对小腿肌肉开展拉伸及力量训练，有助于预防跟腱炎。

## 长期预后

经过正确治疗，跟腱炎很少造成长期影响。大多数跟腱炎患者的康复时间为5天至数周，少数病例需要手术修复。

## 095　胫骨内侧应力综合征

胫骨内侧应力综合征（外胫夹）常见于跑步运动员或跑步初学者，指覆盖胫骨的肌腱及其在胫骨的附着部受到反复刺激而引起的胫骨疼痛（图15.8）。跑步时间、频率或强度的变化都有可能引发胫骨内侧应力综合征。

当肌肉和肌腱因过度劳损或姿势错误而发炎，就会引起胫骨前侧疼痛。小腿反复受到冲击，如在跑步中，也是导致胫骨疼痛的原因。

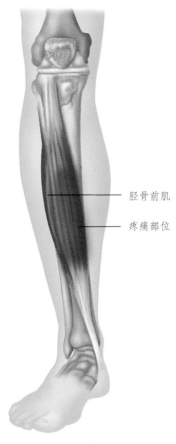

胫骨前肌

疼痛部位

图 15.8　外胫夹

病　因

胫骨前肌反复受到压力，导致其在胫骨的附着部发炎；胫骨在跑、跳等运动中受到重复的外力冲击。

症状和体征

胫骨内侧钝痛、酸痛；疼痛随活动加剧；胫骨内侧压痛，可能有轻微肿胀。

## 处理不及时的后果

若不及时治疗，外胫夹可引发剧痛，迫使跑步中断。炎症还可导致骨筋膜室综合征等其他损伤。

## 紧急处理

按"RICER"步骤处理；使用抗炎药。之后进行热敷和按摩，促进血液流动，加快恢复。

## 康复和预防

康复期间，需要用游泳、骑行等低冲击运动来维持体能水平。此外，拉伸胫骨前肌也有助于恢复。为预防损伤可尝试低冲击运动日与高冲击运动日交替的训练方法。还要加强小腿肌肉的力量训练，以帮助骨骼吸收运动造成的冲击。

## 长期预后

经有效治疗后，外胫夹不会造成长期影响。仅有少数病例，休息和康复训练无效，如发展成慢性炎症和疼痛，可能需要手术。

## 096　胫骨应力性骨折

跑步、跳跃等重复的冲击性运动可使骨骼产生微小裂缝，即应力性骨折。应力性骨折最常见于小腿的承重骨——胫骨（图 15.9）。

地面的反作用力沿胫骨传递。骨骼随时都在重塑和再生，使一个部位的钙质移向另一个部位以生成新骨，这就造成某个部位相对脆弱。若胫骨的某个部位因骨重塑或之前的应力性骨折变得脆弱，当冲击力传递至这里时，该部位就会出现微小的裂缝。随着时间的推移，这些微小裂缝可能变成更大的裂缝，甚

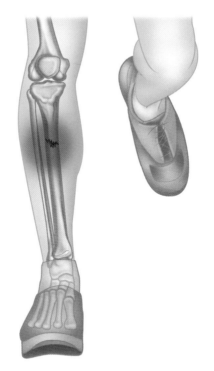

图 15.9　胫骨应力性骨折

至骨折。此外，肌肉疲劳也使应力性骨折的风险增加。肌肉具有缓冲作用，当肌肉疲劳时，本该被肌肉吸收的冲击传至骨骼。

　　因膳食不均衡或遗传因素导致骨密度较低的运动员，以及在硬地面上长期训练的运动员，发生小腿应力性骨折的风险更高。女性容易因月经失调、闭经、饮食紊乱或骨质疏松症等疾病造成骨密度较低，因此较男性更容易发生小腿应力性骨折。

病　因

　　骨骼在跑步、跳跃等冲击性运动中反复受压；骨密度较低；肌肉疲劳导致肌肉缓冲作用减弱。

## 症状和体征

负重时疼痛，随着活动加剧，休息时缓解。疼痛通常在活动刚开始时最严重，随着活动的进行而有所减弱，又在活动结束时加剧。可能出现局部压痛和一些肿胀。

## 处理不及时的后果

若不及时治疗，则小腿应力性骨折可进展成完全骨折，并导致出血、神经损伤等并发症。小腿应力性骨折造成的疼痛可迫使伤者完全停止活动并对周边组织进一步造成损伤。

## 紧急处理

按"RICER"步骤处理；使用抗炎药；若发现小腿不稳定或无法负重，应转诊至专业医生。

## 康复和预防

康复期间，需要进行低冲击运动或无冲击运动（如游泳、骑行），以维持体能水平。加强小腿肌肉的力量训练，有助于更好地吸收外力冲击。为预防应力性骨折，应做好正确热身，并运用交叉训练技巧，以限制骨骼受到的冲击。

## 长期预后

经过休息，小腿应力性骨折一般可痊愈。但过早恢复训练有可能导致再次受伤。极少数病例需要手术加固骨折部位。

## 097 胫前间隔综合征

　　肌肉外包绕着一层无弹性的纤维套——筋膜。筋膜围成骨筋膜鞘将肌肉容纳于其中，骨在骨筋膜鞘的一侧，而筋膜在骨筋膜鞘的另一侧。小腿肌肉沿胫骨、腓骨延伸，由筋膜包绕（图 15.10）。胫前间隔内的胫骨前肌肿胀或膨大通常导致胫前间隔综合征。创伤或过度劳损造成的肌肉肿胀会增加骨筋膜鞘内压力，进而限制血流、影响肌肉正常功能。骨筋膜鞘内的神经也可能受到压迫，导致足麻木或无力。胫前间隔综合征多为慢性损伤，急性损伤较为少见。跑步运动员及需要大量、反复屈伸足动作的运动员最容易遭受这类损伤。

　　胫前间隔综合征会引起疼痛，尤其当踝关节背屈或脚趾上翘时，还可能出现足部感觉丧失、肌无力。实际上，任何有内出血或局部肿胀的损伤，均可引发间隔综合征。

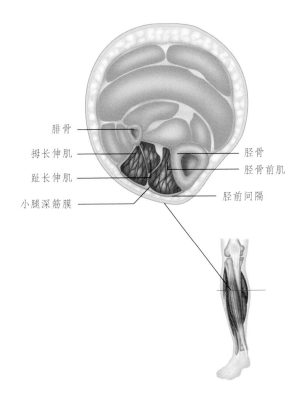

图 15.10　小腿中上部横断面

## 病　因

急性：胫骨前肌因为创伤出血和／或肿胀。

慢性：肌肉过度劳损导致炎症、肿胀，以及隔内压力升高；肌肉生长速度快于筋膜扩张的速度（如使用合成类固醇）。

## 症状和体征

胫骨（尤其外侧）疼痛、紧张；疼痛随运动加剧；第2趾上的足背感觉丧失；足部肌无力、刺痛。

## 处理不及时的后果

若不及时治疗，则胫前间隔内的压力升高可能导致永久性的神经与血管损伤，且引起损伤的潜在因素会继续引起发炎和肿胀。

## 紧急处理

休息、冷敷、抬高患肢（不要压迫）；使用抗炎药；通过按摩松动筋膜。

## 康复和预防

拉伸胫骨前侧肌肉有助于减轻胫前间隔内压力，拉长肌肉。松动筋膜的按摩也可帮助加快恢复。进行循序渐进的力量训练和良好的柔韧性训练可预防胫前间隔综合征。避免胫骨受到直接创伤可预防急性胫前间隔综合征。

## 长期预后

若在神经和血管严重受损前及时治疗，则可快速恢复。急性或严重的慢性胫前间隔综合征可能需要筋膜切开术缓解胫前间隔内压力。

## 康复方案

下列治疗方案是大多数小腿软组织损伤（如扭伤、拉伤、肌腱炎）的通用方案。这个治疗方案不适用于小腿骨性结构损伤，如骨折。请注意，每次受伤的病情都是独特的，可能需要采取与下述方法不同的治疗。请咨询医生，以获得量身定制的治疗方案。

**第 1 步**：目的是缓解伤处的炎症和疼痛。需要限制伤处的所有活动，休息和冷敷。根据损伤的严重程度，这一步可能持续 48～72 小时，或者直到炎症和疼痛显著缓解。

**第 2 步**：改善伤处的血运，从而增加氧和营养物质的供给，加快愈合的速度。这一步最好利用热疗、超声波、经皮神经电刺激疗法和按摩来完成。可以引入强度很低的运动，只要不引起任何疼痛即可。根据损伤的严重程度，这一步可能持续 3 天到 3 周，或者直到正常运动相对无痛时为止。

**注意**：耐心是成功完成康复所必需的重要品质，在正常运动相对无痛之前，不要开始第 3 步。

**第 3 步**：目的是恢复因受伤而丧失的体能素质。实现目的的步骤尤为重要，应遵循以下步骤。

- 通过低强度的运动扩大活动范围。首先弯曲和伸直受伤部位，同时向前、后、左、右移动。当做这些简单动作更加自如时，开始增加一些旋转动作。将受伤部位从一侧转到另一侧，并进行顺时针和逆时针旋转。当你能自如且相对无痛地完成这些动作时，可以开始下一组训练。请记住，这是活动范围训练，而不是拉伸。只需让受伤部位进行全范围的活动，不要用力或施加压力。具体见图 15.11。

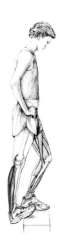

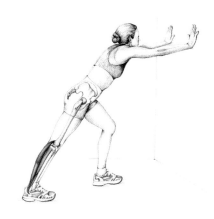

（1）站姿小腿后侧单边拉伸。站在阶梯或高的物体上。一只脚的脚趾移到阶梯边缘，保持腿伸直。让脚跟落向地面。

（2）手推墙小腿拉伸。面向墙站立，双手推墙。在感觉舒适的前提下，一只脚尽量远离墙面，两脚脚趾朝前，脚跟着地。保持后侧的腿伸直，身体向墙面倾斜。

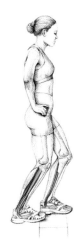

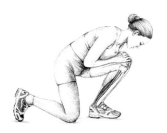

（3）站姿单侧跟腱拉伸。站在阶梯或高的物体上，把一只脚的脚趾放在阶梯边缘。弯曲腿，让脚跟落向地面。

（4）跪姿单侧跟腱拉伸。单膝跪地，将重心移向膝盖。另一条腿保持脚跟着地，身体向前倾。

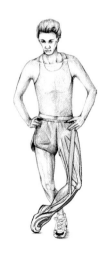

（5）交叉脚小腿前侧拉伸。直立，把一只脚
交叉放在另一只脚前，脚尖着地。慢慢弯曲
另一条腿，把前脚踝关节推向地面。

**图 15.11　小腿活动范围训练**

· 增强力量和柔韧性。从等长收缩开始比较安全，这是一种力量训练，受
伤部位不动，但要发力，收缩肌肉；然后再进行传统的力量训练，会用
到肌肉的离心和向心收缩。进行轻柔的静态和被动拉伸训练也很重要。
在静态拉伸时重复前一阶段的活动范围训练，开始轻轻地发力和施加柔
和的压力，以扩大活动范围，并让伤处为更剧烈的活动做好准备。具体
见图 15.12。

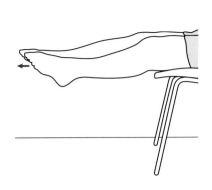

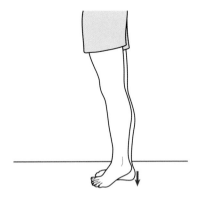

（1）坐下或仰卧，练习把脚尖指向下方。当
小腿后侧的肌肉变得更强壮时，尝试保持脚趾
放松，使其不向下弯曲。

（2）当一只脚的大脚趾球可以承受 90% 的体
重时，可以逐渐练习把脚跟放在地面上，循
序渐进地完成。

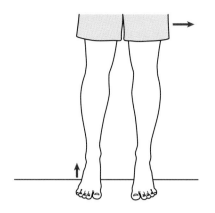

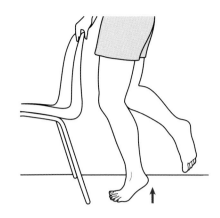

（3）提踵重心转移。站立，双腿分开，膝关节伸直，踮起脚，把重心移向受伤的腿，然后有控制地放下脚跟，全程保持膝关节伸直。重复5~20次。

（4）比目鱼肌强化。如有需要，可以使用支撑物，用受伤的腿单腿站立，屈膝，踮脚上下运动。尽量保持脚趾放松。重复3~10次。

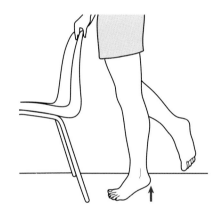

（5）腓肠肌强化。用受伤的腿单腿站在支撑物旁，踮脚再放下，保持膝关节伸直。尽量让脚趾放松。重复3~10次。当可以轻松完成时，双手可以负重，从轻的重量开始，逐渐增加重量。

**图15.12　小腿力量训练**

- 改进平衡性和本体感觉。一旦感到受伤部位的力量恢复了，就可以加入一些平衡性训练。这些训练对帮助恢复伤处周围的受损神经很重要。从简单的平衡性训练开始，比如沿直线行走或在平衡木上保持平衡。逐渐进展到单腿动作，如单脚保持平衡或尝试闭眼做动作。当你能自如完成上述练习时，加入更难的训练，如使用摇板、健身球、平衡垫或泡沫轴的动作。具体见图 15.13。

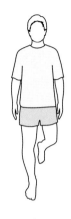

（1）用受伤的腿单腿站立，尽可能久地保持平衡，然后放松 10 秒。重复 3～5 次。

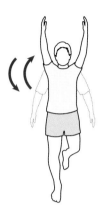

（2）用受伤的腿单腿站立，在不同方向举起和放下手臂，尽可能久地保持平衡，然后放松 10 秒。重复 3 次。

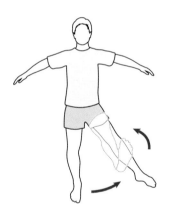

（3）用受伤的腿单腿站立，向外侧抬高另一条腿，用这条腿画圈，坚持到失去平衡为止，然后放松 10 秒。重复 3 次。

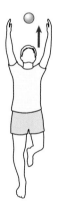

（4）用受伤的腿单腿站立，向上抛球并接住，保持平衡并完成尽可能多的次数，然后休息 10 秒。重复 3 次。变式：向墙面或搭档抛球。

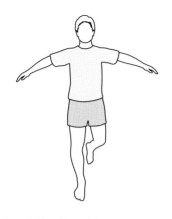

（5）用受伤的腿单腿站立，闭上眼睛保持平衡，然后休息 10 秒。重复 3～5 次。

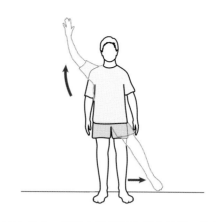

（6）站立，将重心微微移向受伤的腿，并把同侧的手臂举过头；对侧的腿向外抬起，将其向内、向外移动 3 次，脚不要碰到地面，回到起始姿势。重复 5 次。

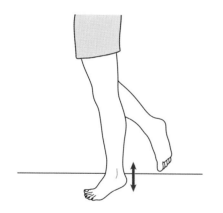

（7）单腿站立，踮脚再放下，保持重心在大脚趾球上，膝关节伸直、锁定，抬头，肩部保持水平。重复 3～5 次。

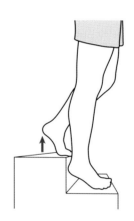

（8）下楼梯。需要时可使用扶手，踮脚走下楼梯，尽量保持脚向前伸直，用大脚趾球着地。从两三步起，逐渐增加到 10 步以上。

**图 15.13　小腿平衡性训练**

· 动态体能训练和增强式训练。这时可以加入动态体能或增强式训练来增强受伤部位的力量，改善本体感觉。与所从事的运动相关的动态拉伸和训练可作为好的开始。技能练习和体能训练是衡量体能水平和受伤部位力量的好方式。增强式训练是另一个有助于恢复的好工具。增强式训练是爆发性运动——肌肉离心收缩后迅速向心收缩，会用到各种跳跃动作。这些活动强度很高，所以谨记要轻松地开始，逐渐增加强度，不要过度兴奋，也不要过度训练，避免因为错误的训练再次受伤。具体见图15.14。

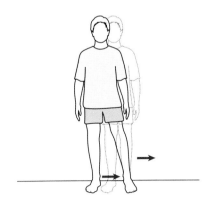

（1）侧步行走。向侧面走一步，另一只脚跟上。每一侧各走 20～30 步。缓慢开始，逐渐加速。

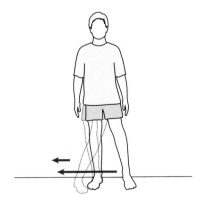

（2）交叉侧步行走。向侧面走一步；另一只脚从前方越过前脚。缓慢开始，逐渐加速。每一侧各走 20～30 步。变式：后脚从后方越过前脚。

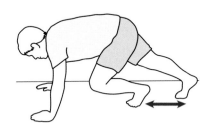

（3）俯身交替收腿。蹲下，把手平放在地板上，手指朝前；用手支撑，两条腿交替向后蹬，然后向前收回。快速重复 10～20 次。

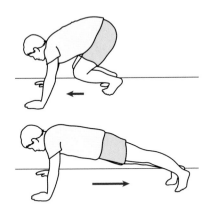

（4）立卧撑。蹲下，用手和脚趾支撑，肘关节和膝关节伸直；用手支撑，向前跳，膝盖收向胸，然后快速向后蹬腿，回到起始姿势。重复 5～20 次。

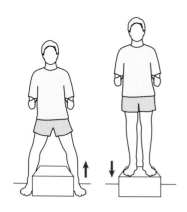

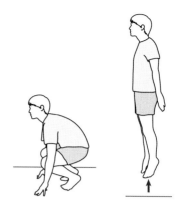

（5）练习台分腿跳。两腿分开站在一个 21—31 厘米高的练习台两侧，两脚同时跳上练习台，然后跳下回到起始姿势。重复 5～20 次。变式：跳起时脚跟在练习台上空并拢，然后落地回到起始姿势。

（6）深蹲跳。站立，一只脚稍稍在另一只脚前；蹲下，用手触地面，然后跳起，在空中变换脚的位置，落地时前后脚交替。快速重复 5～20 次。

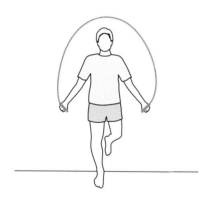

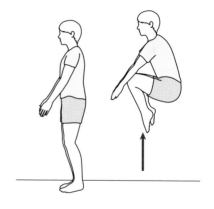

（7）跳绳。先双脚跳绳，然后单脚交替跳绳。跳 20～50 次。

（8）抱膝跳。从站姿开始，向上跳，屈膝，尽可能让膝盖靠近胸。重复 5～10 次。

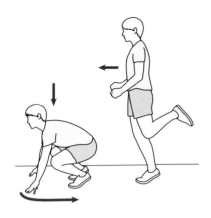

（9）折返跑。冲刺跑到标志物，触摸地面，冲刺跑回起点。重复10～30次。变式：a. 在不同方向放置标志物；b. 为标志物编号，让搭档喊出你需要跑向的标志物。

**图 15.14　小腿动态体能训练和增强式训练**

　　**第 4 步**：预防再次受伤。首先反思自己受伤的原因，是意外吗？还是负荷过重（过度训练）？或是生物力学问题？如果是意外，尽可能避免将来再次发生；如果是负荷过重，要相应地调整训练计划；如果问题出在生物力学方面，要改善肌肉力量的不平衡和柔韧性的不足，并由教练、训练员或生物力学专家指导改进动作技术和姿势。

# 第16章
# 踝关节运动损伤

## 解剖和生理

踝关节是由小腿的腓骨远端外踝、胫骨远端内踝形成的"卵眼"与足部的距骨形成的"榫头"构成的滑车关节。踝关节被关节囊紧紧包绕，并靠内侧和外侧强壮的副韧带加固。

身体重量分散在 7 块跗骨上，它们的排列比腕骨更不规则；这是由人体进化成直立姿势造成的。跟骨是最大的跗骨；当身体处于站姿时，跟骨落在地面上。跗骨和 5 块跖骨一起构成承重的足弓，并由韧带和肌肉加强。脚承受的身体重量分布在足弓上，人站立时，跗骨和距骨接触地面。如跗骨一样，距骨的位置可以移动，以改变脚的形状，影响身体的平衡和姿势。详见图 16.1。

踝关节靠强壮的副韧带维持稳定。内侧韧带（三角韧带）可防止关节外翻。

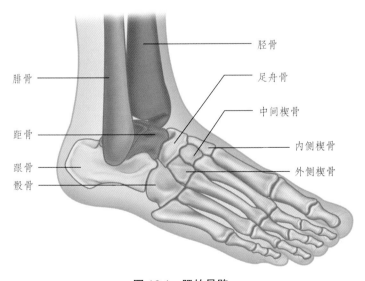

图 16.1　踝的骨骼

3 条外侧副韧带从腓骨、距骨、跟骨之间穿过。胫腓前韧带和胫腓后韧带连接胫骨与腓骨。详见图 16.2。

　　胫骨后肌腱经过内踝（胫骨远端内侧向下方的突起）后，附着于足底内侧纵弓。该肌腱支撑内侧纵弓，并协助足内翻。腓骨长肌腱和腓骨短肌腱起于腓骨肌，经外踝（腓骨下端的膨大）后的沟槽转至足底，附着于足底内侧纵弓，最终止于第 1、第 5 跖骨。这些肌腱被腱鞘固定，腱鞘被韧带加固。它们与腓骨肌群一起稳定踝关节，并协助小腿后侧肌肉使足跖屈（关于踝关节的肌肉，详见第 15 章）。详见图 16.3。

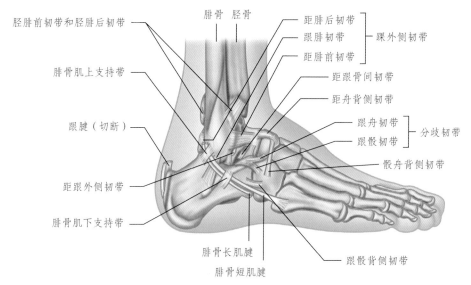

图 16.2　稳定和支撑踝关节的韧带（外侧面观）

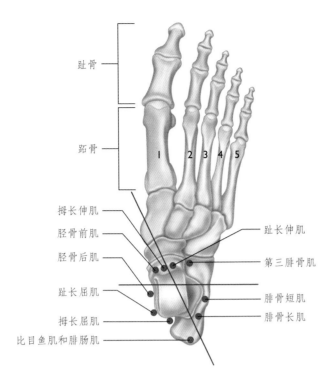

趾骨

跖骨

I　2　3　4　5

拇长伸肌
胫骨前肌
胫骨后肌
趾长屈肌
拇长屈肌
比目鱼肌和腓肠肌

趾长伸肌
第三腓骨肌
腓骨短肌
腓骨长肌

踝关节周围肌腱的位置决定了它们在跖屈、背屈、内翻、外翻中的作用。肌腱离动作轴线越远，它在动作中的作用就越强。胫骨前肌是强大的内翻肌和背屈肌，拇长伸肌参与背屈，但是对内翻的作用很弱

**图 16.3　踝关节周围肌腱位置**

## 098　踝关节骨折

由于踝关节参与所有的跑步和跳跃动作，因此非常容易受伤。绝大多数运动员至少曾经历过一次轻微的踝关节扭伤。踝关节骨折虽然较扭伤少发生，但是比其他部位的骨折更常见。在不平整地面或变化的地形上跑步或跳跃，可能会引起踝关节骨折。在足球、橄榄球等高冲击运动中，踝关节可能强力扭转，也容易骨折。

踝关节骨折可能累及踝关节所有的骨骼及韧带。最常累及胫骨和 / 或腓骨远端（图 16.4），并伴随一些韧带的过度伸展和撕裂。

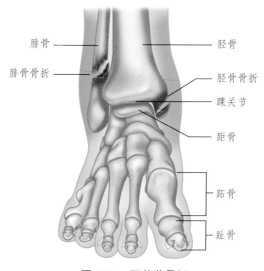

图 16.4　踝关节骨折

腓骨　　腓骨骨折　　胫骨　　胫骨骨折　　踝关节　　距骨　　跖骨　　趾骨

## 病　因

踝关节发生强力扭转或翻转，造成远端骨折；足部固定的情况下，踝关节内侧或外侧受到强力冲击。

## 症状和体征

触痛；踝关节肿胀、变色；不能承重；有时关节变形。

## 处理不及时的后果

若不及时治疗，踝关节骨折可能不愈合或畸形愈合。继续用受伤的踝关节行走或跑步，可能进一步损害经过踝关节的韧带、血管和神经。

## 紧急处理

停止活动；固定踝关节；冷敷；就医。

**康复和预防**

在固定踝关节的同时，需要进行上半身的运动和力量训练以维持体能水平。当踝关节可以活动后，小腿肌肉的拉伸和力量训练有助于加快恢复。刚恢复活动时，可用护踝支具帮助支撑。强壮的小腿后侧肌肉和小腿前群肌能更好地支撑踝关节，降低受伤的风险。为预防踝关节骨折，应尽量避免在不平整的地面上跑步和跳跃。

**长期预后**

尽管踝关节骨折患者再次受伤的风险较高，正确的力量训练和康复训练还是可以让患者完全康复。复合性骨折或碎骨没有对齐，可能需要手术植入钢钉进行内固定，以帮助在康复期间支撑踝关节。

## 099　踝关节扭伤

参与任何体育活动均有可能扭伤踝关节，这类急性损伤发生于一条或所有支撑踝关节的韧带。足部强力翻动或扭转时，可能造成韧带撕裂或过度伸展（图 16.5）。在不平整的地面或变化的地形上做跳跃、冲刺跑或跑步等高冲击运动，容易引起踝关节扭伤。篮球、橄榄球、越野跑和曲棍球是几类常发生踝关

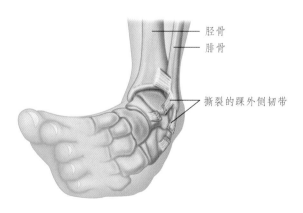

胫骨
腓骨

撕裂的踝外侧韧带

**图 16.5　踝关节扭伤**

节扭伤的运动。

踝关节若在跖屈过程中受到压力，常扭伤外侧韧带（内翻扭伤）。其中，距腓前韧带是最常受伤的。若外侧韧带扭伤持续发展，则内踝作为代偿性的支点可能进一步损伤跟腓韧带。腓骨肌腱可能受到扭伤的影响。因为强健的三角韧带与踝关节的骨性结构，内侧扭伤较少见。但当韧带伸展到正常活动范围以外时，一些纤维会撕裂。

## 病　因

足部突然扭转；足部翻转或受力，通常是内翻。

## 症状和体征

一度扭伤：踝关节无肿胀或轻度肿胀；轻度疼痛和僵硬。

二度扭伤：踝关节中度肿胀、僵硬；中度至重度疼痛；难以承重，丧失一定的稳定性。

三度扭伤：踝关节重度肿胀、疼痛；不能承重；丧失稳定性及正常功能。

## 处理不及时的后果

若不及时治疗，踝关节扭伤可导致慢性疼痛和关节不稳定，肌无力，柔韧性和关节的正常功能丧失。再次受伤的风险升高。

## 紧急处理

按"RICER"步骤处理。二度和三度扭伤需要制动并立即就医。

## 康复和预防

为预防再次受伤，应加强小腿肌肉的力量训练。此外，平衡性训练也有助于改善本体感觉（人体对动作和关节位置的感觉），强化脆弱的韧带。柔韧性训练可帮助缓解踝关节的僵硬，增加活动范围。刚恢复活动时，可借助支具，但其不能代替力量和柔韧性训练。

### 长期预后

经过正确的康复过程和力量训练，运动员康复后通常不会有任何活动受限。但是，踝关节受伤的概率仍略有上升。持续感觉踝关节不适的运动员可能需要额外的医疗干预，如少数病例需要手术修复韧带。

## 100　胫骨后肌腱炎

胫骨后肌腱炎可能引起小腿、踝关节和足部的内侧疼痛。胫骨后肌腱可稳定足部，对抗外翻，支撑内侧纵弓，这使胫骨后肌腱受到摩擦并变得紧张。若足弓塌陷、跑步姿势不当、鞋不合脚或有未治疗的损伤，则胫骨后肌腱受到的压力会增加，进而引起胫骨后肌腱炎（图 16.6）。

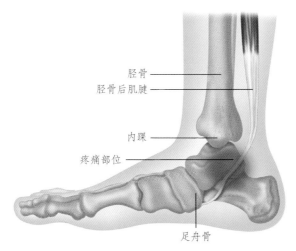

胫骨
胫骨后肌腱
内踝
疼痛部位
足舟骨

**图 16.6　胫骨后肌腱炎**

病　因

　　跑步姿势不当；鞋不合脚；踝关节内侧先前受过伤。

症状和体征

　　胫骨、踝关节和足部的内侧疼痛、压痛；行走或跑步时疼痛；有时可见胫骨后肌腱肿胀。

处理不及时的后果

　　若不及时治疗，胫骨后肌腱炎可导致足弓塌陷或肌腱完全断裂。疼痛可导致跑步时的姿势改变，引起足部和踝关节其他结构的损伤。

紧急处理

　　按"RICER"步骤处理；使用抗炎药。

康复和预防

　　待疼痛缓解后，应对小腿后侧肌肉进行拉伸和力量训练，以提升其对胫骨后肌腱的支撑，加快恢复。在肌腱愈合、肌肉力量增强以前，可能需要支具支撑足弓。应逐渐恢复活动，正确热身有助于预防再次受伤。穿合脚的鞋并矫正任何不良的生物力学结构，也能有效预防损伤。

长期预后

　　经过正确的治疗，胫骨后肌腱炎可完全恢复。症状拖延越久，恢复时间就越长。某些病例需要矫形器帮助预防再次受伤。

## 101　腓骨肌腱半脱位

腓骨长肌腱、腓骨短肌腱起于腓骨肌，经外踝的沟槽，止于足底。大多数情况下，腓骨肌腱半脱位是慢性损伤，由扭伤或骨折发展而来，因为固定腓骨肌腱的韧带结构受损，腓骨肌腱从沟槽中脱出（图 16.7）。其症状主要是踝关节外侧疼痛、局部肌腱有弹跳感。

跑步、跳跃可让腓骨肌腱反复受压，尤其当腓骨肌腱反复半脱位时。有些人外踝的沟槽较浅甚至不存在，因此更容易发生这类损伤。外踝尖端因为足部强力背屈或遭受直接重击而发生骨折时，也可能造成腓骨肌腱半脱位。

### 病　因

通常由踝关节扭伤或骨折所致的腓骨肌支持带撕裂或过度伸展引起。腓骨肌腱反复受到压力，引起炎症、肿胀，导致肌腱从外踝的沟槽中脱出。

### 症状和体征

腓骨肌腱疼痛、压痛；踝关节外侧有弹跳感或弹响；有时可见腓骨远端肿胀。

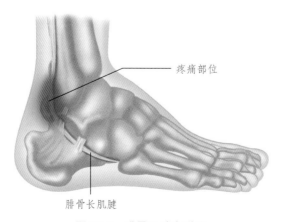

疼痛部位

腓骨长肌腱

**图 16.7　腓骨肌腱半脱位**

## 处理不及时的后果

若不及时治疗，半脱位的腓骨肌腱会发炎，进而导致肌腱撕裂甚至完全断裂。

## 紧急处理

按"RICER"步骤处理，使用抗炎药。当发生急性半脱位时，需要制动。

## 康复和预防

待疼痛消失和正常功能恢复后，加强小腿肌肉的力量训练，有利于更好地支撑腓骨肌腱。正确治疗踝关节扭伤有助于预防腓骨肌腱半脱位。强壮的小腿肌肉能更好地支撑整个足部和踝关节，起到预防损伤的作用。

## 长期预后

若处理及时，非手术治疗通常对腓骨肌腱半脱位效果良好。某些病例需要手术修复覆盖肌腱的腱鞘和韧带，以恢复肌腱的稳定。

# 102  腓骨肌腱炎

腓骨长肌腱和腓骨短肌腱起于小腿外侧腓骨肌，止于足底。腓骨肌帮助维持足部稳定，并为踝关节提供支撑，以防踝关节扭伤。腓骨肌腱炎（图16.8）的最常见原因是腓骨肌过度劳损或足内翻扭伤导致腓骨肌腱过度伸展。其他原因包括足过度旋前，迫使腓骨肌用更大的力量稳定足部。

跑步、跳跃等需要腓骨肌反复收缩的运动可能导致肌腱发炎。经常在不平整地面上跑步的运动员或足过度旋前的人，往往容易患腓骨肌腱炎。

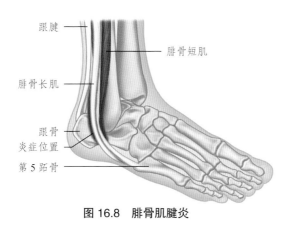

跟腱

腓骨短肌

腓骨长肌

跟骨
炎症位置
第5跖骨

图 16.8　腓骨肌腱炎

病　因

足部在跑步、跳跃时过度旋前；踝关节有旧伤，导致腓骨肌腱偏离正常活动路径。

症状和体征

腓骨肌腱疼痛、压痛；在每次运动过程中，疼痛在开始时最为严重，并将随着运动而减轻；疼痛总体上日渐加重。

处理不及时的后果

若不及时治疗，腓骨肌腱炎可能导致肌腱完全断裂，也可能导致肌腱半脱位。慢性炎症可能损害腓骨肌腱周围韧带。

紧急处理

休息，尤其注意停止跑步、跳跃；冷敷；使用抗炎药。

### 康复和预防

康复过程中，需要拉伸小腿后侧肌肉，并逐渐恢复活动。同时，要尽早发现并矫正任何导致损伤的足部畸形或步态异常。为预防这类损伤，需要强壮和柔韧的小腿肌肉支撑足部和踝关节。

### 长期预后

经过正确治疗，腓骨肌腱炎通常可痊愈，不会造成任何长期影响。有极少数病例经保守治疗无效，需要手术介入缓解导致炎症的压力。某些病例可能需要矫形器帮助支撑内侧纵弓。

## 103　旋后损伤

无论起跑、行走还是跳跃，旋后都是正常动作。但过度旋后会损害踝外侧韧带、小腿肌肉和肌腱，以及踝关节。急性旋后损伤可导致足和踝外侧韧带过度伸展甚至撕裂。过度旋后会使踝关节变得脆弱，稳定性降低。

### 病　因

踝关节肌腱、韧带变得脆弱或松弛；小腿肌肉疲劳或力量弱；踝关节强力外转；穿不合脚或磨损的鞋；在不平整或倾斜的地面或上跑步或跳跃。

### 症状和体征

髋部、足弓、脚跟和 / 或膝关节疼痛。踝关节不稳定。踝关节外侧疼痛。发生急性旋后损伤（如踝关节扭伤）时，疼痛立即发作。

处理不及时的后果

　　若不及时治疗，旋后损伤可造成踝关节慢性肌无力和不稳定。疼痛和步态不正确可引发其他部位的代偿，进而损伤其他结构和组织。旋后损伤还可导致韧带因为过度伸展和撕裂而失去弹性。

紧急处理

　　休息、冷敷、使用抗炎或镇痛药；急性踝旋后损伤需要就医和制动；对于慢性踝旋后损伤，需要矫正引起损伤的根源问题，并让受伤组织获得充分休息。

康复和预防

　　正确热身至关重要。加强小腿肌肉的力量训练和拉伸，有助于更好地支撑踝关节，使其在正确的平面内运动，以减少过度旋后。有时也可能需要矫形器及步态评估。应循序渐进恢复活动，同时还有必要改进和纠正跑步姿势。确保选择合适的鞋，并尽可能在平整的地面上跑步和跳跃。

长期预后

　　及早治疗并进行良好的康复训练后，旋后损伤通常可痊愈。所需恢复时间取决于旋后损伤持续了多久。极少数病例需要手术修复肌腱或矫正骨错位。

## 104　旋前损伤

　　虽然旋前是一种自然、正常的动作，但过度旋前可引发慢性损伤，急性过度旋前可导致拉伤或扭伤。

　　强健的踝内侧韧带支撑踝关节，并防止过度旋前。胫骨前肌和胫骨后肌也起支撑踝关节的作用。当韧带松弛或肌肉疲劳时，对踝关节的支撑减弱，旋前幅度加大，由此导致足弓扁平，韧带更加拉长。在步态周期的站立中期，单腿承重，随着踝关节背屈，跟骨容易外翻，前脚掌容易外展。

## 病　因

踝关节旧伤造成肌腱松弛或撕裂；小腿肌肉疲劳或力量减弱；穿不合脚或磨损的鞋；在不平整的地面跑步或跳跃。

## 症状和体征

髋部、足弓、脚跟和／或膝盖疼痛。跑步或跳跃时，着地阶段疼痛。踝和足明显内转。踝关节不稳定。发生急性旋前损伤（如踝关节外翻扭伤）时，疼痛可能立即发作。慢性旋前损伤可使疼痛日渐加重。

## 处理不及时的后果

旋前损伤已被证实与外胫夹、足底筋膜炎、髌骨软骨软化症、肌腱炎，甚至应力性骨折相关。踝旋前损伤的时间越长，足和踝内侧韧带被拉长的程度就越大，使踝关节变得不稳定，足弓变得扁平，并引发足部其他问题。慢性过度旋前则可导致过度劳损和慢性损伤。

## 紧急处理

休息，冷敷，使用抗炎或镇痛药。急性旋前损伤可能需要制动，并减少足部承重活动。慢性旋前损伤需要相应专科医生发现、矫正潜在问题。

## 康复和预防

应及时发现并纠正导致损伤的根源问题，例如，若是跑步的地面崎岖，要改为在平滑的地面上跑步；若是运动鞋不合脚，要换成新鞋或其他更合脚的鞋型；若是步态问题，要使用矫形器和进行步态训练。正确热身。加强小腿肌肉的力量训练和拉伸，以保持肌肉强壮、柔韧，从而更好地支撑踝关节。为预防再次受伤，应在任何类型踝关节损伤彻底康复后再恢复比赛。

### 长期预后

常规治疗通常对旋前损伤有效，若旋前损伤拖延的时间越长，并已伤害韧带，则所需的康复时间将越长。仅有极少数病例需要手术矫形。

## 105　剥脱性骨软骨炎

剥脱性骨软骨炎是邻近关节面的骨因为血供障碍发生缺血性坏死。扭伤能使距骨与胫骨或腓骨发生硬接触，造成距骨骨折或软骨挫伤。缺血的关节软骨难以自行修复，软骨表面破裂易碎，甚至可能脱落（图 16.9）。游离于关节内的

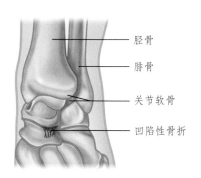

胫骨
腓骨
关节软骨
凹陷性骨折

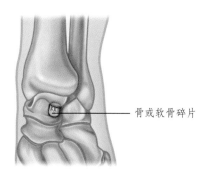

骨或软骨碎片

**图 16.9　剥脱性骨软骨炎**

软骨碎片可引发疼痛与炎症。

踝关节腔狭小，当骨或软骨碎片脱落游离于关节腔中，可引发关节疼痛、肿胀，以及活动能力丧失。这些症状随游离的骨或软骨碎片进出关节腔出现或消失。踝关节有损伤史或足部有血供障碍的人，患剥脱性骨软骨炎的风险更高。

## 病　因

距骨受伤，而且距骨关节面血供障碍；距骨表面及软骨反复磨损；踝关节损伤史。

## 症状和体征

踝关节疼痛、不适；若骨或软骨碎片脱落游离于踝关节中，则可导致关节肿胀并丧失活动能力；有时会发生踝关节交锁。

## 处理不及时的后果

若不及时治疗，脱落的骨或软骨碎片可造成瘢痕和额外伤害。骨或软骨碎片还可随着踝关节的活动而磨损骨或软骨表面，造成骨或软骨表面不平整，最终导致骨关节炎。

## 紧急处理

使用抗炎药；休息，固定踝关节；转诊至专业医生。

## 康复和预防

这类损伤的康复过程包括小腿肌肉力量训练，以更好地支撑踝关节。若在治疗过程中固定踝关节，则可能还需要拉伸和关节活动范围恢复训练。循序渐进地恢复活动，有助于防止这类损伤再次发生。此外，正确治疗各类踝关节损伤（即使是轻微的小伤），可帮助维持踝关节血供，保护距骨。

## 长期预后

许多情况下，骨或软骨碎片并不会完全脱离骨面，仍可被身体吸收。但若碎片脱落，则可能需要手术清除，否则游离的碎片将持续磨损关节，导致骨关节炎，尤其是较年长的运动员。

## 康复方案

下列治疗方案是大多数踝关节软组织损伤（如扭伤、拉伤、肌腱炎）的通用方案。这个治疗方案不适用于踝关节骨性结构损伤，如骨折。请注意，每次受伤的病情都是独特的，可能需要采取与下述方法不同的治疗。请咨询医生，以获得量身定制的治疗方案。

**第1步**：目的是缓解伤处的炎症和疼痛。需要限制伤处的所有活动，休息和冷敷。根据损伤的严重程度，这一步可能持续48～72小时，或者直到炎症和疼痛显著缓解。

**第2步**：改善伤处的血运，从而增加氧和营养物质的供给，加快愈合的速度。这一步最好利用热疗、超声波、经皮神经电刺激疗法和按摩来完成。可以引入强度很低的运动，只要不引起任何疼痛即可。根据损伤的严重程度，这一步可能持续3天到3周，或者直到正常运动相对无痛时为止。

注意：耐心是成功完成康复所必需的重要品质，在正常运动相对无痛之前，不要开始第3步。

**第3步**：目的是恢复因受伤而丧失的体能素质。实现目的的步骤尤为重要，应遵循以下步骤。

· 通过低强度的运动扩大活动范围。首先弯曲和伸直受伤部位，同时向前、后、左、右移动。当做这些简单动作更加自如时，开始增加一些旋转动作。将受伤部位从一侧转到另一侧，并进行顺时针和逆时针旋转。当你能自如且相对无痛地完成这些动作时，可以开始下一组训练。请记住，这是活动范围训练，而不是拉伸。只需让受伤部位进行全范围的活动，不要用力或施加压力。具体见图 16.10。

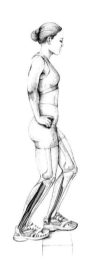

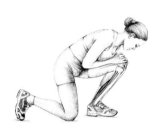

（1）站姿单侧跟腱拉伸。站在阶梯或高的物体上，把一只脚的脚趾放在阶梯边缘。弯曲腿，让脚跟落向地面。

（2）跪姿单侧跟腱拉伸。单膝跪地，将重心移向膝盖。另一条腿保持脚跟着地，身体向前倾。

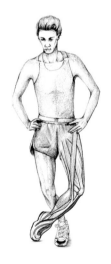

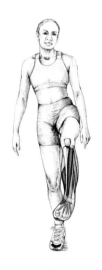

（3）交叉脚小腿前侧拉伸。直立，把一只脚交叉放在另一只脚前，脚尖着地。慢慢弯曲另一条腿，把前脚踝关节推向地面。

（4）脚踝旋转拉伸。把一只脚抬离地面，缓慢地向任意方向旋转脚和踝关节。

**图 16.10　踝关节活动范围训练**

· 增强力量和柔韧性。从等长收缩开始比较安全，这是一种力量训练，受
伤部位不动，但要发力，收缩肌肉；然后再进行传统的力量训练，会用
到肌肉的离心和向心收缩。进行轻柔的静态和被动拉伸训练也很重要。
在静态拉伸时重复前一阶段的活动范围训练，开始轻轻地发力和施加柔
和的压力，以扩大活动范围，并让伤处为更剧烈的活动做好准备。具体
见图 16.11。

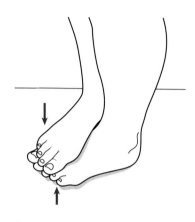

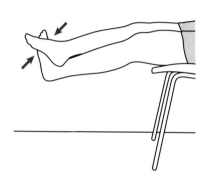

（1）坐下或仰卧，把一只脚放在另一只脚上，下方的脚紧绷，如同足背屈一样，上方的脚脚底向下踩，持续 5 秒，不发生任何位移。交换脚的位置，重复动作。重复 3～6 次。

（2）坐下，膝关节屈曲或伸直，或仰卧，伸直腿，交叉脚踝，让两只脚的外缘靠在一起；两只脚推彼此 5 秒，然后放松。重复 3～6 次。

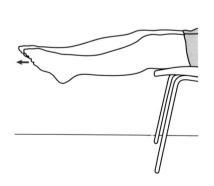

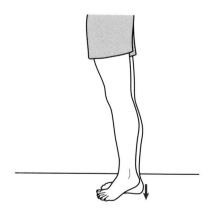

（3）坐下或仰卧，练习把脚尖指向下方。当小腿后侧的肌肉变得更强壮时，尝试保持脚趾放松，使其不向下弯曲。

（4）当一只脚的大脚趾球能够承受 90% 的体重时，可以逐渐练习把脚跟放在地面上，循序渐进地完成。

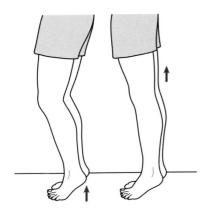

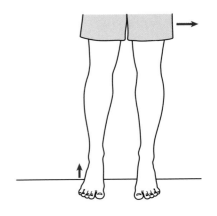

（5）提踵。双腿站立，踮脚，上下运动，先让膝关节弯曲做动作，再让膝关节伸直做动作。重复5～20次。

（6）提踵重心转移。站立，双腿分开，膝关节伸直，踮起脚，把重心移向受伤的腿，然后有控制地放下脚跟，全程保持膝关节伸直。重复5～20次。

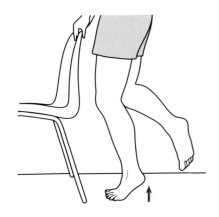

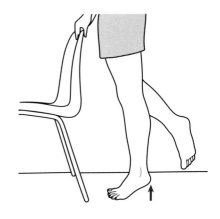

（7）比目鱼肌强化。如有需要，可以使用支撑物，用受伤的腿单腿站立，屈膝，踮脚上下运动。尽量保持脚趾放松。重复3～10次。

（8）腓肠肌强化。用受伤的腿单腿站在支撑物旁，踮脚上下运动，保持膝关节伸直。尽量让脚趾放松。重复3～10次。当你可以轻松完成时，双手可以负重，从轻的重量开始，逐渐增加重量。

**图16.11　踝关节力量训练**

· 改进平衡性和本体感觉。一旦感到受伤部位的力量恢复了，就可以加入一些平衡性训练。这些训练对帮助恢复伤处周围的受损神经很重要。从简单的平衡性训练开始，比如沿直线行走或在平衡木上保持平衡。逐渐进展到单腿动作，如单脚保持平衡或尝试闭眼做动作。当你能自如完成上述练习时，加入更难的训练，如使用摇板、健身球、平衡垫或泡沫轴的动作。具体见图 16.12。

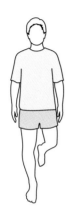

（1）用受伤的腿单腿站立，尽可能久地保持平衡，然后放松 10 秒。重复 3～5 次。

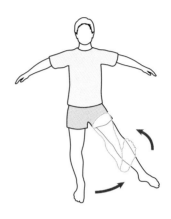

（2）用受伤的腿单腿站立，向外侧抬高另一条腿，用这条腿画圈，坚持到失去平衡为止，然后放松 10 秒。重复 3 次。

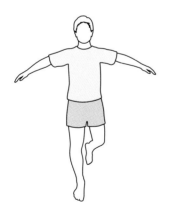

（3）用受伤的腿单腿站立，闭上眼睛保持平衡，然后休息 10 秒。重复 3～5 次。

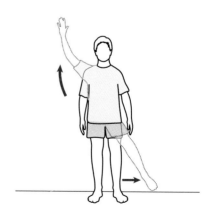

（4）站立，将重心微微移向受伤的腿，并把同侧的手臂举过头；对侧的腿向外抬起，将其向内、向外移动 3 次，脚不要碰到地面，回到起始姿势。重复 5 次。

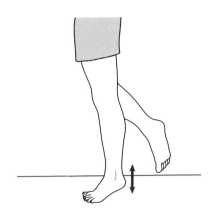

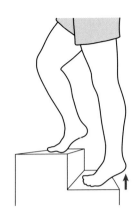

（5）单腿站立，踮脚上下运动，保持重心在大脚趾球上，膝关节伸直、锁定，抬头，肩部保持水平。重复3～5次。

（6）上楼梯。需要时可使用扶手，踮脚走上楼梯，用大脚趾球着地。从5步起，增加到10步以上。逐渐加速。

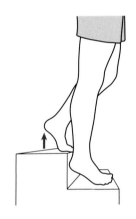

（7）下楼梯。需要时可使用扶手，踮脚走下楼梯，尽量保持脚向前伸直，用大脚趾球着地。从两三步起，逐渐增加到10步以上。

**图16.12　踝关节平衡性训练**

- 动态体能训练和增强式训练。这时可以加入动态体能或增强式训练来增强受伤部位的力量，改善本体感觉。与所从事的运动相关的动态拉伸和训练可作为好的开始。技能练习和体能训练是衡量体能水平和受伤部位力量的好方式。增强式训练是另一个有助于恢复的好工具。增强式训练是爆发性运动——肌肉离心收缩后迅速向心收缩，会用各种跳跃动作。这些活动强度很高，所以谨记要轻松地开始，逐渐增加强度，不要过度兴奋，也不要过度训练，避免因为错误的训练再次受伤。具体见图 16.13。

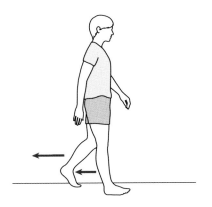

（1）倒着走。直立，向后退步。缓慢开始，逐渐加速。走 20～30 步。变式：按数字 8 的形状倒着走。

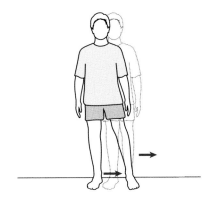

（2）侧步行走。向侧面走一步，另一只脚跟上。每一侧各走 20～30 步。缓慢开始，逐渐加速。

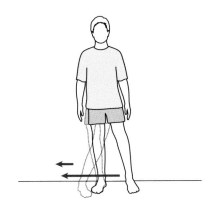

（3）交叉侧步行走。向侧面走一步，另一只脚从前方越过前脚。缓慢开始，逐渐加速。每一侧各走 20～30 步。变式：后脚从后方越过前脚。

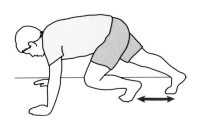

（4）俯身交替收腿。蹲下，把手平放在地板上，手指朝前；用手支撑，两条腿交替向后蹬，然后向前收回。快速重复 10～20 次。

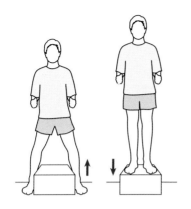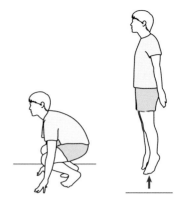

（5）练习台分腿跳。两腿分开站在一个21～31厘米高的练习台两侧，两脚同时跳上练习台，然后跳下回到起始姿势。重复5～20次。变式：跳起时脚跟在练习台上空并拢，然后落地回到起始姿势。

（6）深蹲跳。站立，一只脚稍稍在另一只脚前；蹲下，用手触地面，然后跳起，在空中变换脚的位置，落地时前后脚交替。快速重复5～20次。

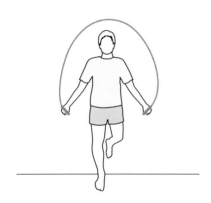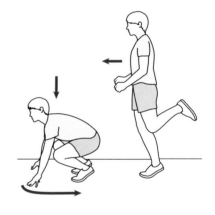

（7）跳绳。先双脚跳绳，然后单脚交替跳绳。跳20～50次。

（8）折返跑。冲刺跑到标志物，触摸地面，冲刺跑回起点。重复10～30次。变式：a. 在不同方向放置标志物；b. 为标志物编号，让搭档喊出你需要跑向的标志物。

图 16.13　踝关节动态体能训练和增强式训练

**第4步**：预防再次受伤。首先反思自己受伤的原因，是意外吗？还是负荷过重（过度训练）？或是生物力学问题？如果是意外，尽可能避免将来再次发生；如果是负荷过重，要相应地调整训练计划；如果问题出在生物力学方面，要改善肌肉力量的不平衡和柔韧性的不足，并由教练、训练员或生物力学专家指导改进动作技术和姿势。

# 第17章

# 足部运动损伤

## 解剖和生理

足部由 26 块小骨组成。其中 7 块跗骨参与构成踝部。最大的两块跗骨——跟骨和距骨，承受身体重量。距骨位于胫骨、腓骨与跟骨之间。胫骨与腓骨在距骨之上，距骨又在跟骨之上。剩余的跗骨包括足舟骨、内侧楔骨、中间楔骨、外侧楔骨与骰骨。5 块细长的跖骨参与构成足背和足底。14 块细短的趾骨构成脚趾。大脚趾有 2 节，其余脚趾各有 3 节。

第 1 跖骨头的底部表面有 2 块籽骨。籽骨呈球状，嵌于拇短屈肌腱中，可减少摩擦并引导肌腱传导拇短屈肌产生的力，拇短屈肌负责在行走与跑步中屈曲拇趾。籽骨还可帮助抬起大脚趾和承重。

由于足部关节众多，因此通常将足部关节划分成组：距下关节（距骨与跟骨形成的关节）、跗横关节（距骨、足舟骨、骰骨、楔骨形成的关节）、跗跖关节（楔骨、骰骨、跖骨形成的关节）、跖趾关节，以及趾间关节。

除了稳定足部关节的韧带，还有强健的韧带在足底面交错。由筋膜构成的支持带将足部和小腿肌肉的肌腱固定在踝关节周围。

足底筋膜是一张类似韧带的又厚又坚韧的胶原组织，从跟骨延伸至趾骨近端。足底筋膜不仅可起到缓冲作用，还支撑足和足弓，也是足部许多肌肉的附着部。

足的骨、韧带及足底筋膜如图 17.1 所示。

足部结构并非固定不变。足弓在承重时变平，足部在行走过程中不停地旋前和旋后。实现这种动态调节机制依靠的是内侧纵弓、外侧纵弓，以及跖骨、跗骨下方的两条横弓。足弓由足骨的轮廓形成，并由强健的韧带（内侧纵弓的跳跃韧带具有重要的临床意义）和足部、小腿的肌肉加强（图 17.2）。

足部活动由许多肌肉控制。一些肌肉起于小腿，另一些则起于足部。这些

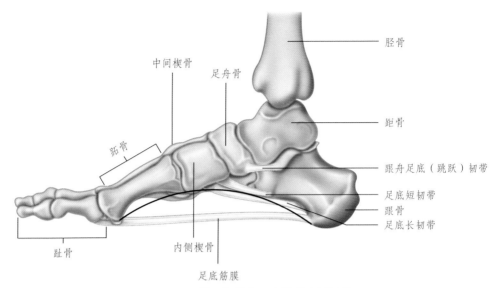

图 17.1 足骨、韧带和足底筋膜内侧面观

肌肉与足部关节一起，使足部与踝部得以完成各类动作。例如，踝关节及各个趾间关节均可做屈曲、伸展动作；足部在距下关节做外翻和内翻动作；整个足部可以做偏离人体中线的外展和内收动作；脚趾还可分开或并拢。踝关节旋转、旋前、旋后需要多关节的协作才能完成。拇长伸肌与趾长伸肌是脚趾主要的伸肌群，其肌腱经踝关节前侧，止于各脚趾趾骨。这些肌肉控制足背屈，并对抗脚趾的屈肌群。后者主要包括拇长屈肌与趾长屈肌，其肌腱经踝关节内踝后方和足底，止于各脚趾趾骨。这些肌肉可使足和脚趾跖屈。

足底有 4 层肌肉：

· 第 1 层位于最下面，由拇展肌、趾短屈肌和小趾展肌组成，小趾展肌构成足底外侧缘。

· 第 2 层包括蚓状肌和足底方肌，以及拇长屈肌腱与趾长屈肌腱。

· 第 3 层由拇短屈肌、拇收肌与小趾短屈肌组成。

· 第 4 层最深，包括 4 块骨间背侧肌、3 块骨间足底肌，以及胫骨后肌腱和腓骨长肌腱。

与手相似，足部有蚓状肌和骨间肌，但它们的作用要小得多。蚓状肌起自脚底的趾长屈肌腱，骨间肌起自跖骨。它们的细肌腱止于第 2 至第 5 趾的趾背腱膜，作用为屈跖趾关节，伸趾间关节。

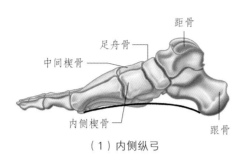

（1）内侧纵弓

**支撑要素**

胫骨前肌腱

胫骨后肌腱

拇长屈肌腱

跟舟足底（跳跃）韧带

足底长韧带

足底短韧带

腓骨长肌

足底筋膜

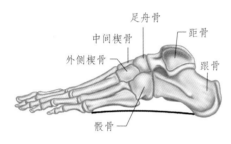

（2）外侧纵弓

**支撑要素**

腓骨短肌腱

腓骨长肌腱

足底长韧带

足底短韧带

足底筋膜

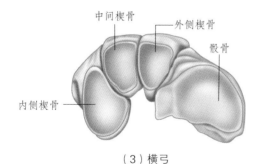

（3）横弓

**支撑要素**

骨骼形状

楔骨（楔形，以及足舟骨）

腓骨长肌

图 17.2　足弓

足部肌肉如图 17.3 所示。

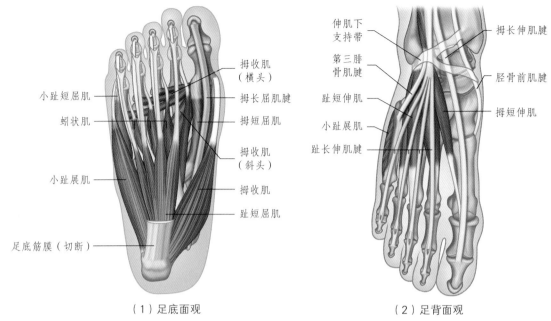

小趾短屈肌

蚓状肌

小趾展肌

足底筋膜（切断）

拇收肌（横头）

拇长屈肌腱

拇短屈肌

拇收肌（斜头）

拇收肌

趾短屈肌

（1）足底面观

伸肌下支持带

第三腓骨肌腱

趾短伸肌

小趾展肌

趾长伸肌腱

拇长伸肌腱

胫骨前肌腱

拇短伸肌

（2）足背面观

图17.3　足的肌肉

## 106　足部骨折

26块足骨均可能骨折，最常见的是外力直接冲击骨干造成的跖骨骨折（图17.4）。接触性运动和那些会发生高冲击落地或碰撞的运动，造成足部骨折的风险更高。由营养不良、骨质疏松症（或月经失调）引起骨密度偏低的运动员，足部骨折的概率也更高。

病　因

足骨遭受创伤，如跌倒、重击、碰撞或暴力扭转。

症状和体征

疼痛，可能剧烈；肿胀、瘀伤；有时骨折部位畸形；承重时疼痛，可能无法行走；足部或脚趾麻木。

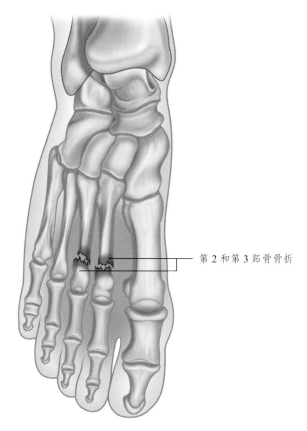

第 2 和第 3 跖骨骨折

图 17.4　足部骨折

## 处理不及时的后果

若未及时治疗，足部骨折可致骨折部位及周围血管和神经受损。骨折畸形愈合或不愈合。足部肌无力，失去稳定。

## 紧急处理

立即停止活动；冷敷，抬高，固定；立即就医。

## 康复和预防

待疼痛消失后，应在康复期间拉伸那些得不到运动的肌肉。若伤处需要固定，则要加强因不运动而萎缩的肌肉的力量训练。为预防足部骨折，使肌肉强壮以支撑足部必不可少。还应避免让足部遭受直接创伤，并挑选合适的鞋以更好地支撑、保护足部。

### 长期预后

损伤完全愈合后，骨折的部位通常不会存在功能问题。对于复合性骨折或移位骨折而言，可能需要手术植入钢钉内固定。若骨折的同时伴随韧带过度伸展甚至撕裂，则再次受伤的概率更高。

## 107　跟腱前滑囊炎

跟腱囊位于跟腱的跟骨止点与跟骨之间，为跟腱与跟骨提供润滑和缓冲。跑步、步行或跳跃等活动中，足部与踝部反复运动，会对跟腱囊造成压力。起跑时的强力跖屈中，跟腱与跟腱囊反复摩擦，跟腱囊受到压迫，可能产生炎症。

穿破损、不合脚的鞋及 / 或足过度旋前可引发跟腱前滑囊炎。若鞋子（尤其是鞋跟）过紧，将可能对跟腱和跟腱囊造成额外压力。

### 病　因

行走、跑步或跳跃时，跟腱囊因为与跟腱摩擦反复受到压力；行走、跑步或跳跃的时长或距离增加过快；鞋不合脚；步态失调，如足过度旋前；跟腱损伤。

### 症状和体征

疼痛，尤其在行走、跑步或跳跃时；足跟压痛；有时可见足跟发红、轻微肿胀。

## 处理不及时的后果

若未及时治疗，跟腱囊可能完全破裂。进而因为跟腱与跟骨间的摩擦增大，导致其他跟腱问题。疼痛还可使人在行走、跑步或跳跃时难以做提踵动作。

## 紧急处理

停止引起疼痛的活动；冷敷；使用抗炎药。

## 康复和预防

加强小腿后侧肌肉力量训练和拉伸小腿肌肉，将加快愈合。在康复期间进行不会刺激受伤部位的运动，以保持体能水平。保持肌肉强壮、柔韧，并在活动前充分热身，有助于预防跟腱前滑囊炎。

## 长期预后

经过正确的治疗和充分的休息，跟腱前滑囊炎患者可完全康复。少数病例需要抽出炎症引起的积液，以促进愈合。休息和康复手段无效的极端病例，才需要手术。

# 108　足部应力性骨折

足部发生应力性骨折通常是因为足骨反复受到冲击。在硬地面上跑步、跳跃、过急地改变训练时长或距离，以及肌肉疲劳而无法吸收冲击，均可使足骨出现微小裂缝。这些小裂缝积聚形成应力性骨折（图 17.5）。

虽然所有足骨都可能发生应力性骨折，但最常见的是跖骨。跟骨也可能因为鞋不合脚或未治疗的旧伤骨折。旧伤或骨重塑形成的薄弱点会在正常应力下发生应力性骨折。

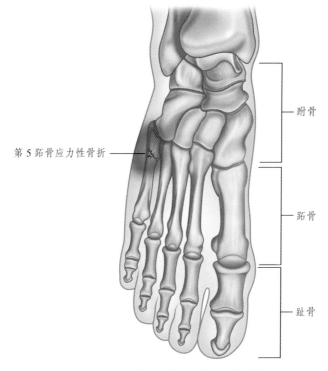

第 5 跖骨应力性骨折

跗骨

跖骨

趾骨

**图 17.5 足部应力性骨折**

病 因

足骨反复遭受创伤；旧伤或其他疾病导致骨的薄弱点；肌肉疲劳，无法吸收冲击。

症状和体征

骨折部位疼痛；承重时疼痛，严重时无法行走；骨折部位可能肿胀；足部可能丧失一些功能。

处理不及时的后果

若未及时治疗，足部应力性骨折可能恶化，甚至可能完全断裂。肿胀和炎症可造成足部循环障碍，压迫神经。疼痛可能不断加剧，导致人无法行走。

## 紧急处理

按"RICER"法处理；使用抗炎药。

## 康复和预防

加强足部支撑肌肉的力量训练，有助于分担体重对足部的压力、吸收地面对足部冲击。损伤愈合后，应逐渐恢复活动，以防再次受伤。选择合脚的鞋、正确热身、避免在硬地面上跑步，以及钙质丰富的饮食有助于预防足部应力性骨折。

## 长期预后

经充分休息和康复，足部应力性骨折通常可痊愈，不会造成长期影响。仅骨完全断裂的严重病例，在休息和固定无效时，才需要手术。

# 109  屈肌腱和伸肌腱炎

负责屈曲和伸展脚趾和足部的肌肉的肌腱可能发炎，即屈肌腱和伸肌腱炎（图 17.6），原因包括过度劳损、拮抗肌和 / 或小腿后侧肌肉紧张、关节功能异常或步态错误。虽然伸肌腱炎更常见，但屈肌腱炎往往更痛，对活动限制更严重。舞蹈演员是最常患屈肌腱炎的群体。

## 病　因

伸肌腱炎：小腿后侧肌肉紧张，伸肌群过度参与，足弓塌陷。
屈肌腱炎：肌腱因足过度背屈而反复受到压力。

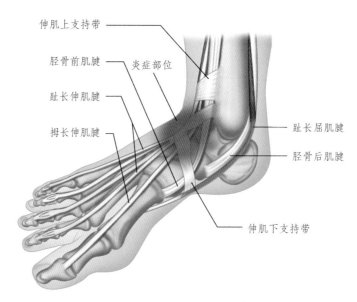

伸肌上支持带

胫骨前肌腱

炎症部位

趾长伸肌腱

拇长伸肌腱

趾长屈肌腱

胫骨后肌腱

伸肌下支持带

**图 17.6 屈肌腱和伸肌腱炎**

## 症状和体征

伸肌腱炎：足背疼痛，脚趾背屈时疼痛，肌肉力量丧失。

屈肌腱炎：屈肌腱、内侧纵弓和内踝后方疼痛；行走或对抗阻力屈曲脚趾时疼痛。

## 处理不及时的后果

若未及时治疗，肌腱炎可导致相关肌肉拉伤，甚至使肌腱完全断裂。疼痛可能加剧，以致限制所有活动。

## 紧急处理

停止引起疼痛的活动；冷敷受损肌腱；使用抗炎药。

康复和预防

在足部休息时，应找出引发肌腱炎的潜在问题。拉伸小腿后侧肌肉和胫骨前肌，有助于缓解肌腱所受压力。热身和逐渐增加训练负荷有助于预防肌腱炎。若有足弓问题，则在逐渐恢复活动时要使用矫形器。

长期预后

经过简单的休息并纠正引起炎症的根源问题后，大多数肌腱炎可完全康复。少数病例需要手术缓解肌腱所受压力和炎症。

# 110 跖间神经瘤

足底神经分支支配脚趾，它们经过跖骨头之间，若在此处受到压迫，可能出现炎症和增生。跖间神经瘤是因为神经增生和瘢痕组织压迫足底神经而形成的，主要特征是足底面疼痛、灼烧感和 / 或麻木，通常位于第 3、第 4 跖骨间（图 17.7）。

跑步（尤其是短跑）、步行和跳跃都会使跖骨反复受压，有可能引发跖间神经瘤。其他原因包括足部畸形、步态异常（足过度旋前或鞋过紧压迫足部）等。

病 因

大脚趾球在跑步、行走、跳跃等活动中反复受到压力或创伤；足外翻畸形；穿过紧的鞋子；第 3、第 4 跖骨受伤。

症状和体征

受累部位疼痛或伴有灼烧感；第 3、第 4 趾可能丧失感觉；前脚掌可能麻木、刺痛，甚至痉挛；穿鞋承重时，足外侧可能出现剧烈疼痛，但疼痛会在

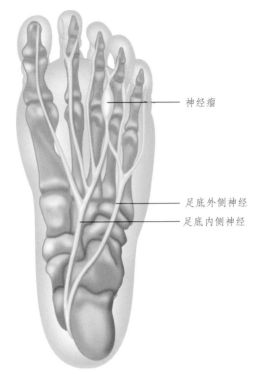

图 17.7　跖间神经瘤

赤脚时缓解。

## 处理不及时的后果

若未及时治疗，跖间神经瘤可造成永久性神经损伤，有时还可使脚趾永久丧失感觉。若任其发展，疼痛将逐渐加重，直至让人失去活动能力。

## 紧急处理

休息或调整活动；使用抗炎药；冷敷。

## 康复和预防

逐渐恢复活动并避免对前脚掌造成反复创伤，有助于加快恢复。刚开始恢复活动时，可能需要使用康复鞋垫。预防这类损伤的关键是选择合脚的鞋，尤其是要给前脚掌足够的空间。避免穿尖头鞋和高跟鞋。

## 长期预后

经过正确治疗，跖间神经瘤通常可完全康复，不会造成长期影响。但病情延误的时间越长，后遗症的风险也越高。保守治疗无效的病例，可能需要手术。

# 111　籽骨炎

籽骨嵌于第 1 跖骨头下方拇短屈肌腱中，可能受伤发炎，造成类似于肌腱炎的疾病（图 17.8）。跑步运动员、舞蹈演员、棒球捕手都容易发生籽骨炎。若在短时间内骤然提高运动强度，则将对籽骨造成更多创伤。

## 病　因

在身体尚未适应时增大运动强度；前脚掌天生较薄，对籽骨的保护有限；高足弓导致跑步时大脚趾球受力多。

## 症状和体征

逐渐出现疼痛；籽骨及周边肌腱疼痛；疼痛在活动时加重。

## 处理不及时的后果

若未及时治疗，疼痛可加重到限制活动的程度。肌腱炎可引起周边组织发炎，如不治疗，有可能使肌腱完全断裂。

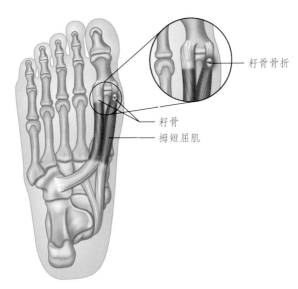

籽骨骨折

籽骨

拇短屈肌

**图17.8　籽骨炎**

**紧急处理**

休息；冷敷；使用抗炎药。

**康复和预防**

康复期间，宜参加不会刺激伤处的活动，以维持体能水平。加强小腿肌肉力量训练，有助于更好地支撑足部。恢复活动时，可能需要使用康复鞋垫。为预防这类损伤，需逐渐增大运动距离或时长，并在运动前正确热身，必要时可用矫形器或植入物矫正足弓问题。

**长期预后**

休息和使用抗炎药可有效治疗籽骨炎。籽骨炎可完全康复，不会造成长期影响。极少数保守治疗无效的病例，可能需要手术。

# 112　拇囊炎

穿过紧或不合脚的鞋可导致大脚趾根部肿胀、突起，即拇囊炎。此外，大脚趾受伤、脚趾外侧受到异常压力、行走时内侧纵弓问题使足的受力异常，也可能导致拇囊炎。女性由于较多穿偏紧的鞋子，因此比男性患拇囊炎的概率高很多。类似拇囊炎的损伤也可能发生在第5趾外侧，称为小趾囊炎。

拇囊炎多见于跖趾关节内侧，该关节是脚趾与脚掌的连接处。当较紧的鞋子、脚趾损伤或其他因素导致脚趾受压时（使其向内），跖趾关节会发炎、肿大，第1跖骨头内侧上的滑囊出现炎症。受到压迫的第1跖骨向内侧移动，而拇趾则向外侧朝第2脚趾移动，有时甚至可能滑至第2脚趾下方，形成拇趾外翻畸形（图17.9）。

## 病　因

穿过紧的鞋；大脚趾损伤未治疗；大脚趾外侧受到异常压力；足过度旋前。

## 症状和体征

拇趾根部肿胀；拇趾外翻畸形；受累部位发红、压痛；走路时疼痛。

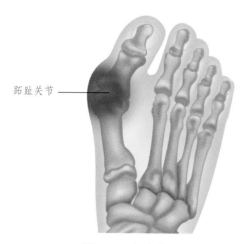

跖趾关节

**图 17.9　拇囊炎**

## 处理不及时的后果

若未及时治疗，拇囊炎可引起滑囊炎、行走困难、骨关节炎和慢性疼痛。拇趾外翻畸形所致的关节力线异常可能引发其他问题。

## 紧急处理

不再穿过紧的鞋，换上宽松的鞋，尤其在运动时。使用拇囊垫可缓解疼痛。使用抗炎药。

## 康复和预防

对于拇囊炎，预防胜过治疗。穿脚趾部位宽松的鞋，避免足部受到不必要的压力，及时治疗任何脚趾损伤有助于预防拇囊炎。运动时使用拇囊垫，可帮助缓解疼痛。

## 长期预后

拇囊炎的治疗效果通常良好。若治疗效果不佳且关节活动受限，则需要考虑手术矫正异常关节。视手术复杂程度的不同，恢复时间不一，从几乎立即恢复至需要数月才能恢复不等。

# 113  锤状趾

锤状趾因受损脚趾的外观像锤子而得名。患者的近节趾骨（最常见于第2趾）在跖趾关节处过度背屈，而中节趾骨又在近趾间关节强力跖曲，远节趾骨也可能过度伸展（图17.10）。这样，跖骨头受到更大压力，中节趾骨顶端与鞋发生摩擦，可引起胼胝或鸡眼。

穿过紧的鞋、足内在肌无力或趾屈肌的神经损伤，都可能造成锤状趾。糖

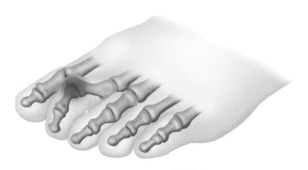

图 17.10　锤状趾

尿病、中风、骨关节炎或脚趾旧伤，也可能使脚趾屈曲功能异常。

病　因

　　穿过紧的鞋；趾屈肌或神经受损。

症状和体征

　　锤状趾畸形；脚趾疼痛、活动受限；受损脚趾可能长茧或鸡眼。

处理不及时的后果

　　若未及时治疗，锤状趾可引起骨关节炎、疼痛性鸡眼和胼胝，以及屈肌腱炎等，还可导致脚趾不能完全伸展。

紧急处理

　　换上宽松的鞋；使用抗炎药。

### 康复和预防

在脚趾仍可活动时，加强脚趾的力量训练和拉伸，有助于恢复和纠正脚趾关节力线。选择合脚的鞋，并经常拉伸脚趾，可预防锤状趾。使用趾垫或绷带，可缓解疼痛。

### 长期预后

当脚趾活动完全受限且保守治疗无效时，可能需要手术。

## 114 第1跖趾关节扭伤

第1跖趾关节扭伤（人工草皮趾）常由跖趾关节被迫过度伸展所致，可引发大脚趾根部疼痛（图17.11）。在跑步、跳跃等活动中频繁挤压大脚趾或反复蹬地的运动员比较容易发生这类损伤。人工草皮趾得名于这类损伤常见于在人工草皮上比赛的运动员。

第1跖趾关节扭伤的部位是大脚趾根部的跖趾关节。在跑步或跳跃时挤压大脚趾、蹬地会对关节囊造成压力，使关节囊和足底韧带撕裂，导致不稳定和

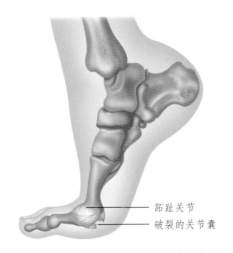

跖趾关节
破裂的关节囊

**图 17.11　第 1 跖趾关节扭伤**

疼痛，进而引其关节脱位、软骨磨损和骨关节炎。经过跖趾关节的肌腱也可能受累。

## 病 因

挤压大脚趾；脚趾反复蹬地，尤其在较硬的地面上。

## 症状和体征

大脚趾根部疼痛，大脚趾蹬地时疼痛加剧；跖趾关节可能肿胀。

## 处理不及时的后果

若未及时治疗，第1跖趾关节扭伤可引起慢性疼痛，导致不能跑步或跳跃，还可能造成脚趾脱位和骨关节炎等其他疾病。

## 紧急处理

休息；冷敷；使用抗炎药。

## 康复和预防

待疼痛缓解后，应加强脚趾的力量和柔韧性训练。此外，正确调整蹬地时足部受力的方式，也可帮助避免损伤。为防止这类损伤发展，可在硬地和软地上交替训练。恢复活动时，可用特殊趾垫支撑脚趾。应循序渐进地恢复活动。

## 长期预后

若仍在较硬地面上训练，第1跖趾关节扭伤容易复发。经正确治疗，大多数病例的疼痛可缓解，恢复正常功能。极少数病例需要手术缓解症状。

## 115 扁平足

扁平足（足弓塌陷）是指内侧纵弓下降，足底变平（图 17.12）。扁平足患者往往难以找到合脚的鞋，而穿不合脚的鞋又引发其他足部问题或步态失调。扁平足比较常见。

扁平足的足弓塌陷与足过度旋前有关，可能进一步导致足部、踝关节、膝关节、髋关节和腰部损伤，如踝关节扭伤和外胫夹。有扁平足的运动员必须通过训练加强足弓及相关肌肉的力量。

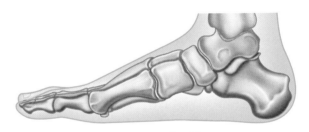

**图 17.12　扁平足**

病　因

小腿和足弓的肌肉、肌腱及韧带力量较弱或不稳定；先天因素；后天创伤或疾病。

症状和体征

足弓低、扁平，整个足底触地；足部、踝部和小腿可能出现疼痛，尤其是行走、跑步或长时间站立后。

### 处理不及时的后果

有的扁平足患者不会有疼痛或其他问题，但患扁平足的运动员或经常运动的人可能有疼痛感，甚至损伤足部、踝部和小腿的其他结构。扁平足还可能导致拇囊炎。

### 紧急处理

若产生疼痛，休息和减少足部承重的活动可使症状快速缓解。若疼痛持续，则应让专业医生对患者的足部和步态进行全面评估后再确定下一步处理。

### 康复和预防

康复的首要步骤是加强踝部、足部和脚趾的力量训练。足部体操（为足部及脚趾设计的锻炼和游戏）、在沙地或其他不平整地面上赤脚行走，有助于强化足部及小腿软组织。选择合脚的鞋或定制鞋、采用矫形器或足弓支具，可让足部更舒适和加强足部稳定性。

### 长期预后

经正确治疗，扁平足引起的疼痛可缓解。只有保守治疗无效且疼痛剧烈时，才需要手术。

## 116　高弓足

高弓足患者的足部外观呈爪形，往往难以找到合脚的鞋，而穿不合脚的鞋又会引起其他足部问题或步态失调（图 17.13）。高弓足的情况与扁平足相反，比后者更少见。

高弓足患者的纵弓过高且不灵活，导致小腿后侧肌肉过紧、跟腱压力增大、

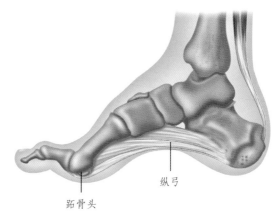

跖骨头  纵弓

**图 17.13  高弓足**

前脚掌疼痛，因为足部畸形使跖骨头受到额外压力。增高的足弓还使小腿后侧肌肉和踝关节外侧承受更大压力。患高弓足的运动员必须通过训练加强足弓及相关肌肉的柔韧性，并在运动中避开会加重高弓足的动作。

## 病　因

先天因素；后天创伤或神经疾病；肌肉力量失衡或肌肉挛缩的继发性疾病。

## 症状和体征

足弓过高且不灵活；足部疼痛，尤其在步行或跑步时；脚趾弯曲。

## 处理不及时的后果

高弓足可引起慢性疼痛问题，并导致足部其他结构受损。高弓足患者经常出现足部和踝部不稳定，进而导致肌肉扭伤和韧带拉伤。

**紧急处理**

拉伸小腿后侧和足部肌肉。若自我管理无效，疼痛未缓解，请求助专业医生。

**康复和预防**

康复的首要步骤是拉伸小腿后侧和足部肌肉。穿合脚的鞋并让足部舒适，以支撑足弓，防止足部不稳定造成损伤。若需要手术，则应注意术后固定部位肌肉的力量和柔韧性训练。

**长期预后**

经正确治疗，高弓足引起的疼痛可缓解。当疼痛剧烈或保守治疗无效时，可以考虑手术。

# 117 足底筋膜炎

足底筋膜炎由过度劳损引起，受累部位为足底筋膜在跟骨的止点（图17.14）。足底筋膜是一张强韧的纤维组织，从跟骨结节一直延伸至跖骨头，它支撑纵弓，是肌肉的附着部，还对足骨起缓冲作用。

踝关节的反复运动可引起足底筋膜和跟骨接合处发炎，尤其当小腿后侧肌肉紧张时。足底筋膜炎往往伴有足跟疼痛，在休息一段时间后重新站起时疼痛加剧。小腿后侧肌肉紧张、在硬地面上行走或跑步的运动员更容易患足底筋膜炎。高弓足、扁平足、穿不合脚的鞋，也是引发足底筋膜炎的因素。

**病　因**

在硬地面上跑步；鞋不合脚；足弓问题；训练错误；足部过度劳损；足过

度旋前；小腿后侧肌肉（腓肠肌、比目鱼肌和跖肌）及跟腱柔韧性差。

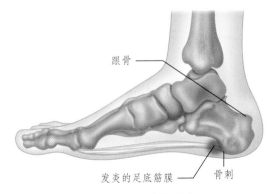

**图 17.14　足底筋膜炎**

### 症状和体征

足跟底部疼痛，疼痛将在运动后或休息较长时间重新站起时加剧，在运动中缓解。

### 处理不及时的后果

未经及时治疗的足底筋膜炎可引发慢性疼痛，造成步态或跑步姿势改变，进而损伤膝关节、髋部和腰部。

### 紧急处理

休息；冷敷；超声波治疗；使用抗炎药。之后改为热敷和按摩，促进血液流动，加快恢复。

### 康复和预防

拉伸跟腱与足底筋膜，将有助于加速恢复、预防损伤复发。开始恢复活动时，可能需要使用特殊的矫形器或鞋垫。加强小腿肌肉力量训练可以更好地保护足底筋膜，预防损伤。

## 长期预后

大多数患者经过数周至数月的治疗可完全康复。早期治疗无效的病例可注射糖皮质激素。

## 118　跟骨下骨刺

跟骨下骨刺是跟骨下面的骨赘，呈刺状或钩状（图 17.15）。跟骨下骨刺往往伴随足底筋膜炎，但也可单独发生。除跟骨外，其他足骨也可形成骨刺。

当骨的某个部位受伤或发炎时，将有更多钙质被运送至该部位，以使其更坚固。这些钙质沉积下来，就可能形成骨刺。足部的骨刺既可在跟骨下表面形成，也可在肌腱或韧带在跟骨的止点形成，而后者更为常见。骨刺可刺激穿过其上的肌腱，引起肌腱发炎，而肌腱的炎症又引发更多骨刺形成。

有肌腱损伤史或肌腱在骨的止点发炎的运动员，患骨刺的风险更高。

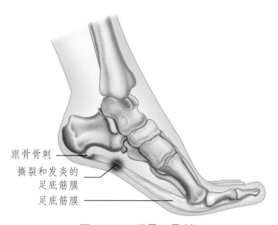

跟骨骨刺
撕裂和发炎的
足底筋膜
足底筋膜

**图 17.15　跟骨下骨刺**

## 病　因

足底筋膜在其跟骨止点处发炎；未治疗的足骨轻微损伤；健康骨骼外缘钙沉积。

## 症状和体征

足跟疼痛、压痛；肌腱碰到骨刺有摩擦感或弹响。

## 处理不及时的后果

骨刺可造成穿过其上的肌腱损伤，加重炎症，进而使骨刺恶化。

## 紧急处理

停止引起疼痛的活动；使用抗炎药。

## 康复和预防

发现并纠正造成足底筋膜发炎的因素，有助于恢复和预防症状复发。拉伸相关肌肉和肌腱，会加快恢复。恢复活动时，使用足跟垫或其他矫形器可减轻跟骨所受压力，加快恢复。及时治疗任何微小的足部损伤也能预防跟骨下骨刺。

## 长期预后

休息和康复训练对跟骨下骨刺效果良好。部分患者可能需要矫形器减轻症状，帮助恢复。当保守治疗无效时，可能需要手术。

## 119 甲下血肿

甲下血肿是由甲床损伤或感染引起的趾甲下的出血（图 17.16）。挤压伤是导致甲下血肿最常见的原因。血块可能很小，也可能遍及整个甲床。

甲板保护着下方柔软的甲床，当发生挤压伤时，感染或趾甲下的异物会损伤甲床，引起出血。在甲板这一硬质表面的覆盖下，甲床出血只能在内部淤积，造成压力升高和疼痛。若初始损伤较重，甲床下方的骨骼也可能受累。

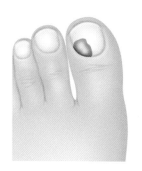

图 17.16 甲下血肿

### 病 因

脚趾挤压伤；甲板下有异物划伤甲床；甲下感染造成出血。

### 症状和体征

甲板下发胀、疼痛；趾甲下呈红色、紫褐色或其他深色。

### 处理不及时的后果

甲板下出血和压力升高可损伤下方组织，随着时间延长可造成组织坏死。受损的趾甲可能脱落，容易引起感染。若趾骨在初始损伤时骨折，还会引起慢性疼痛。

### 紧急处理

休息、冷敷、抬高；若趾甲脱落，则需要覆盖并保护伤处；若可能有骨折（如受挤压伤），应立即就医。

### 康复和预防

治疗时可能需要移除受损趾甲，受损趾甲也可能自行脱落，从而使甲床暴露在外。在整个康复过程中，有必要保护伤处，以防感染。有时可能还需对受损脚趾覆盖趾垫。在活动中保护好脚趾，避免脚趾受到冲击，可以预防损伤。

### 长期预后

甲下血肿通常治疗效果良好。当 25% 以上面积的甲床受损并且压力无法通过基本治疗缓解时，医生可能会移除受损趾甲以排出淤血。若发生感染，则需要口服或外用抗生素。

## 120  嵌甲

嵌甲常伴随剧痛。原因可能是脚趾受到创伤、穿的鞋过紧或趾甲修剪不当。趾甲是一层硬角质板，由皮肤透明层的上皮细胞角质化而成，正常情况下从根部向外生长。若趾甲修剪或断裂得过于靠近根部，则可能向趾甲侧方的皮肤内生长，或甲周皮肤包裹趾甲（图 17.17）。

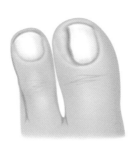

**图 17.17  嵌甲**

碰伤脚趾或脚趾骨折等损伤可导致趾甲向皮肤内生长。过紧的鞋也可压迫脚趾外缘，进而使甲周皮肤包裹趾甲。无论何种方式产生的嵌甲，均可引起疼痛和感染，有时还可见脚趾外缘红肿。

## 病　因

脚趾受创伤，如碰伤脚趾；穿过紧、不合脚的鞋；趾甲修剪不当。

## 症状和体征

疼痛；受累部位发红、肿胀；有时可见化脓或其他感染症状。

## 处理不及时的后果

若不及时治疗，内嵌的趾甲可能感染，而感染又可能蔓延至整个脚趾甚至足部。疼痛可变为慢性，使患者难以穿某些类型的鞋，甚至造成跛行。

## 紧急处理

用温水泡脚；脱掉不合脚的鞋，改穿更宽松的鞋；全天保持足部干燥；寻求专科医生的帮助。

## 康复和预防

治疗嵌甲时，需要注意保护内嵌的趾甲免受进一步创伤。必要时更换袜子，以保持足部干燥。确保鞋的脚趾部位有足够空间，将有助于恢复，防止病情恶化。保护脚趾免受创伤，有助于预防嵌甲。万一脚趾受伤，必须检查趾甲，看其是否存在折断或被压入皮肤内的情形。

## 长期预后

常规治疗对嵌甲效果良好。但某些病例可能复发，尤其是当导致嵌甲的根源问题未能解决时。若发生感染而保守治疗效果不佳，则可能需要手术切除部分或全部趾甲，以及感染的组织。

## 康复方案

下列治疗方案是大多数足部软组织损伤（如肌腱炎和筋膜炎）的通用方案。这个治疗方案不适用于足部骨性结构损伤，如骨折。请注意，每次受伤的病情都是独特的，可能需要采取与下述方法不同的治疗。请咨询医生，以获得量身定制的治疗方案。

**第 1 步：**目的是缓解伤处的炎症和疼痛。需要限制伤处的所有活动，休息和冷敷。根据损伤的严重程度，这一步可能持续 48～72 小时，或者直到炎症和疼痛显著缓解。

**第 2 步：**改善伤处的血运，从而增加氧和营养物质的供给，加快愈合的速度。这一步最好利用热疗、超声波、经皮神经电刺激疗法和按摩来完成。可以引入强度很低的运动，只要不引起任何疼痛即可。根据损伤的严重程度，这一步可能持续 3 天到 3 周，或者直到正常运动相对无痛时为止。

注意：耐心是成功完成康复所必需的重要品质，在正常运动相对无痛之前，不要开始第 3 步。

**第 3 步：**目的是恢复因受伤而丧失的体能素质。实现目的的步骤尤为重要，应遵循以下步骤。

- 通过低强度的运动扩大活动范围。首先弯曲和伸直受伤部位，同时向前、后、左、右移动。当做这些简单动作更加自如时，开始增加一些旋转动作。将受伤部位从一侧转到另一侧，并进行顺时针和逆时针旋转。当你能自如且相对无痛地完成这些动作时，可以开始下一组训练。请记住，这是活动范围训练，而不是拉伸。只需让受伤部位进行全范围的活动，不要用力或施加压力。具体见图 17.18。

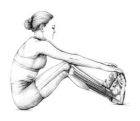

（1）坐姿屈膝跟腱拉伸。坐下，腿放在身体前方，屈膝。握住脚趾，拉向膝。

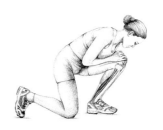

（2）跪姿单侧跟腱拉伸。单膝跪地，将重心移向另一侧膝关节。保持膝盖着地，身体向前倾。

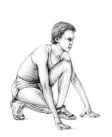

（3）蹲踞式脚趾拉伸。做蹲踞式，重心放在后侧膝盖，让膝盖缓慢向前移动。后侧脚趾着地，拱起脚掌。

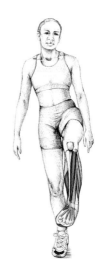

（4）脚踝旋转拉伸。把一只脚抬离地面，缓慢地向任意方向旋转脚和踝关节。

**图 17.18　足部活动范围训练**

· 增强力量和柔韧性。从等长收缩开始比较安全，这是一种力量训练，受伤部位不动，但要发力，收缩肌肉；然后再进行传统的力量训练，会用到肌肉的离心和向心收缩。进行轻柔的静态和被动拉伸训练也很重要。在静态拉伸时重复前一阶段的活动范围训练，开始轻轻地发力和施加柔和的压力，以扩大活动范围，并让伤处为更剧烈的活动做好准备。具体见图 17.19。

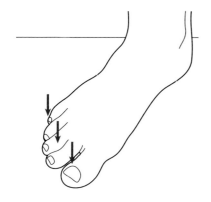

（1）坐下或站立，脚掌完全着地，向下轻轻压脚趾，保持它们伸直，紧贴地面；坚持5秒，然后放松。重复3~6次。

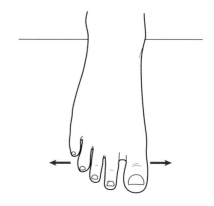

（2）坐下或站立，脚掌完全着地，脚趾张开，保持它们伸直，紧贴地面。重复5~10次。

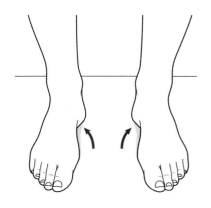

（3）坐下或站立，略微抬起内侧纵弓，保持脚趾和脚跟着地，腿不动（如果需要，可以用手压住膝盖防止腿移动）。重复5~10次，先从单脚开始，再两只脚一起做。

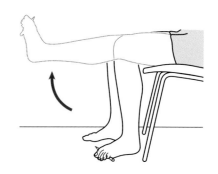

（4）赤脚坐在椅子上，用一只脚的脚趾抓住一支铅笔。先抬起脚趾和铅笔，保持脚跟着地，然后抬起铅笔和整条腿，在空中弯曲和伸直膝关节，最后再放下脚。每组各重复3~5次。

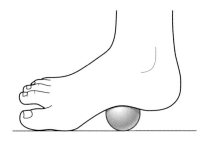

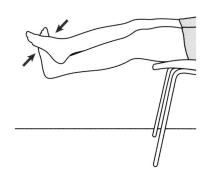

（5）坐在椅子上，足弓放在一个小球上（如高尔夫球），转动脚掌，让其在球上按摩。尽可能多做这个练习。

（6）坐下，屈膝或直腿，或仰卧，伸直腿，交叉脚踝，让两脚的外缘靠在一起；两脚推彼此 5 秒，然后放松。重复 3～6 次。

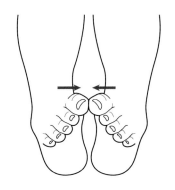

（7）坐下或仰卧，伸直腿，足内转，让两脚内缘相接；两脚互推 5 秒，然后放松。重复 3～6 次。

**图 17.19 足部力量训练和柔韧性训练**

- 改进平衡性和本体感觉。一旦感到受伤部位的力量恢复了，就可以加入一些平衡性训练。这些训练对帮助恢复伤处周围的受损神经很重要。从简单的平衡性训练开始，比如沿直线行走或在平衡木上保持平衡。逐渐进展到单腿动作，如单脚保持平衡或尝试闭眼做动作。当你能自如完成上述练习时，加入更难的训练，如使用摇板、健身球、平衡垫或泡沫轴的动作。具体见图 17.20。

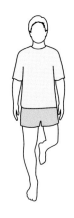

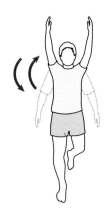

（1）用受伤的腿单腿站立，尽可能久地保持平衡，然后放松 10 秒。重复 3～5 次。

（2）用受伤的腿单腿站立，在不同方向举起和放下手臂，尽可能久地保持平衡，然后放松 10 秒。重复 3 次。

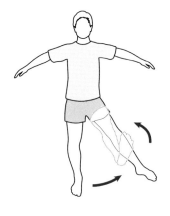

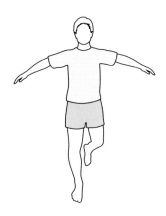

（3）用受伤的腿单腿站立，向外侧抬高另一条腿，用这条腿画圈，坚持到失去平衡为止，然后放松 10 秒。重复 3 次。

（4）用受伤的腿单腿站立，闭上眼睛保持平衡，然后休息 10 秒。重复 3～5 次。

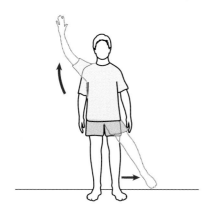

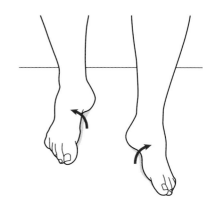

（5）站立，将重心微微移向受伤的腿，并把同侧的手臂举过头；对侧的腿向外抬起，将其向内、向外移动 3 次，脚不要碰到地面，回到起始姿势。重复 5 次。

（6）站立，抬起内侧纵弓；向前、后和侧面迈步，保持重心在脚的外缘。走 20～30 步。

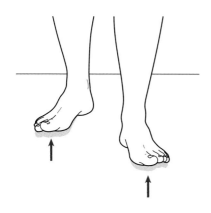

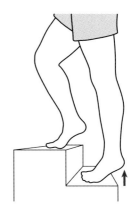

（7）站立，抬起脚趾和前脚掌，向任意方向迈步，用脚跟着地。走 20～30 步。

（8）上楼梯。需要时可使用扶手，踮脚走上楼梯，用大脚趾球着地。从 5 步起，增加到 10 步以上。逐渐加速。

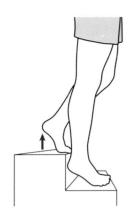

（9）下楼梯。需要时可使用扶手，踮脚走下楼梯，尽量保持脚向前伸直，用大脚趾球着地。从两三步起，逐渐增加到 10 步以上。

**图 17.20　足部平衡性训练**

- 动态体能训练和增强式训练。这时可以加入动态体能或增强式训练来增强受伤部位的力量，改善本体感觉。与所从事的运动相关的动态拉伸和训练可作为好的开始。技能练习和体能训练是衡量体能水平和受伤部位力量的好方式。增强式训练是另一个有助于恢复的好工具。增强式训练是爆发性运动——肌肉离心收缩后迅速向心收缩，会用到各种跳跃动作。这些活动强度很高，所以谨记要轻松地开始，逐渐增加强度，不要过度兴奋，也不要过度训练，避免因为错误的训练再次受伤。具体见图17.21。

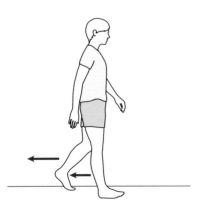

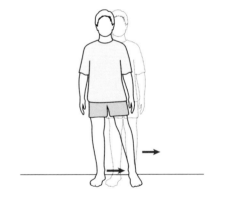

（1）倒着走。直立，向后退步。缓慢开始，逐渐加速。走 20～30 步。变式：按数字 8 的形状倒着走。

（2）侧步行走。向侧面走一步，另一只脚跟上。每一侧各走 20～30 步。缓慢开始，逐渐加速。

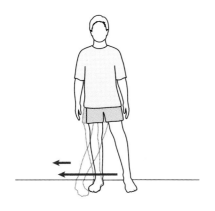

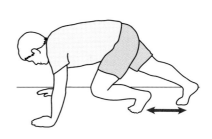

（3）交叉侧步行走。向侧面走一步；另一只脚从前方越过前脚。缓慢开始，逐渐加速。每一侧各走 20～30 步。变式：后脚从后方越过前脚。

（4）俯身交替收腿。蹲下，把手平放在地板上，手指朝前；用手支撑，两条腿交替向后蹬，然后向前收回。快速重复 10～20 次。

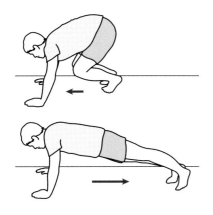

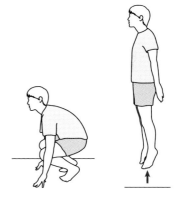

（5）立卧撑。蹲下，用手和脚趾支撑，肘关节和膝关节伸直；用手支撑，向前跳，膝盖收向胸，然后快速向后蹬腿，回到起始姿势。重复 5～20 次。

（6）深蹲跳。站立，一只脚稍稍在另一只脚前；蹲下，用手触地面，然后跳起，在空中变换脚的位置，落地时前后脚交替。快速重复 5～20 次。

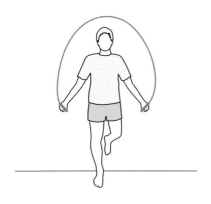

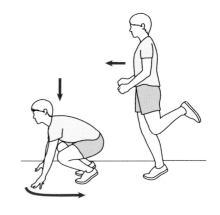

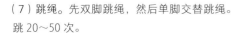

（7）跳绳。先双脚跳绳，然后单脚交替跳绳。跳 20～50 次。

（8）折返跑。冲刺跑到标志物，触摸地面，冲刺跑回起点。重复 10～30 次。变式：a. 在不同方向放置标志物；b. 为标志物编号，让搭档喊出你需要跑向的标志物。

**图 17.21　足部动态体能训练和增强式训练**

　　**第 4 步**：预防再次受伤。首先反思自己受伤的原因，是意外吗？还是负荷过重（过度训练）？或是生物力学问题？如果是意外，尽可能避免将来再次发生；如果是负荷过重，要相应地调整训练计划；如果问题出在生物力学方面，要改善肌肉力量的不平衡和柔韧性的不足，并由教练、训练员或生物力学专家指导改进动作技术和姿势。

# 本书涉及的人体解剖学术语

| | |
|---|---|
| 外展运动 Abduction | 偏离（人体或手足）中线的运动 |
| 内收运动 Adduction | 趋近（人体或手足）中线的运动 |
| 解剖学姿势 Anatomical Position | 直立且双手手掌向前的人体姿势 |
| 前 Anterior | 朝向人体前方的一侧（与后相对） |
| 环转运动 Circumduction | 骨近端在原位保持稳定，远端做圆周运动 |
| 对侧 Contralateral | 位于另一侧 |
| 冠状面 Coronal Plane | 与矢状面垂直的平面，将人体纵切为前、后两部分 |
| 深 Deep | 远离表面的位置（与浅相对） |
| 下压 Depression | 身体部位在冠状面上做向下运动 |
| 远侧 Distal | 远离某结构起始点的位置（与近侧相对） |
| 背侧 Dorsal | 近背部或后面（与腹侧相对） |
| 上提 Elevation | 身体部位在冠状面上做向上运动 |
| 外翻 Eversion | 足底转向外侧的动作 |
| 伸展 Extension | 使两个腹面彼此远离的关节动作（与屈曲相对） |
| 屈曲 Flexion | 使两个腹面彼此靠近的关节动作（与伸展相对） |
| 水平面 Horizontal Plane | 与人体纵轴垂直的横截面 |
| 下 Inferior | 头部下方或距离头部最远的位置 |
| 内翻 Inversion | 足底转向内侧的动作 |
| 外侧 Lateral | 远离人体或器官中线的位置（与内侧相对） |
| 内侧 Medial | 靠近人体或器官中线的位置（与外侧相对） |
| 正中 Median | 位于中央即人体中线上的位置 |
| 对掌运动 Opposition | 拇指腕掌关节特有动作，可使其触及同手其他四指指尖 |
| 掌侧 Palmar | 手的前表面（掌面） |
| 跖 Plantar | 足底 |

后 Posterior　　　　　　　与人体背侧或背部相关（与前相对）

旋前 Pronation　　　　　　使掌心朝向地面或远离解剖学姿势的动作

俯卧位 Prone　　　　　　　人体腹侧朝下的体位（与仰卧位相对）

前伸 Protraction　　　　　　在水平面上进行的向前运动

近侧 Proximal　　　　　　　靠近人体中心或肢体附着点的位置（与远侧相对）

后缩 Retraction　　　　　　在水平面上进行的向后运动

旋转 Rotation　　　　　　　绕着固定轴所做的转动

矢状面 Sagittal Plane　　　　前后方向的纵切面，将人体分成左、右两部分

浅 Superficial　　　　　　　位于或靠近表面的位置（与深相对）

上 Superior　　　　　　　　头部上方或距离头部最近的位置

旋后 Supination　　　　　　使掌心朝向天花板或靠近解剖学姿势的动作

仰卧位 Supine　　　　　　　人体腹侧朝上的体位（与俯卧位相对）

腹侧 Ventral　　　　　　　　近腹部或前面（与背侧相对）

# 专业词汇表

擦伤　abrasion

皮肤表层因为摩擦所致的损伤。

跟腱炎　Achilles tendinitis

跟腱的炎症。

急性损伤　acute injury

特定事件导致损伤，伤后症状迅速出现。

粘连性关节囊炎　adhesive capsulitis

肩部盂肱关节囊与周围关节软骨间的粘连性炎症，可引起疼痛、关节僵硬和活动受限，又称冻结肩。

胫前间隔综合征　anterior tibial compartment syndrome

小腿胫前间隔内肿胀、压力增大和疼痛，通常因为间隔内肌肉过度使用。

关节病　arthropathy

关节疾病的统称。

萎缩　atrophy

由疾病、废用或营养不良导致的组织缩小或功能减退。

关节功能障碍　articular dysfunction

关节功能紊乱、受损或异常。

撕脱骨折　avulsion fracture

韧带或肌腱附着部的骨质被猛烈牵拉而分离造成的骨折。

腘窝囊肿　baker's cyst

膝盖后侧肿胀，由滑液漏出进入腘肌囊所致。

水疱　blister

皮肤与硬质或粗糙表面摩擦造成表皮与真皮分离，形成的隙腔内有液体积聚。

拇囊炎　bunion

第 1 跖趾关节内侧突起，可使大脚趾位置改变（拇趾外翻）。

| | |
|---|---|
| 滑膜囊 bursa | 内含滑液的保护囊，多见于肌腱与骨骼之间，具有减少运动时摩擦的作用。 |
| 滑囊炎 bursitis | 滑膜囊的炎症，如肩峰下滑囊炎。 |
| 钙化性肌腱炎 calcific tendinitis | 肌腱产生的炎症和钙化，最常见于肩袖肌群。 |
| 胼胝 callus | 由物理创伤引起的局部表皮增生。 |
| 骨松质 cancellous bone | 肉眼观察含有大量孔隙，呈蜂窝状结构的骨组织。 |
| 关节囊炎 capsulitis | 关节囊的炎症。 |
| 腕管综合征 carpal tunnel syndrome（CTS） | 通过腕管的正中神经受到压迫，引起手疼痛和刺痛。 |
| 菜花状耳 cauliflower ear | 耳廓反复性外伤形成的血肿在未得到及时处理的情况下，造成耳软骨被吸收、皮肤挛缩所致的菜花样畸形。 |
| 软骨骨折 chondral fracture | 关节软骨的骨折。 |
| 髌骨软骨软化症 chondromalacia patellae | 髌骨的关节软骨受到异常压力或剪应力导致的退行性病变。 |
| 慢性损伤 chronic injury | 以缓慢但持续发展的症状为特征的损伤，严重时会出现疼痛性炎症。 |
| 爪状趾 claw toe | 脚趾畸形，尤其多见于类风湿关节炎患者，症状为第2至第5趾背侧半脱位、行走时疼痛。患者将逐渐发展成拖腿性跛行。 |
| 副韧带 collateral ligaments | 经过关节内、外侧的主要韧带。 |
| 科莱斯骨折 Colles fracture | 发生于桡骨与尺骨远端靠近腕部的骨折，骨折块向背侧、桡侧移位。 |

| | |
|---|---|
| 压力 compressive force | 可对结构产生挤压效果的轴向负荷。 |
| 间隔综合征 compartment syndrome | 骨筋膜鞘内压上升阻碍血流及组织正常功引起的一系列症状。 |
| 脑震荡 concussion | 脑部受到暴力打击或摇晃后，即刻发生的暂时性神经功能障碍。 |
| 挛缩 contracture | 肌肉被固定后形成的粘连，导致肌肉收缩变短。 |
| 禁忌证 contraindication | 对某种疾病或体征采用特定治疗措施或药物会导致的不良后果。 |
| 挫伤 contusion | 造成肌肉血肿、淋巴水肿的压迫性损伤，又称瘀伤。 |
| 交叉韧带 cruciate ligaments | 在膝关节内前后交错的主要韧带。 |
| 深静脉血栓形成<br>deep vein thrombosis（DVT） | 在下肢的深静脉腔内形成凝血块。 |
| 桡骨茎突狭窄性腱鞘炎<br>de Quervain's tenosynovitis | 大拇指拇长展肌腱与拇短伸肌腱的狭窄性腱鞘炎。 |
| 弥漫性损伤 diffuse injury | 身体大范围损伤，通常由低速但巨大的外力导致。 |
| 椎间盘源性疼痛 discogenic pain | 由椎间盘内紊乱导致的疼痛。 |
| 椎间盘病 discopathy | 椎间盘相关疾病的统称。 |
| 传出神经 efferent nerves | 将神经冲动从中枢神经系统传递出去的神经。 |
| 上髁炎 epicondylitis | 发生于肱骨远端内上髁或外上髁的炎症。 |
| 骨骺骨折 epiphyseal fracture | 儿童和青少年长骨生长板损伤，可造成骨生长障碍。 |
| 红斑 erythema | 皮肤毛细血管充血导致皮肤发红。 |

筋膜炎 fasciitis　　　　　　　　　包绕肌肉的筋膜的炎症。

骨折 fracture　　　　　　　　　　骨的连续性中断。

冻结肩 frozen shoulder　　　　　　同"粘连性关节囊炎"。

腱鞘囊肿 ganglion cyst　　　　　　常见于手腕背侧的良性肿块。

高尔夫肘 golfer's elbow　　　　　肱骨内上髁屈肌旋前肌群的炎症，由需要抓握、前臂屈曲和旋前的活动（如高尔夫）引起。

血肿 haematoma　　　　　　　　　组织或空腔内局限性大量出血。

拇趾 hallux　　　　　　　　　　　大脚趾。

拇趾僵症 hallux rigidus　　　　　　大脚趾疼痛的屈曲畸形，第 1 跖趾关节活动受限。

拇趾外翻 hallux valgus　　　　　　大脚趾外翻朝向第 2 脚趾。

锤状趾 hammer toe　　　　　　　　脚趾过度伸展或屈曲的畸形。

跟骨下骨刺 heel spur　　　　　　　跟骨形成的骨赘。

疝 hernia　　　　　　　　　　　　腹腔内脏通过腹壁薄弱处向外膨出。

椎间盘突出 herniated disc　　　　　椎间盘破裂导致内容物膨出。

髂嵴挫伤 hip pointer　　　　　　　压力直接施加于无保护的髂嵴，压伤软组织，甚至骨骼。

髂胫束摩擦综合征 iliotibial band syndrome　　　　　　　　　　　多种生物力学因素导致的髂胫束疼痛或炎症。髂胫束是阔筋膜外侧增厚而坚硬的部分，从髋部的髂嵴一直延伸至膝关节以下。

肩峰下撞击综合征 impingement syndrome　　　　　　　　　　　反复手臂举过头动作造成的慢性肩部损伤，导致盂唇、肱二头肌长头和肩峰下滑囊病变。

| | |
|---|---|
| 炎症 inflammation | 人体组织受损时发生的保护性应答，特征为疼痛、肿胀、发红、发热和功能障碍。 |
| 局部缺血 ischaemia | 局部组织供血不足。 |
| 撕裂伤 laceration | 伤口边缘平滑或粗糙，可累及皮肤、皮下组织、肌肉，以及相关神经和血管。 |
| 髌骨缺血性坏死（辛丁–拉森–约翰逊病）Sinding–Larsen–Johansson syndrome | 髌骨上下极受到过度张力而致的炎症或部分撕脱伤。 |
| 病变 lesion | 疾病或创伤引起的组织变化或功能丧失。 |
| 脊柱前凸 lordosis | 脊柱在冠状面向前偏离中线。 |
| 锤状指 mallet finger | 因为指骨强力屈曲，指伸肌腱于远节指骨处断裂。 |
| 半月板 meniscus | 膝关节内的纤维软骨盘，可分散膝关节的压力。 |
| 股外侧皮神经病 meralgia paraesthetica | 腹股沟韧带处股外侧皮神经被卡压，导致大腿外侧受该经支配的区域疼痛和麻木。 |
| 跖骨痛 metatarsalgia | 足部跖骨头周围疼痛。 |
| 微小创伤 microtrauma | 肌肉骨骼系统组织小型损伤。 |
| 跖间神经痛 Morton's neuralgia | 足底神经分支受到跖骨头压迫引起跖骨周围疼痛。 |
| 跖间神经瘤 Morton's neuroma | 神经增生和纤维化压迫足底神经，引起跖间神经痛。 |
| 肌梭 muscle spindle | 分布于骨骼肌中感受牵拉和肌肉长度变化的感受器，外有被囊。 |
| 肌炎 myositis | 肌肉中结缔组织的炎症。 |
| 神经炎 neuritis | 周围神经或脑神经的炎症。 |

| | |
|---|---|
| 神经病 neuropathy | 周围神经传导功能障碍或病理变化。 |
| 骨折不愈合 non-union fracture | 延迟愈合或无法愈合的骨折。 |
| 非甾体抗炎药 NSAID | 非糖皮质激素抗炎药。 |
| 水肿 edema | 淋巴循环回流受阻导致的组织内淋巴液积聚。 |
| 胫骨结节骨软骨炎 Osgood–Schlatter disease | 髌韧带的反复牵拉导致其在胫骨结节止点处的炎症或部分撕脱。 |
| 骨炎 osteitis | 骨的炎症，可造成骨膨大、压痛、钝痛、酸痛。 |
| 骨关节炎 osteoarthritis | 关节的非炎症性退行性疾病，以关节软骨退化、骨边缘反应性增生、滑膜变性为特征，尤其常见于老年群体。 |
| 剥脱性骨软骨炎 osteochondritis dissecans | 关节软骨和软骨下骨完全或部分与邻近结构分离导致的局部骨软骨缺血性坏死。 |
| 过劳损伤 overuse injury | 由过度、反复运动导致的身体部位损伤。 |
| 疼痛弧综合征 painful arc syndrome | 手臂外展（抬高）60～120度时出现肩部疼痛。 |
| 瘫痪 paralysis | 身体部分或完全丧失运动功能。 |
| 被动牵伸 passive stretching | 肌肉、肌腱和韧带在外力作用下伸展，而非对抗肌张力的作用。 |
| 髌股关节应力综合征 patellofemoral stress syndrome | 髌外侧支持带紧张或股内侧肌薄弱，导致髌骨向外侧倾斜，外侧关节面压力升高，引起髌股关节疼痛。 |
| 高弓足 pes cavus | 足的纵弓增高的畸形。 |
| 扁平足 pes planus | 足底平坦或足弓塌陷（足部或柔韧或僵硬）。 |
| 足底筋膜 plantar fascia | 覆盖足底表面的特殊筋膜带，可支撑纵弓。 |

| | |
|---|---|
| **增强式训练 plyometric training** | 借助爆发性动作增强肌肉爆发力的训练方式。 |
| **胫后间隔合征 posterior compartment syndrome** | 小腿后骨筋膜鞘内压升高，压迫血管，导致疼痛和功能减退。 |
| **预后 prognosis** | 对病情发展和未来结果的预判。 |
| **本体感受器 proprioceptors** | 位于关节、韧带、肌肉和肌腱内的特殊深层感觉神经细胞，对拉力、张力、压力敏感，感受关节和肢体的空间位置。 |
| **Q 角 Q-angle** | 股四头肌拉力线与髌韧带拉力线间的夹角。 |
| **神经根病 radiculopathy** | 脊神经根的疾病。 |
| **牵涉痛 referred pain** | 身体某处有疼痛，但病灶位于不同的部位。 |
| **重复性劳损 repetitive strain injury** | 身体任何部位因过度使用而发生的损伤，如拉伤、肌腱炎等。 |
| **类风湿关节炎 rheumatoid arthritis** | 一种自身免疫性疾病，人体免疫系统攻击自体组织，可导致全身各处炎症，损害滑膜关节。 |
| **肩袖肌群 rotator cuff** | 冈上肌、冈下肌、小圆肌和肩胛下肌的合称，保持肱骨头与关节窝结合，并旋转肱骨头。 |
| **骶髂关节炎 sacroiliitis** | 骶髂关节的炎症。 |
| **肩胛骨弹响综合征 scapulocostal syndrome** | 肩胛骨与胸后壁之间关系的长期改变，导致上肢带骨上下方疼痛。 |
| **坐骨神经痛 sciatica** | 沿坐骨神经走行的疼痛，因为椎间盘突出、肌肉或关节面疾病或梨状肌压迫。 |
| **脊柱侧凸 scoliosis** | 脊柱的某段向侧方弯曲并伴有椎体旋转。 |

血清阴性脊柱关节病 seronegative spondyloarthropathy | 可导致外周关节滑膜炎的一类风湿性关节炎疾病。

籽骨 sesamoid bones | 嵌于肌腱中的小骨，人体最大的籽骨为髌骨。

籽骨炎 sesamoiditis | 第 1 跖骨下方籽骨的炎症。

跟骨骨骺炎 Sever's disease | 青少年的跟骨骨骺牵拉伤或骨软骨炎。

剪力 shear force | 作用方向与通过物体的平面平行或相切的力。

髋弹响综合征 snapping hip syndrome | 髋关节活动时听到或感觉到弹响。

躯体痛 somatic pain | 源于皮肤、韧带、肌肉、骨骼或关节的疼痛。

痉挛 spasm | 短暂、不自主的肌肉收缩。

脊柱关节病 spondyloarthropathy | 泛指任何影响脊柱关节的病变。

滑椎 spondylolisthesis | 腰椎前脱位。

椎弓骨折 spondylolysis | 椎骨的骨折，通常发生于椎弓。

脊柱关节退化 spondylosis | 骨关节炎导致的脊柱退行性病变。

扭伤 sprain | 韧带组织的过度拉伸或撕裂。

静态拉伸 static stretch | 缓慢、持续的肌肉拉伸，可增强肌肉柔韧性。

狭窄 stenosis | 管腔或通道的异常狭窄，如椎管狭窄，是骨性增生侵占椎管空间。

拉伤 strain | 肌肉组织的过度拉伸或撕裂。

应力性骨折 stress fracture | 骨骼因反复受力和过大负荷而产生很细的裂缝。

甲下血肿 subungual haematoma | 血液聚集在指（趾）甲下。

滑膜炎 synovitis | 关节滑膜的炎症。

肌腱病 tendinopathy                      肌腱的疾病。

肌腱炎 tendinitis/tendonitis          肌腱的炎症。

网球肘 tennis elbow                  前臂伸肌群在肱骨外上髁止点处发生的
肌腱炎，又称外上髁炎。

腱鞘炎 tenosynovitis                 腱鞘的炎症。

# 参考文献

1. Ande HULL R. Anatomy, Physiology, and Pathology[M]. 2nd edition. Chichester: Lotus Publishing, 2021.

2. BAHR R, MAEHLUM S. Clinical Guide to Sports Injuries[M]. 1st edition. Champaign: Human Kinetics, 2003.

3. BROWN A, GALL M S, MOORE T H. Consumer Product Safety Review: Vol. 4, No. 4[R]. 2000.

4. ANDERSON M K, PARR G P. Fundamentals of Sports Injury Management[M]. Baltimore: Williams & Wilkins, 2011.

5. ARNHEIM D D. Modern principles of athletic training[M/OL]. St. Louis : Times Mirror/Mosby College Pub., 1989[2023-03-09]. http://archive.org/details/modernprinciples00arnh.

6. KLOSSNER D. NCAA Sports Medicine Handbook[M]. Indianapolis: The National Collegiate Athletic Association, 2006.

7. TORTORA G J, ANAGNOSTAKOS N P. Principles of Anatomy and Physiology[M]. 6th edition. New York: HarperCollins Publishers, 1989.

8. DORNAN P, DURN R, DUNN D R. Sporting Injuries[M]. 2nd edition. Queensland: University of Queensland Press, 1988.

9. NORRIS C. Sports and Soft Tissue Injuries: A Guide for Students and Therapists[M]. 5th edition. London: Routledge, 2018.

10. GRISOGONO V. Sports Injuries: A Self-Help Guide[M]. 2nd Revised edition. Chichester: Lotus Publishing, 2012.

11. LEVY A M. Sports Injury Handbook: Professional Advice for Amateur Athletes[M]. 1st edition. New York: Wiley, 1993.

12. REID M G. Sports medicine awareness course[M]. Canberra: Australian Sports Medicine Federation, 1990.

13. MICHELI L J. Sports Medicine Bible : Prevent, Detect, and Treat Your Sports Injuries Through the Latest Medical Techniques[M]. 1st edition. New York: William Morrow Paperbacks, 1995.

14. DELAVIER F. Strength Training Anatomy[M]. Champaign: Human Kinetics, 2001.

15. CRAMER J T, HOUSH T J, WEIR J P, et al. The acute effects of static stretching on peak torque, mean power output, electromyography, and mechanomyography[J/OL]. European Journal of Applied Physiology, 2005, 93(5–6): 530–539. DOI:10.1007/s00421-004-1199-x.

16. WALKER B. The Anatomy of Stretching, Second Edition: Your Illustrated Guide to Flexibility and Injury Rehabilitation[M]. 2nd ed. edition. Berkely: North Atlantic Books, 2013.

17. JARMEY C. The Concise Book of Muscles, 4th Edition[M]. 4th edition. Berkeley: North Atlantic Books, 2018.

18. JARMEY C, MYERS T. The Concise Book of the Moving Body[M]. 1st edition. Berkeley: North Atlantic Books, 2006.

19. WALKER B. The sports injury handbook: practical tips for the prevention and treatment of sports injury[M]. Rev. and update ed. Robina: Walkerbourt Health, 2006.

20. AUSTRALIAN SPORTS MEDICINE FEDERATION. The Sports trainer: care and prevention of sporting injuries[M]. Milton: Jacaranda Press, 1986.

21. RUSHALL B S, PYKE F S. Training for sports and fitness[M]. Melbourne: Macmillan, 1990.

图书在版编目（CIP）数据

运动损伤解剖书：第2版 /（澳）布拉德·沃克著；
郑澜译. —— 成都：四川科学技术出版社，2023.7
　　ISBN 978-7-5727-1068-1

　　Ⅰ.①运… Ⅱ.①布… ②郑… Ⅲ.①运动性疾病—
损伤—人体解剖学—图解 Ⅳ.①R873-64

中国国家版本馆CIP数据核字（2023）第136861号

**运动损伤解剖书（第2版）**
YUNDONG SUNSHANG JIEPOU SHU (DI 2 BAN)

| | | | |
|---|---|---|---|
| 著　　者 | ［澳］布拉德·沃克 | | |
| 译　　者 | 郑　澜 | 审 校 者 | 陈东辉 |
| 出 品 人 | 程佳月 | 选题策划 | 银杏树下 |
| 责任编辑 | 张　琪 | 出版统筹 | 吴兴元 |
| 助理编辑 | 王星懿 | 编辑统筹 | 王　頔 |
| 装帧制造 | 墨白空间·张静涵 | 特约编辑 | 向　楠　张冰子 |
| 责任出版 | 欧晓春 | 版式设计 | 李红梅 |
| 出版发行 | 四川科学技术出版社 | | |
| | 成都市锦江区三色路238号　邮政编码 610023 | | |
| | 官方微博 http://weibo.com/sckjcbs | | |
| | 官方微信公众号 sckjcbs | | |
| | 传真 028-86361756 | | |
| 成品尺寸 | 172 mm×240 mm | 印　张 | 28 |
| 字　　数 | 560千字 | 印　刷 | 河北中科印刷科技发展有限公司 |
| 版　　次 | 2023年7月第1版 | 印　次 | 2023年9月第1次印刷 |
| 定　　价 | 128.00元 | | |

ISBN 978-7-5727-1068-1

邮购:成都市锦江区三色路238号新华之星A座25层　邮政编码:610023
电话:028-86361770

■ 版权所有　翻印必究 ■